Immunogenetics: A Molecular and Clinical Overview Clinical Applications of Immunogenetics
1st edition
Muneeb U. Rehman, Shafat Ali, Md. Niamat Ali, Azher Arafah
ISBN: 978-0-323-90250-2

注　意

本书涉及领域的知识和实践标准在不断变化。新的研究和经验拓展我们的理解，因此须对研究方法、专业实践或医疗方法作出调整。从业者和研究人员必须始终依靠自身经验和知识来评估和使用本书中提到的所有信息、方法、化合物或本书中描述的实验。在使用这些信息或方法时，他们应注意自身和他人的安全，包括注意他们负有专业责任的当事人的安全。在法律允许的最大范围内，爱思唯尔、译文的原文作者、原文编辑及原文内容提供者均不对因产品责任、疏忽或其他人身或财产伤害及/或损失承担责任，亦不对由于使用或操作文中提到的方法、产品、说明或思想而导致的人身或财产伤害及/或损失承担责任。

免疫遗传学分子和临床概述：
免疫遗传学的临床应用

Immunogenetics: A Molecular and Clinical Overview
Clinical Applications of Immunogenetics

主编 〔沙特〕穆尼卜·U. 拉赫曼（Muneeb U. Rehman）
　　 〔印度〕萨夫特·阿里（Shafat Ali）
　　 〔印度〕Md. 尼阿马特·阿里（Md. Niamat Ali）
　　 〔沙特〕阿泽尔·阿拉法（Azher Arafah）

主译 宁永忠　高慧双　张　静

科学出版社
北　京

图字：01-2023-2573 号

内 容 简 介

本书内容较精练，共16章，深入探讨了自身免疫性疾病和病毒性疾病等的新进展、新治疗方法，具体介绍了自身免疫性疾病、病毒性疾病、癌症、炎症性疾病、神经和神经退行性疾病等疾病治疗中的免疫遗传机制，涵盖了精准医学、临床医学和移植免疫遗传学等。另外，本书对2020～2023年流行的COVID-19进行了细致分析，并单独成章。本书将基础理论与临床知识、专业理念与现实疾病紧密联系，为精准治疗提供了免疫遗传学的基本知识。

本书不仅适用于检验人员、基础科研人员，也适合临床工作者阅读、参考。

图书在版编目（CIP）数据

免疫遗传学分子和临床概述：免疫遗传学的临床应用/（沙）穆尼卜·U.拉赫曼等主编；宁永忠，高慧双，张静主译．—北京：科学出版社，2024.9. —ISBN 978-7-03-079243-3

I. R394

中国国家版本馆 CIP 数据核字第 2024QN0505 号

责任编辑：闵　捷/责任校对：谭宏宇
责任印制：黄晓鸣/封面设计：殷　靓

科学出版社 出版
北京东黄城根北街 16 号
邮政编码：100717
http://www.sciencep.com

上海锦佳印刷有限公司印刷
科学出版社发行　各地新华书店经销

*

2024 年 9 月第　一　版　　开本：B5（720×1000）
2024 年 9 月第一次印刷　　印张：16 1/2
字数：319 000
定价：200.00 元
（如有印装质量问题，我社负责调换）

《免疫遗传学分子和临床概述：免疫遗传学的临床应用》
译者名单

主　译

宁永忠　高慧双　张　静（小）

顾　问

刘昱东　胡守奎

译　者（按姓氏笔画排序）

王俊文　石艳曦　冯艳艳　宁永忠　朱雅迪　任晓丹

刘　肖　刘　薇　张　静（大）　　张　静（小）

陆伟伟　高慧双　曹丽娜　路　璐　薛玉超　戴淼可

中译本序一

免疫学是医学和生物学中最重要的学科之一，它描述了机体与外环境及自身环境在发生生理或病理改变时的作用系统和防御系统、生理或病理改变发生机制和进程进展，成为常规维护、保持平衡、早期预警、诊断治疗、效果评价、康复评估的重要切入点和方法学科。随着多年来不断深入研究，部分理论两三年会被新理论刷新、补充或替代，特别是随着分子诊疗技术的不断深入，科学家有机会从基因角度和分子机制上进行深入研究。免疫学又与电子信息工程、器械设备创新、人工智能技术等交叉学科相互协同与促进，使科研人员和临床医生能够更好地对新发和再发疾病进行快速研究和创立理论。

《免疫遗传学分子和临床概述：免疫遗传学的临床应用》由多名具有跨国教育和研究背景的学者们编写，是一本关注免疫遗传学领域近年进展的著作，该书涉及传统免疫学的免疫系统组成进展、主要组织相容性复合体和人类白细胞抗原分子跨膜结构及其信号转导机制、人类白细胞抗原等与多种临床疾病的关系、植物药物治疗、癌症免疫治疗、移植免疫遗传学等免疫学重点关注问题，内容较为丰富。该书也在分子和基因层面进行了释解，从医学"冰山"1/3的水上部分，向2/3的水下部分神秘领域不断延伸和探讨。该书用词可信准确、英文修辞清晰简洁、层次结构明晰，便于浏览和精读，是近年来分子免疫领域系统地描述研究进展的好书。

宁永忠主任技师领导的翻译团队，囊括了检验医学领域中青年骨干和资深学者，近年来佳作不断。他们的翻译和审校水平是可以信赖的，特别是来自临床一线的译者，他们的翻译在忠于原书表达的基础上，尽量符合临床医生和临床研究工作者的思维方式和阅读习惯。该书内容丰富，可以从多个角度和细分学科领域窥见分子免疫、遗传免疫等交叉学科研究进展，并在多系统疾病诊断和治疗中具有借鉴意义。

宋 岩

副研究员、副主任技师，中国航天科工集团七三一医院

2023 年 6 月

中译本序二

非常荣幸担任《免疫遗传学分子和临床概述：免疫遗传学的临床应用》一书的顾问，并受邀作序。

近20年来，生物医学各个领域发展突飞猛进，在分子生物学方向的纵深发展也呈现出良好趋势。该书将免疫学、遗传学、分子生物学乃至基因组学这些目前发展最为迅速的领域进行了交叉融合，打通了从分子到临床的诸多环节。同时，该书还重点强调了免疫学和遗传学交叉融合的临床应用，内容包括感染、癌症、炎症、移植等各个方面，可谓内联外引，涵纳囊括。该书对于想了解、学习免疫遗传学的专业人员而言，无疑是一本尚佳的参考读物。

宁永忠、高慧双、张静三位主译领衔的翻译团队，基于专业，着眼前瞻，选择有方，为我们贡献了一部很好的中译本。相信该书对于推进国内相关领域发展，在为国内相关专业工作提供思考和理论依据方面具有重要意义。在此，我为翻译和出版工作点赞！

从临床角度来看，癌症、自身免疫性疾病、感染性疾病等的诊治依然是极具挑战性的领域，研发新型标志物和药物靶点是当务之急。因此，需要进行发病机制的深入研究，不断引入多种新型研究手段，才能研发新型标志物和靶点。基因组测序技术在这些领域的应用就是一个很好的例子。例如，针对微生物的宏基因组测序技术，为感染病原学的诊断提供了很多帮助。从COVID-19的迅速发现到输入性炭疽病例等多种感染性疾病的早期发现，都有宏基因组测序技术的功劳。免疫学领域也受益于基因组测序技术的发展。例如，全外显子组测序检测与免疫缺陷相关的复杂基因突变，已进入国内临床实践阶段。我们相信，有这样强大技术的加持，包括免疫学在内的生物医学各个领域，从基础到临床、从理论到实践，都将有质的变化、维度的提升。

是为序！

刘昱东

副研究员，北京医院、国家卫生健康委临床检验中心

2024年5月

译者前言

　　本书为读者提供了免疫遗传学领域的科学知识、所得成就和最新发现。一共16章，深入探讨了自身免疫性疾病和病毒性疾病等的新进展、新方法。具体阐述了自身免疫性疾病、病毒性疾病、癌症、炎症性疾病、神经和神经退行性疾病治疗中的免疫遗传机制。同时涵盖了精准医学、临床医学和移植免疫遗传学等。其中包含了特别的第12章"COVID-19：对人类免疫遗传机制的新挑战"，这一章是对世界范围疫情的一个思考。本书为那些研究免疫遗传学及其在不同自身免疫性疾病、病毒性疾病和传染病中应用的研究人员提供了坚实的基础。

　　穆尼卜·U.拉赫曼博士是沙特阿拉伯沙特国王大学药学院的教授。他拥有毒理学博士学位（专攻癌症生物学和天然产物研究）。拉赫曼博士在毒理学、生物化学、癌症生物学、天然产物研究和药物基因组学领域拥有超过10年的研究和教学经验。目前，拉赫曼博士正在研究天然物质预防癌症的分子机制，以及药物基因组学和毒理基因组学在评估药物有效性和安全性方面的作用。萨夫特·阿里博士则来自印度克什米尔大学发展研究中心细胞遗传学和分子生物学实验室。Md.尼阿马特·阿里博士是印度克什米尔大学发展研究中心的主任和教授。阿泽尔·阿拉法博士先后在美国明尼苏达州立大学和沙特阿拉伯阿尔费萨尔大学等机构任教，研究领域为药物基因组学。

　　主译之一高慧双老师在检索文献时遇到该书。进一步了解信息后，决定团结科室同事，将该书翻译为中文。该书并不是典型的临床检验专著，没有精细且具体地呈现方法学及其参数。但非常难得的是，该书将基础知识应用于临床，是专业理念和现实疾病紧密联系在一起的纽带和桥梁。现代西方医学正在从循证医学阶段向精准医学阶段转变，该书为我们准备了所需要的免疫遗传学基本知识。

　　参与翻译的人员都来自北京市垂杨柳医院检验科。主译之一高慧双老师是北京市垂杨柳医院医务部轮值副主任、检验科技术主管。主译之一张静老师是检验科免疫学组组长。两位老师和所有翻译人员日常都从事临床免疫学工作（检验、临床、教学、科研、管理等），对临床免疫学有浓厚的兴趣和一定的专业经验。通过翻译该书，检验科的免疫学能力有了进一步提升。

借此机会，谨向支持本书翻译的医院领导以及本书主审专家致谢！是各位的支持和帮助，本书才得以顺利翻译出版。谨向检验科全体同事致谢，感谢大家在百忙之中积极支持翻译出版工作。本书是检验科集体的劳动成果。

本书翻译出版得到了北京市临床重点专科培育项目的支持，谨此致谢！

感谢读者的阅读和支持，希望能够得到读者的反馈，谨此致谢！

宁永忠　高慧双　张　静

北京市垂杨柳医院

2023 年 6 月

原书编委名单

Aarif Ali Department of Clinical Biochemistry, School of Biological Sciences, University of Kashmir, Srinagar, India

Sadaf Ali Department of Biochemistry, Government Medical College, Srinagar, India

Shafat Ali Cytogenetics and Molecular Biology Laboratory, Centre of Research for Development, University of Kashmir, Srinagar, Jammu and Kashmir, India

Sofi Imtiyaz Ali Biochemistry and Molecular Biology Lab., Division of Veterinary Biochemistry, Faculty of Veterinary Sciences and Animal Husbandry, Sher-e-Kashmir University of Agricultural Sciences and Technology of Kashmir, Srinagar, India

Mehvish Altaf Department of Food Technology, IUST Awantipora, Pulwama, India

Shiekh Amir Department of Forensic Medicine, Government Medical College, Srinagar, India

Dipankar Ash Vascular Biology Center, Medical College of Georgia at Augusta University, Augusta, GA, United States

Haamid Bashir Department of Biochemistry, Government Medical College Srinagar, Research Centre University of Kashmir, Srinagar, India

Showkeen Muzamil Bashir Biochemistry and Molecular Biology Lab., Division of Veterinary Biochemistry, Faculty of Veterinary Sciences and Animal Husbandry, Sher-e-Kashmir University of Agricultural Sciences and Technology of Kashmir, Srinagar, India

Amrita Bhat Institute of Human Genetics, University of Jammu, Jammu, India

Mohammad Hayat Bhat Department of Endocrinology, Super-Speciality Hospital Srinagar Associated Hospital GMC Srinagar, Srinagar, India

Mohammad Salim Bhat Higher Education Department, India

Mashooq Ahmad Dar Department of Biochemistry, School of Biological Sciences, University of Kashmir, Srinagar, India

Doli Das Department of Molecular and Human Genetics, Banaras Hindu University, Varanasi, India

Rafiqa Eachkoti Department of Biochemistry, Government Medical College, Srinagar, India

Iqra Farooq Department of Biochemistry, Government Medical College, Srinagar, India

Parveena Firdous Centre of Research for Development (CORD), University of Kashmir, Srinagar, India

Alveena Ganai Division of Veterinary Parasitology, Faculty of Veterinary Sciences and Animal Husbandry, Sher-e-Kashmir University of Agricultural Sciences and Technology of Jammu, Jammu, India

Showkat Ahmad Ganie Department of Clinical Biochemistry, School of Biological Sciences, University of Kashmir, Srinagar, India

Younis Ahmad Hajam Division Zoology, Department of Biosciences, School of Basic and Applied, Career Point University, Hamirpur, India

Syed Suhail Hamdani Department of Bioresources, School of Biological Sciences, University of Kashmir, Srinagar, India

Tahir Hussain Biomedical Sciences, Iowa State University, Ames, IA, United States

Qadir Jasiya Department of Biochemistry, Government Medical College, Srinagar, India

Qudratullah Kalwar Department of Animal Reproduction Shaheed Benazir Bhutto University of Veterinary and Animal Sciences, Sakrand, Pakistan

Mosin Saleem Khan Department of Biochemistry, Government Medical College (GMC-Srinagar) and Associated Hospitals, Karan Nagar Srinagar, India

Rajesh Kumar Department of Biosciences, Himachal Pradesh University, Shimla, India

Rakesh Kumar School of Biotechnology, Shri Mata Vaishno Devi University, Katra, India

Sabhiya Majid Department of Biochemistry, Government Medical College Srinagar, Research Centre University of Kashmir, Srinagar, India

Bashir Ahmad Malla Department of Biochemistry, School of Biological Sciences, University of Kashmir, Srinagar, India

Sanju Mandal Department of Veterinary Biochemistry, College of Veterinary Science and Animal Husbandry, Jabalpur, India

Zainab Manzoor Department of Clinical Biochemistry, School of Biological Sciences, University of Kashmir, Srinagar, India

Illiyas Maqbool Deparment of Microbiology, Government Medical College Baramullah, Baramullah, India

Irfan Maqbool Department of Biochemistry, Sher-i-Kashmir Institute of Medical Sciences (SKIMS), Srinagar, India

Irfan Maqbool Sheikh Department of Biochemistry, SKIMS, Srinagar, India

Peerzada Tajamul Mumtaz Biochemistry and Molecular Biology Lab., Division of Veterinary Biochemistry, Faculty of Veterinary Sciences and Animal Husbandry, Sher-e-Kashmir University of Agricultural Sciences and Technology of Kashmir, Srinagar, India

Umar Muzaffer Department of Zoology, Faculty of Science, Annamalai University, Chidambaram, India

Showkeen Muzamil Division of Veterinary Biochemistry, SKUAST-K, Srinagar, India

Nusrat Nabi Department of Biochemistry, School of Biological Sciences, University of Kashmir, Hazratbal, Srinagar, India

Showkat Ul Nabi Large Animal Diagnostic Laboratory, Department of Clinical Veterinary Medicine, Ethics & Jurisprudence, Faculty of Veterinary Sciences & Animal Husbandry, Sher-e-Kashmir University of Agricultural Sciences and Technology of Kashmir, Srinagar, India

Faizan- i- Asrar Nazki Department of Biochemistry, Government Medical College Srinagar, Research Centre University of Kashmir, Srinagar, India

Kamran Nissar Centre of Research for Development (CORD), University of Kashmir, Srinagar, India; Department of Biochemistry, University of Kashmir, Srinagar, India

V.I. Paul Department of Zoology, Faculty of Science, Annamalai University, Chidambaram, India

Naieem Ahmad Pir Department of Biochemistry, Government Medical College Srinagar, Research Centre University of Kashmir, Srinagar, India

Premlata Division Zoology, Department of Biosciences, School of Basic and Applied, Career Point University, Hamirpur, India

Khushbu Priya Department of Molecular and Human Genetics, Banaras Hindu University, Varanasi, India

Raies A. Qadri Department of Biotechnology, University of Kashmir, Srinagar, India

Hakim Ali Qanoon Department of Immunohaematology and Transfusion Medicine, Sher-i-Kashmir Institute of Medical Sciences (SKIMS), Srinagar, India

Geeta Rai Department of Molecular and Human Genetics, Banaras Hindu University, Varanasi, India

Raksha Rani Division Zoology, Department of Biosciences, School of Basic and Applied, Career Point University, Hamirpur, India

Nadeem Rashid Department of Surgery, Government Medical College, Anantnag, India

Muzafar Ahmad Rather Biochemistry and Molecular Biology Lab., Division of Veterinary Biochemistry, Faculty of Veterinary Sciences and Animal Husbandry, Sher-e-Kashmir University of Agricultural Sciences and Technology of Kashmir, Srinagar, India

Muneeb U. Rehman Department of Clinical Pharmacy, College of Pharmacy, King Saud University, Riyadh, Saudi Arabia

Tamasi Roy Department of Human genetics and molecular biology, Bharathiar University, Coimbatore, India

Tajali Sahar Clinical Research Laboratory, Advanced Centre for Human Genetics, Sher-i-Kashmir Institute of Medical Sciences, Srinagar, India

Iram Shabir Department of Human Development and Family Studies, Iowa State University, Ames, IA, United States

Aaliya Shah Department of Biochemistry, SKIMS Medical College, Bemina, Srinagar, India

Ruchi Shah Department of Biotechnology, University of Kashmir, Srinagar, India

Preeti Sharma Division Zoology, Department of Biosciences, School of Basic and Applied, Career Point University, Hamirpur, India

Riya Sharma Division Zoology, Department of Biosciences, School of Basic and Applied, Career Point University, Hamirpur, India

Wajid Mohammad Sheikh Biochemistry and Molecular Biology Lab., Division of Veterinary Biochemistry, Faculty of Veterinary Sciences and Animal Husbandry, Sher-e-Kashmir University of Agricultural Sciences and Technology of Kashmir, Srinagar, India

Saima Tabassum Department of ENT, ASCOMS, Jammu, India

Hiral Thacker Department of Molecular and Human Genetics, Banaras Hindu University, Varanasi, India

Manzoor Ur Rahman Mir Division of Veterinary Biochemistry, Faculty of Veterinary Sciences & Animal Husbandry, SKUAST-Kashmir, Alusteng, Shuhama, India

Javaid Ahmed Wani Department of Biochemistry, Government Medical College, Srinagar, India; Department of Biochemistry, School of Biological Sciences, University of Kashmir, Srinagar, Jammu and Kashmir, India

原书主编简介

穆尼卜·U. 拉赫曼（Muneeb U. Rehman），博士，沙特阿拉伯沙特国王大学药学院（the College of Pharmacy）教授。他拥有毒理学博士学位（专攻癌症生物学和天然产物研究）。他在毒理学、生物化学、癌症生物学、天然产物研究和药物基因组学领域有超过10年的研究和教学经验。同时他也是多项国家和国际研究基金和奖项的获得者。他在同行评议的国际期刊上发表了100多篇论文，并编写了7本著作等。拉赫曼博士兼任多个具有较高影响力的国际科学期刊编辑委员会成员和点评专家。他也是多个国际协会和组织的终身成员。目前，拉赫曼博士致力于研究天然物质预防癌症的分子机制，以及药物基因组学和毒理基因组学在评估药物有效性和安全性方面的作用。

萨夫特·阿里（Shafat Ali），在印度克什米尔大学（the University of Kashmir）获得学士学位，并在印度巴卡图拉·维什瓦维迪亚拉亚（Barkatullah Vishwavidyalaya）获得动物学硕士学位。过去的5年中，他一直在印度克什米尔大学发展研究中心细胞遗传学和分子生物学实验室、克什米尔斯利那加政府医学院生物化学系和印度医学研究理事会（Indian Council of Medical Research，ICMR）资助的印度克什米尔斯利那加政府医学院多学科研究组从事研究工作，专攻生殖免疫遗传学、细胞因子生物学、分子生物学、癌症生物学和细胞遗传学。他有5年的研究和教学经验。他参与编写20多本著作，以及多种经过同行评议的国际研究出版物。阿里先生也是许多国际知名期刊的评论员。目前，阿里先生正在参与复发性流产相关免疫遗传机制的研究。

Md.尼阿马特·阿里（Md. Niamat Ali），哲学硕士、博士，印度克什米尔大学发展研究中心主任兼教员。1994年在印度阿里格尔穆斯林大学（Aligarh Muslim University）获得动物学博士学位（细胞遗传学和分子生物学专业）。自2002年起，他在印度阿里格尔穆斯林大学担任研究助理和助理研究员〔新德里印度科学与工业研究理事会（Council of Scientific and Industrial Research，CSIR）〕。

后来，他加入了印度克什米尔大学动物学系，并在那里工作到2013年。阿里博士在细胞遗传学和分子生物学、毒理学、人类基因组学和蛋白质组学、干细胞生物学、再生医学、放射生物学和基因治疗、细胞和组织培养技术及衰老生物学、PCR和DNA指纹技术、FISH技术和彗星试验、生物统计学方面拥有超过29年的研究经验和25年的教学经验。他在印度和国际上获得多项研究基金和奖项。他是印度科学大会协会和印度环境诱变剂协会的终身成员。阿里博士目前负责多个具有国家和国际重要性的项目。他还在各种需要同行评议的国际期刊上发表了65篇研究论文，并与国际出版商合作编写了多本书的部分章节。阿里博士是多种具有高影响力的国际科学期刊的编辑委员会成员和评审专家。他还曾担任期刊/编辑纪念册和会议/研讨会指南摘要的执行编辑。目前，阿里博士主要从事生态毒理学、鱼类毒理学、DNA条形码、癌症生物学、人类先天性疾病、复发性流产的免疫遗传学机制等方面的研究。

阿泽尔·阿拉法（Azher Arafah），博士，于2012年9月在美国明尼苏达州立大学双城分校（the University of Minnesota，Twin Cities）实验与临床药理学系获博士学位。他专攻药物基因组学。目前，他是沙特阿拉伯沙特国王大学药学院临床药学系的教师。2013 ～ 2015年，他在美国明尼苏达州立大学担任学术事务副院长。随后，2017 ～ 2018年，他在沙特阿拉伯利雅得的阿尔玛雷法大学（Almaarefa University）药学院担任分管学术事务的副院长。他还在沙特阿拉伯阿尔费萨尔大学（Alfaisal University）药学院担任兼职教师，教授药物基因组学和精准医学。阿拉法博士在药物基因组学、临床药学和精准医学领域拥有丰富的研究经验。他在各种具有高影响力的期刊上发表了大量论文，也是许多知名科学和学术组织的成员。

原书前言

我们真的很高兴能编写本书。免疫遗传学是一个迅速发展的研究领域，它结合了遗传学和免疫学两个基本分支。理解免疫遗传机制是感知免疫遗传性疾病和开发新疗法的核心，因为它发现了破坏正常免疫通路的遗传变异。本书在免疫学、遗传学、免疫遗传学、免疫基因组学和免疫治疗学领域对更广泛的受众具有吸引力。研究人员、科学家、医生、教师和学生可能会发现本书是一盏有用的"指示灯"，也可以作为一种新知识的来源。本书共16章，用图表加以修饰，可引起读者的兴趣。本书包括免疫遗传学及其在临床疾病治疗、诊断中的应用，免疫遗传性疾病的植物药物治疗，人类病毒性疾病的免疫遗传学，miRNA作为癌症免疫治疗调节剂的潜力，炎症性疾病的免疫遗传学观点，神经和神经退行性疾病的免疫遗传机制，HLA分型在临床医学中的免疫遗传学应用，免疫遗传学在精准医学中的应用，类风湿关节炎的免疫遗传因素及免疫疗法在癌症治疗中的免疫遗传机制等内容。书中讨论的其他有趣话题包括移植免疫遗传学、免疫遗传学作为识别免疫疾病新治疗靶点的工具，以及免疫遗传分子在炎性肠病中的治疗。此外，本书还包含了一章关于COVID-19的内容，题为"COVID-19：对人类免疫遗传机制的新挑战"。本书还提供了有关全球免疫遗传学研究的特殊信息，并进行了全面介绍。

目　录

第 1 章

免疫遗传学及其在临床疾病治疗中的应用

Sofi Imtiyaz Ali[1], Alveena Ganai[2], Muzafar Ahmad Rather[1], Wajid Mohammad Sheikh[1], Showkat Ul Nabi[3], Peerzada Tajamul Mumtaz[1], Sanju Mandal[4], Qudratullah Kalwar[5], Mehvish Altaf[6], Tajali Sahar[7] and Showkeen Muzamil Bashir[1, *]

[1]*Biochemistry and Molecular Biology Lab., Division of Veterinary Biochemistry, Faculty of Veterinary Sciences and Animal Husbandry, Sher-e-Kashmir University of Agricultural Sciences and Technology of Kashmir, Srinagar, India*, [2]*Division of Veterinary Parasitology, Faculty of Veterinary Sciences and Animal Husbandry, Sher-e-Kashmir University of Agricultural Sciences and Technology of Jammu, Jammu, India*, [3]*Large Animal Diagnostic Laboratory, Department of Clinical Veterinary Medicine, Ethics & Jurisprudence, Faculty of Veterinary Sciences & Animal Husbandry, Sher-e-Kashmir University of Agricultural Sciences and Technology of Kashmir, Srinagar, India*, [4]*Department of Veterinary Biochemistry, College of Veterinary Science and Animal Husbandry, Jabalpur, India*, [5]*Department of Animal Reproduction Shaheed Benazir Bhutto University of Veterinary and Animal Sciences, Sakrand, Pakistan*, [6]*Department of Food Technology, IUST Awantipora, Pulwama, India*, [7]*Clinical Research Laboratory, Advanced Centre for Human Genetics, Sher-i-Kashmir Institute of Medical Sciences, Srinagar, India*

*通讯作者。

1.1 概述

免疫遗传学研究内容包括所有受基因调节和影响的生物过程，这些基因在生物的免疫保护反应中至关重要。人类与病原体的共同进化在某些基因中产生了明显的分化，特别是人类白细胞抗原（human leukocyte antigen，HLA）（Hedrick, 2002; Jeffery et al., 2000; Pierini et al., 2018; Spurgin et al., 2010），人类基因组中产生了最具多态性的 HLA 位点。"免疫遗传学"一词侧重于免疫学和遗传学，用于描述与免疫应答（免疫）的遗传基础相互作用的遗传子学科。1980年，巴鲁赫·贝纳塞拉夫（Baruj Benacerraf）、让·多赛（Jean Dausset）和乔治·斯内尔因（George Davis Snell）发现基因控制可以调节免疫反应的细胞表面结构而获得了免疫遗传学领域的第一个诺贝尔奖（Gonzalez-Galarza et al., 2010）。

免疫遗传学的主要目标是预防和治疗自身免疫性疾病，扫描和绘制人类基因组，并根据位点的等位基因多样性进行基因比较。因此，现代分子方法所展现的各种条件下的遗传复杂性强调，遗传标记需要进一步更全面地了解多基因或广泛的多因素疾病（Risch et al., 1996）。少数研究人员还对不同免疫反应的遗传方面进行了研究，并评估了几种脊椎动物的主要组织相容性复合体（main histocompatibility complex，MHC）和非MHC类基因（Jepson et al., 1997）的实际评定情况。在人类中，HLA与MHC可互换使用。

1.2 免疫遗传学

两种抗原（HLA和MHC）都负责防止近亲繁殖或生物体中非常相似的遗传物质紊乱。在基因组成方面，它们具有多样性，并具有亲属鉴定、双重识别和移植匹配方面的协同作用。只有MHC Ⅰ类抗原和MHC Ⅱ类抗原负责识别和应答任何体内的或是外来的细胞。MHC Ⅰ类抗原能够杀死除红细胞外的外来或受感染的局部细胞。MHC Ⅱ类抗原介导B细胞、巨噬细胞和抗原呈递细胞（antigen-presenting cell，APC）的独特疫苗接种反应。因此，MHC和HLA都服务于个人身体的安全防御（Stamatelos et al., 2017）。

1.3 MHC的分类

位于6号染色体（6p21.3）短臂的MHC代表了全人类基因组中最通用的基因簇。根据基因产物的结构和作用，HLA可分为Ⅰ类、Ⅱ类和Ⅲ类。HLA Ⅰ类基因产物（HLA-A、HLA-B和HLA-C）在将内源性肽呈递给CD8$^+$ T细胞方面发挥关键作用，而HLA Ⅱ类分子（HLA-DR、HLA-DP和HLA-DQ）表达有限，负责将外源肽呈递给CD4$^+$ T细胞。相比之下，HLA Ⅲ类基因区域包括编码免疫调节分子的基因，如肿瘤坏死因子（tumor necrosis factor，TNF）、补体C3、补体C4、补体C5和热休克蛋白等（Cruz-Tapias et al., 2013）（图1.1）。

（1）MHC Ⅰ类分子：它由一条44 kDa非共价连接的重链多肽链和一条称为β2-微球蛋白的12 kDa小肽组成。重链的大部分由从细胞表面突出的三个结构域构成（α1、α2和α3）；疏水序列锚定膜分子，C端通过一个短的亲水序列进入细胞质（Albring et al., 2004）。重链中存在可变区和恒定区。可变区是多形的，并且

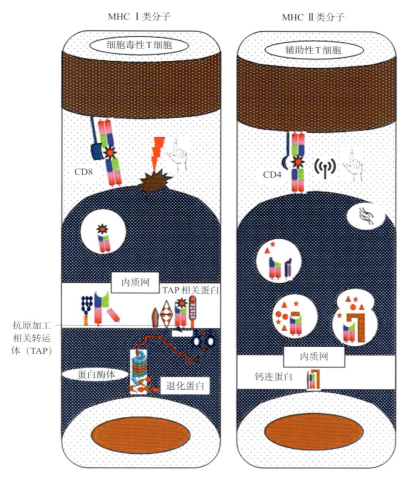

图1.1 与MHC Ⅰ类分子和MHC Ⅱ类分子相关的细胞毒性T细胞和辅助性T细胞的结构差异

这种分子的多态性对于识别"自己"和"非己"是至关重要的。该基因编码了几乎所有的有核细胞表面的糖蛋白。CD8$^+$ T细胞内源性抗原肽的出现是MHC Ⅰ类基因产物的主要特征。细胞毒性T细胞（cytotoxic T lymphocyte，CTL）表面、T细胞受体（T-cell receptor，TCR）与MHC Ⅰ类肽相互作用，其中细胞毒性T细胞被激活，诱导靶细胞裂解和T细胞增殖。这种复合物还与自然杀伤（nature killer，NK）细胞受体［如杀伤细胞抑制性受体（killer inhibitory receptor，KIR）］相互作用，这会损害自身的成分并控制NK细胞效应器功能（Kim，2003）。

（2）MHC Ⅱ类分子：跨膜糖蛋白由一条α多肽链和一条28 kDa的β多肽链通过非共价相互作用连接而成。MHC Ⅱ类分子中的两个外部结构域分别是α1和α2结构域，而另一条链上的β1和β2结构域与MHC Ⅰ类分子部分具有序列同源性（Babbitt et al.，1985）。结构实验表明，与细胞膜相邻的α2和β2结构域具有特征性的免疫球蛋白（immunoglobulin，Ig）折叠，而α1和β1结构域为加工处的抗原塑造肽结合槽。它还编码主要在抗原呈递细胞（巨噬细胞、树突状细胞和B细胞）中表达的糖蛋白，其中外源性抗原肽主要存在于CD4⁺T细胞中（Castellino et al., 1997）。

巨噬细胞：细胞外肽或病原体形成一个称为吞噬体的囊泡，将消化物质与溶酶体结合以获得其抗原。MHC Ⅱ类分子将它们引导到细胞的外表面后，辅助性T细胞（helper T cell，Th cell）将识别这些抗原，识别后会进一步驱动巨噬细胞进入吞噬病原体状态（Savina et al., 2007）。

B细胞：外来抗原将免疫球蛋白结合到B细胞表面，以支持所吸收的抗原进行MHC Ⅱ类分子呈递。MHC Ⅱ类复合肽含有辅助性T细胞，后者可促进血浆抗体的细胞增殖。细胞形成的抗体进入血液，与相应的抗原形成抗原-抗体复合物。因此，MHC Ⅱ类分子和MHC Ⅰ类分子有助于激活细胞介导和抗体介导的免疫应答（Iwasaki et al., 2014）。

（3）MHC Ⅲ类分子：由许多不同的蛋白质编码，这些蛋白质包括具有免疫功能的蛋白质、补体和炎症分子。补体C2、补体C4及B因子由MHC中的基因编码。这些蛋白质在肝脏和肝外单核吞噬细胞中产生（Gruen et al., 1997）。

1.4 MHC的分布

在有核细胞中，MHC Ⅰ类分子不仅在淋巴细胞上有表达，而且在肝脏、肾脏上也有少量表达，在大脑和肌肉细胞上也有轻微表达。HLA-A和HLA-B在人类中已不存在，而在绒毛滋养层的表面保留着可能不会与其他体细胞一起出现的HLA-G。MHC Ⅱ类分子通常表达有限，仅对抗原呈递细胞（如B细胞、树突状细胞、巨噬胞和胸腺上皮）有活性（Kambayashi et al., 2014）。当机体受到γ干扰素（interferon-γ，IFN-γ）、毛细血管内皮和胸腺以外组织中的上皮细胞刺激时，抗原呈递细胞会表达MHC Ⅱ类分子，并且MHC Ⅰ类分子表达也增加。MHC Ⅰ类分子和MHC Ⅱ类分子作为细胞表面标志物，可使细胞毒性T细胞和辅助性T细胞接收被感染细胞发出的信号。

1.5 MHC的重要性

（1）抗体分子与抗原相互作用，抗原特有的T细胞受体能识别抗原呈递细胞上MHC分子呈递的唯一但也是必须呈递的抗原（Janeway et al., 2001）。

（2）MHC分子的T细胞受体也具有特异性。如果抗原在体外（通常在实验情况下）用MHC分子的另一等位基因处理，则不会识别T细胞受体，这种现象称为MHC限制性。CD8⁺细胞毒性T细胞识别MHC Ⅰ类分子相关抗原肽，而CD4⁺辅助性T细胞识别MHC Ⅱ类分子相关抗原肽（Koopmann et al., 2000）。

1.6 HLA复合体的分类

HLA的关键功能是为免疫系统提供多肽，并参与、调节细胞免疫和体液免疫。在造血干细胞移植和实体器官移植（如肾移植）中，HLA系统发挥着重要作用，对输血相关并发症如血小板不耐症（platelet refractoriness）、发热性非溶血性输血反应、与移植和输血相关的急性肺损伤及移植物抗宿主病（graft versus host disease，GVHD）也至关重要，（Deshpande, 2017）。在6号染色体短臂上发现的HLA基因复合体包括许多对免疫功能非常重要的基因（图1.2）。HLA分型也称为组织分型，因为HLA抗原存在于最多的身体组织中。埃里克·索斯比（Erik Thorsby）指出，组织相容性并不是HLA抗原的唯一特征。这种复合体称为显著的免疫反应复合体可能更好（Thorsby, 2009）。

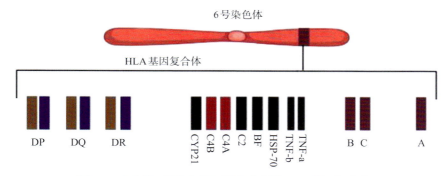

图1.2 在人类6号染色体短臂上发现的HLA基因复合体图

HLA基因复合体分为以下三类。

HLA Ⅰ类（HLA-A、HLA-B和HLA-C）：存在于大多数有核体细胞的表面，以可溶状态存在于血浆中，并吸附在血小板表面。在成熟红细胞中，HLA Ⅰ类抗原被称为Bennett-Good speed（Bg）抗原，只少量存在（Mark, 2005）。而且是只有存在于成熟的红细胞中的残余部分称为Bg抗原。HLA Ⅰ类抗原分子量为57 000 Da，由两条链组成，一条是6号染色体短臂编码的重链糖蛋白链（45 000 Da），另一条是15号染色体通过突变编码的中链和β2-微球蛋白分子（12 000 Da）。β2-微球蛋白不与细胞膜结合（Klein et al., 2007）。

HLA Ⅱ类（HLA-DR、HLA-DQ和HLA-DP）：它们构成HLA复合体HLA-D区的一部分。每条链中有两个氨基酸结构域，其中最外层结构域包含HLA Ⅱ类等位基因的载体区域（Blum et al., 2013）。HLA Ⅱ类抗原组织分布仅限于免疫活性细胞，如B细胞、巨噬细胞、内皮细胞和活化的T细胞。尽管HLA Ⅱ类抗原触发一般免疫反应，但它们存在于具有免疫活性的细胞中，而不是所有组织中。在HLA Ⅰ类和

HLA Ⅱ类分子中，肽结合槽对于HLA分子的功能特征至关重要（Kaufman, 2018）。

HLA Ⅲ类：编码补体成分C2、C4以及B因子、TNF-α和TNF-β。

1.7 HLA区域等位基因的重要性

在器官和造血干细胞移植中，HLA系统被用于研发疫苗，特别是癌症疫苗。HLA系统在世界不同的群体中存在着不同的遗传变异和异质性，这很早就证明了全球合作的必要性。40多年前，国际组织相容性研讨会（the International Histocompatibility Workshops）（Charron, 1997）研究介绍了一种协同转换的当代生物医学新模式。这些组合的方法使数据交换成为可能，揭示了HLA系统多样性的程度，展示了包含4 000多个等位基因的HLA命名法。

1.8 抗原和等位基因检测方法

分子序列特异性引物（sequence specific primer，SSP）和序列特异性寡核苷酸探针（sequence specific oligonucleotide probe，SSOP）及分子生物学技术（如微淋巴细胞毒性和混合淋巴细胞培养）用于鉴定HLA抗原和等位基因（Donadi, 2000）。不同淋巴细胞培养物中的HLA特异性的特征在于细胞具有确定的表型，HLA-A、HLA-B和HLA-C抗原用于T细胞，HLA-DR和HLA-DQ抗原用于B细胞。HLA-DP抗原不被任何特定的抗血清分类（Fernandes et al., 2003），分子生物学技术也从不对细胞表面的HLA抗原进行分型。从细胞中提取DNA后，通过聚合酶链反应进行扩增（Fernandes et al., 2003）。分布在细胞表面的HLA抗原没有通过分子生物学技术得到分型。通过SSP或SSOP方法，可以实现HLA区域等位基因的分型。尽管寡核苷酸引物具有识别单个等位基因或一组等位基因的独特序列，但SSP方法中运用了一个特殊的寡核苷酸探针序列，此序列用于识别一组中的一个或所有等位基因（Terasaki, 1969）。

1.9 HLA系统命名法

国际委员会（the International Committee）提仪在每年的会议上为新发现的基因命名或改变HLA系统的标准术语（Donad, 2000）。HLA命名中的前缀表示HLA抗原，后面是基因位点（如*HLA-A*、*HLA-DR*）和抗原编号（如*HLA-A1*、*HLA-A2*）。C位点的命名法包含"w"（如*HLA-Cw1*、*HLA-Cw2*），以区别于补体（如C1、C2）（Klein et al., 2007）。利用分子生物学技术鉴定等位基因。HLA前缀表示HLA Ⅱ类等位基因及其基因位点（如*HLA-DQ*、*HLA-DR*、*HLA-DP*），"A"或

"B" 表示 *HLA-DP* 和 *HLA-DQ* 多态性α链和β链（如 *HLA-DQA*、*HLA-DQB*），而 *HLA-DR* 仅有 "B" 的表示，因为它是唯一的多态性链（如 *HLA-DRB*）。除了α链和β链之外，每个区域都有单独的基因，并且各自的基因位点有一个与观察到的抗原相当的数字（如 *HLA-DQB1*）。它描述了分子生物学的过程（如 *HLA-DQB1**）。前两位数是抗原的血清学分型，第三和第四位是特定等位基因的命名，第五和第六位是同义词变体，第七和第八位是基因内含子5'端或3'端的变异（Marsh et al., 2010）。

　　HLA Ⅰ类等位基因遵循相同的规则，除了不包括 "A" 或 "B" 以表示链的多态性（如 *HLA-A*0201*）。在等位基因名称的末尾，若基因从未编码蛋白，则添加 "N"（nil）（如 *HLA-A* 0104N*）。

1.10 免疫遗传学与遗传性多因素疾病和免疫失调

　　免疫遗传学旨在涵盖HLA位点和非HLA位点的影响，突出自身免疫性疾病、病原体和各个方面的免疫失调。

1.10.1 HLA位点[*]

　　自身免疫性疾病和炎症性疾病：类风湿关节炎、湿疹、急性前葡萄膜炎、斑秃、IgA肾病、哮喘、1型糖尿病、系统性红斑狼疮、全身性白癜风、强直性脊柱炎、原发性胆汁性肝硬化、银屑病、胶原性结肠炎、白塞病、乳糜泻、血管炎、克罗恩病、溃疡性结肠炎、多血管炎肉芽肿病（韦氏肉芽肿病）、特应性皮炎、皮肌炎和毒性弥漫性甲状腺肿。

　　感染性疾病：人类免疫缺陷病毒（human immunodeficiency virus，HIV）早期感染，人乳头瘤病毒（human papilloma virus，HPV）感染，进展阶段的获得性免疫缺陷综合征（acquired immunodeficiency syndrome，AIDS，又称艾滋病），HIV-1感染，乙型肝炎病毒（hepatitis B virus，HBV）和丙型肝炎病毒（hepatitis C virus，HCV）相关的肝细胞癌，乙型肝炎相关的肝硬化，慢性乙型肝炎，登革休克综合征，麻风病，结核分枝杆菌感染，疟疾，伤寒肠热病和内脏利什曼病。

　　胃肠道疾病：巴雷特食管。

　　神经系统疾病：帕金森病（Parkinson's disease，PD），重症肌无力（myasthenia gravis，MG），脊髓小脑共济失调，青少年肌阵挛性癫痫，发作性睡病和多发性硬化（multiple sclerosis，MS）。

　　精神疾病：精神分裂症（schizophrenia，SCZ）和孤独症。

　　关节疾病：膝骨关节炎。

---

[*] 译者注：此部分正文内容均为与HLA位点相关的疾病。

癌症：鼻咽癌、宫颈癌、结肠癌、肺癌、血细胞癌和骨髓癌（淋巴癌）。

药物不良反应：史－约综合征/中毒性表皮坏死松解症（卡马西平）、粒细胞缺乏症（氯氮平）、胰腺损伤（硫嘌呤）和肝损伤（特比萘芬、非诺贝特、噻氯匹定和帕唑帕尼）。

疫苗反应：乙型肝炎。

男性不育症：非梗阻性无精子症导致的男性不育。

1.10.2 与非HLA位点相关的

在免疫介导的炎性疾病遗传易感性中发挥作用的非HLA位点包括：①细胞毒性T细胞相关抗原4（cytotoxic T lymphocyte-associated antigen-4，CTLA-4）；②蛋白酪氨酸磷酸酶（PTPN22）；③*TNF-π*基因。因此，接受来自同胞供体的造血干细胞的移植患者可能会经历急性移植物抗宿主病，证明非HLA成分在免疫遗传谱的产生中起作用。

1.11 免疫遗传学与免疫疾病谱系

先天免疫系统可识别分子模式，是对任何外来物质的首要防线。具体而言，这一过程涉及模式识别受体（pattern recognition receptor，PRR），如Toll样受体（Toll-like receptor，TLR）和结构域样受体（domain-like receptor，NLR）。其通过核苷酸结合寡聚化和信号转导分子，如IL-1受体相关激酶-4（interleukin-1 receptor associated kinase 4）来实现。因此，先天免疫系统的失调将导致免疫系统的削弱，并使个体容易感染其他传染病（Hollenbach et al., 2015）。

1.12 自身免疫性疾病

1.12.1 银屑病

这是一种广泛存在的慢性炎症性疾病，该病会对皮肤组织造成伤害，同时还会引发其他系统性问题。该疾病具有临床特征和组织学特征，如皮肤黏性椭圆形凸起、隆起的银白色鲜鳞、分界线和红斑。该病可导致角质形成细胞的过度积累，并且大多数情况下可能会导致心血管、关节和心理问题，并伴有持续性斑块。在免疫介导的皮肤病中，先天性免疫和适应性免疫参与了银屑病皮损的形成（Michalek et al., 2017）。这种免疫反应刺激皮肤特异性T细胞，从而介导自身免疫反应，表皮生长因子、神经生长因子、黏附分子、趋化因子、神经肽和T细胞受体与银屑病相关。在银屑病斑块病例中，Th1细胞通路受到过度刺激，Th1细胞因子和趋化因子（如IL-2、IL-12和IFN-γ*）水平升高。在银屑病中，T细胞、NK细胞、NK T细胞和中性粒细胞会导致皮肤炎症。研究人员（Harden et al., 2015; Lowes et al., 2014）注意到，Th1细胞和Th22细胞可产生过量的银屑病细胞因子（IL-17、IFN-α**、TNF和IL-22），这些细胞因子会促进角质形成细胞对银屑病炎症的增强作用。尽管IL-23、TNF和IL-17在银屑病的病理生理学中起主要作用，但其中有超过60个位点是类风湿关节炎的风险因素。

HLA和非HLA位点通常与银屑病相关。核因子κB（nuclear factor-κB，NF-κB）是一种关键的调节剂，涉及多种肠道免疫调节和炎症途径、细胞增殖、分化和凋亡（Wang et al., 2017）。研究人员注意到，PSORS4位点中的表皮分化复合物由染色体 *1q21* 基因组成，这些表皮分化复合物在角质化机制中增殖（Zhang et al., 2009）。基因表达的任何异常都会干预角质形成细胞分化的特定阶段，最终导致表皮屏障功能障碍（Stawczyk-Macieja et al., 2015）。

1.12.2　类风湿关节炎

类风湿关节炎是一种导致滑膜增生的滑膜关节疾病，伴随类风湿因子和抗环瓜氨酸肽抗体（anticyclic citrullinated peptide antibody，ACPA）*** 等自身抗体产生以及骨畸形和其他全身表现。ACPA可刺激巨噬细胞、单核细胞、成纤维细胞和T细胞等，并作为细胞因子家族如IL-1、IL-6和TNF-5-007来发挥作用。ACPA对伴随炎症性关节炎的信号转导功能失调至关重要。在这种疾病中，*HLA-DRB1* 区的典型氨基酸序列与MHC Ⅱ类基因如 *HLA-DRB1*0404* 和 *HLA-DRB1*0401* 相关联。在ACPA阳性个体中，非HLA基因点位与类风湿关节炎相关（Messemaker et al., 2015）。类风湿关节炎相关基因参与NF-κB依赖性信号转导、T细胞受体信号转导和JAK-STAT信号转导。

Stastny（1976）指出，*HLA-DR4* 与类风湿关节炎相关；而Gregersen、Silver和Winchester（1987）提出了一种共享表位（shared epitope，SE）学说。该理论是在类风湿关节炎相关 *DRB1* 等位基因编码相似氨基酸序列的基础上发展起来的。许多共享表位阳性（SE⁺）*DRB1* 等位基因与类风湿关节炎相关，包括DR4亚型 *HLA-DRB1*0401*、*HLA-DRB1*0404*、*HLA-DRB1*0405* 和 *HLA-DRB1*0408*，以及 *HLA-DRB1*0101*、*HLA-DRB1*1402* 和 *HLA-DRB1*1001* 等位基因。Nepom、Hansen和Nepom（1987）简化了高加索人群中三种SE⁺*DRB1* 等位基因的比较风险评估。

1.12.3　自身免疫性甲状腺病

毒性弥漫性甲状腺肿（toxic diffuse goiter，又称格雷夫斯病，Graves' disease

---

*　　译者注：原版英文为IFN-з。

**　 译者注：原版英文为IFN-g，查阅文献后改为IFN-α。

*** 译者注：抗瓜氨酸蛋白抗体（anti-citrullinated protein antibody，ACPA）。

GO）和桥本甲状腺炎（Gittoes et al., 1998; Pearce et al., 2003）等自身免疫性甲状腺病的病理特点为甲状腺淋巴细胞浸润伴自身抗体攻击甲状腺抗原，如甲状腺过氧化物酶、甲状腺球蛋白（thyroglobulin, Tg）和促甲状腺激素受体抗原。与自身免疫性甲状腺病相关的遗传位点在遗传上是不同的，并且与免疫调节基因和HLA区域基因中的甲状腺活性相关。因此，机体通过外周免疫、T细胞活化和抗原呈递，干扰中枢和外周免疫，最终使抗原呈递细胞和T细胞活化，从而使自身免疫性甲状腺病的免疫遗传易感性功能得到了很好的保护。逐渐地，从各种报告中收集的数据为自身免疫性甲状腺病的两个易感位点提供了有力的支持；这两个易感位点为HLA和CTLA-4（Vaidya et al., 2003; Yanagawa et al., 1995）。染色体6p21上的HLA区域易导致自身免疫性疾病的发生（Cudworth et al., 1975），而早期实验给出的证据显示，其是否与毒性弥漫性甲状腺肿相互作用是不确定的（Farid et al., 1980）。然而，一些研究最终为HLA Ⅱ类区域内的等位基因与毒性弥漫性甲状腺肿密切相关提供了合理证据（Chen et al., 1999; Heward et al., 1998）。通过最新研究，人们得以区分HLA Ⅰ类区域基因、HLA-C和HLA-B及HLA Ⅱ类区域基因 *HLA-DRB1* 和 *HLA-DQA1* 的显著关联信号（Ban et al., 2004; Simmonds et al., 2005）。

1.12.4 原发性胆汁性肝硬化

这是一种长期的肝内胆汁淤积性疾病，由中小型肝内胆管逐渐退化演变为肝硬化，最终导致死亡或肝移植（Invernizzi, 2011）。原发性胆汁性肝硬化是由血清和细胞介导的对自身抗原表位反应的自身免疫性疾病（Gershwin et al., 2008）。这种机制导致抗线粒体抗体（antimitochondrial antibody, AMA）特异性$CD4^+$ T细胞和$CD8^+$ T细胞的渗透，并在原发性胆汁性肝硬化患者的肝脏中增强。此外，T细胞和其他免疫细胞（如B细胞、巨噬细胞、嗜酸性粒细胞和NK细胞）也会受到刺激，从而导致门静脉炎症。

通过基因测试可了解对原发性胆汁性肝硬化具有防御作用的HLA变异。原发性胆汁性肝硬化相关的非HLA位点主要涉及T细胞相关基因。在实验室小鼠模型中发现由以下因素导致了机体发生原发性胆汁性肝硬化：IL-2受体α缺陷，转化生长因子β（transforming growth factor-β, TGF-β）受体Ⅱ显示阴性，皮屑、非肥胖糖尿病患者体内 *c3c4* 基因和 *AE2* 基因被破坏。其中，在IL-2受体α（CD25）缺陷的儿童中发现的原发性胆汁性肝硬化样疾病是IL-2受体α缺失（Aoki et al., 2006）。T细胞相关基因对应于IL-12-JAK-STAT4、CD80/CD86和IL-7R-α/CD127，有助于Th1细胞两极分化、T细胞受体信号转导和T细胞稳态。有记录以来，最大的HLA多态性原发性胆汁性肝硬化序列提供的证据表明（Invernizzi et al., 2005），原发性胆汁性肝硬化的易感性与 *HLA-DRB1*08* 等位基因有关，*HLA-DRB1*11* 等位基因和*HLA-DRB1*13*等位基因可预防疾病。其他原发性胆汁性肝硬化相关的非 HLA 位点与 B 细胞活性、TNF 信号和 NF-κB 信号有关。

1.12.5　1 型糖尿病

1 型糖尿病是一种 T 细胞介导的自身免疫性疾病，由于机体免疫系统存在胰岛素功能缺陷，表现为针对胰岛细胞的自身抗体杀死胰岛 β 细胞（Eisenbarth, 2010）。为了改善 1 型糖尿病的发生率及相关的微血管和大血管损伤，研究人员设计了一项协作实践项目，旨在确定进一步可靠的预防措施和新的优化治疗方案。

这是一种多基因疾病，几乎一半的 1 型糖尿病遗传易感性是由 HLA Ⅱ类基因引起的。这类基因拥有与 1 型糖尿病保护相关的基因位点，而数量可变的串联微型卫星重复序列和 CTLA-4 是非 HLA 区域基因（Matzaraki, 2017）。在 1 型糖尿病患者中，HLA 区域基因的功能与 *HLA DR-DQ* 基因的功能的对比，最初是通过使用 *DR3* 单倍型的双亲及其纯合子的同胞兄妹对来证实（Robinson et al., 1993）。然而，通过观察，HLA Ⅱ类 *HLA-DR3* 和 *HLA-DR4* 的 *HLA-DRB1* 基因位点的血清学关系显示，*HLA-DR3/DR4* 杂合子的风险升高，遗传异质性得到了证实（Thomson et al., 1988）。但是，1 型糖尿病基因的变异性高于早期研究的预期。HLA 与特定的基因位点无关，但与包含编码三种经典 HLA Ⅱ类和三种经典 HLA Ⅰ类抗原基因的基因组区域及多种由副产物介导的易感性额外基因有关。

1.12.6　系统性红斑狼疮

系统性红斑狼疮是一种影响皮肤、心脏、血液、肌肉和关节、肾脏和肺部的多器官系统的进行性炎症。该疾病可通过刺激先天性免疫反应和激活 Ⅰ型 IFN 来引发系统性红斑狼疮致病性自身抗体的产生。同时，细胞凋亡、中性粒细胞胞外陷阱（neutrophil extracellular traps，NET）和核酸传感（nucleic acid-sensing）等免疫复合物清除途径功能失调。它需要 HLA 和非 HLA 区域基因的参与。在系统性红斑狼疮患者中，几种 HLA 区域基因与系统性红斑狼疮敏感性和自身抗体谱（抗双链 DNA 抗体、抗 Ro 抗体和抗 La 抗体）相关，这些基因包括 *HLA-DRB1*、*HLA-DQB2*、*HLA-DQA2* 和 *HLA-DR3*（Hamilton et al., 1988）。干扰素调节因子、STAT4、IFIH1 和骨桥蛋白编码基因与多基因系统性红斑狼疮高 IFN 特征有关。同时，已知 TREX1、STING、SAMHD1 和 TRAP 必然导致单基因系统性红斑狼疮高 IFN 特征。单基因系统性红斑狼疮源于经典补体机制、细胞凋亡和抗核小体抗体产生相关的基因突变。*TNFAIP3*、*TNIP1*、*BLK*、*ETS1*、*PRDM1* 和 *IKZF1* 是调控区域（如外显子、剪接位点、内含子和基因间位点）内的系统性红斑狼疮相关基因。最后，*PTPN22* 基因和免疫球蛋白样转录物 3 受体的编码区单核苷酸多态性（single nucleotide polymorphism，SNP）与系统性红斑狼疮相关（Morris et al., 2012）。

1.12.7 系统性硬化

系统性硬化是一种病因多样的结缔组织病。大规模遗传学实验如全基因组关联分析（genome wide association study，GWAS）和免疫芯片网络等的开展，使人们对系统性硬化遗传史的认识取得了重大进展。系统性硬化是一种多系统疾病，其特征是临床症状的异质性，从局限性到分散性皮肤系统性硬化到反复发生的皮肤和内脏纤维化都可见（Charles，2006）。系统性硬化相关的非HLA区域基因在先天免疫、干扰素标志和炎症、适应性免疫应答、B细胞和T细胞增殖、细胞因子的存活和产生、细胞凋亡、自噬和纤维化中具有重要作用。

血管周围单核炎性细胞浸润是早期硬皮病皮肤活检中炎症的特征（Fleischmajer et al.，1983）。然而，系统性硬化患者的循环细胞因子水平增加，其趋势与系统性硬化相关自身抗体和接近系统性红斑狼疮的 I 型干扰素途径失调有关（Gourh et al.，2009b）。非重叠系统性硬化相关自身抗体的存在［如抗拓扑异构酶 I、抗着丝粒和抗RNA聚合酶Ⅲ（Arnett，2006）］可以通过自身免疫理论得到理想的说明。

1.13 神经系统疾病

神经系统疾病患者的中枢神经系统（central nervous system，CNS）和周围神经系统（peripheral nervous system，PNS）受损。神经系统疾病占全球疾病发病的7.1%，该数据是根据不同病因和年龄的伤残调整寿命年估计的（Chin et al.，2014）。在许多神经系统疾病中，编码人类MHC内抗原呈递分子的基因是最大的遗传风险因素。

1.13.1 多发性硬化

多发性硬化是一种神经系统疾病，与HLA区域基因的变异相关。多发性硬化的病理特征是脱髓鞘病变，通常根据自身免疫进展是否伴有脱髓鞘来描述。这是一种持续性自身免疫性疾病，主要特征是自身反应性CD4$^+$T细胞的刺激和Th1细胞的极化，随后产生抗体，CD8$^+$T细胞破坏中枢神经系统组织（Jersild et al.，1973）。表达杀伤细胞抑制性受体的CD4$^+$T细胞参与抗体的产生，表达杀伤细胞抑制性受体的NK细胞触发抗病毒和抗肿瘤的固有免疫反应。因此，杀伤细胞抑制性受体多态性可能通过影响抗病毒免疫和抗体形成而影响个体患多发性硬化的风险（Hollenbach et al.，2015）。HLA I 类抗原与多发性硬化相互作用的第一个证据是1972年的研究（Naito et al.，1972），多发性硬化风险最初根据其血清学特异性，认为与 *HLA-A*03* 基因和 *HLA-B*0729* 基因（Compston et al.，1976）相关。

1.13.2　帕金森病

帕金森病是一种表现非常突出且神经系统逐渐受损的神经退行性疾病，包括一系列神经、流行病学和遗传亚型（Espay et al., 2017）。帕金森病有神经变性表型，局部神经炎症是帕金森病的一个特征，它刺激小胶质细胞和星形胶质细胞的产生及随后的MHC Ⅱ类分子的激活。帕金森病中的炎症信号不局限于大脑，还涉及外周免疫系统。例如，中枢（Mogi et al., 1994）和周围神经系统（Qin et al., 2016）中炎症分子表达增强。

帕金森病发病率升高与HLA-B*17和HLA-B*18抗原有关。然而，两个全基因组关联分析所取得的进展确定了周围神经系统中与帕金森病相关的 *HLA-DR* 基因区域是支持帕金森病发病机制的免疫因素（Nalls et al., 2014）。Hamza 和 Payami（2010）提出，欧洲裔美国人 *HLA-DRA* 基因中的非编码载体rs3129882与帕金森病具有相关性，而美国和欧洲队列研究中对5个全基因组关联分析的荟萃分析报告了chr6与帕金森病具有相关性。使用基于大范围插补的方法即通过相加模型，在 *HLA-DRB5* 基因位点的内含子区域发现了增加帕金森病风险的rs32588205 A/G SNP（Nalls et al., 2014）。

1.13.3　视神经脊髓炎

视神经脊髓炎（neuromyelitis optica，NMO）是一种表现为严重视神经炎和横贯性脊髓炎的自身免疫性脱髓鞘疾病（Cree et al., 2002）。脑干损伤可引发呃逆、恶心甚至呼吸衰竭（Misu et al., 2005），而下丘脑-垂体轴功能障碍通常会出现低钠血症、高热、高泌乳素血症，并且可能会出现可逆性脑后部脑病综合征（Poppe et al., 2005; Maga-a et al., 2009）。水通道蛋白4（aquaporin 4，AQP4）抗体通过补体介导的星形胶质细胞损伤、白细胞浸润级联、少突胶质细胞死亡和神经元细胞损伤参与视神经脊髓炎的病理生理过程。AQP4主要存在于血脑屏障、郎飞结和星形胶质细胞的终足突触。AQP4在视神经相关的中枢神经系统室管膜细胞、穹窿下器官的亚群中被进一步发现，在其他室管膜（而非脉络丛）、体内由脂多糖触发的小胶质细胞和视网膜星形胶质细胞（米勒细胞）中的AQP4水平则较低（Graber et al., 2008）。并且，HLA Ⅱ类等位基因与视神经脊髓炎易感性相关，这些等位基因包括 *HLA-DPB1*03：01* 、*HLA-70 DRB1*1271* 和 *HLA-DRB1*16：02*（Yoshimura et al., 2013; Wang et al., 2011）。

1.13.4　阿尔茨海默病

20世纪70年代，关于HLA参与阿尔茨海默病（Alzheimer's disease，AD）的研究被首次发表（Henschke et al., 1978）。对 *HLA-A*02* 基因在阿尔茨海默病中的相互作用的初步研究结果在不同的重复实验中不一致（Wang et al., 2017; Payami et al., 1991）。Gurran 等（1997）证实，在不出现载脂蛋白E（apolipoprotein E，ApoE）风险等位基因的情况下，DR1、DR2 和 DR3 抗原与迟发性阿尔茨海默病的发病风险增加相关，而 DR4 或 DR6 抗原与阿尔茨海默病发病风险降低相关。在一个中国队列研究中，SNP 关联是重复的，并且与颞叶皮质和小脑中的 *HLA-DRB1* 顺式基因表达水平相关（Allen et al., 2015）。

一些报告显示，无论 ApoE 的基因型如何，IL-1 的 α 和 β 异构体基因的多态性都会增加阿尔茨海默病的发病风险（Nicoll et al., 2000; Grimaldi et al., 2000）。IL-1 是一种有效的促炎（"急性期"）细胞因子，在阿尔茨海默病患者的大脑中具有多种过度表达的副作用。α 和 β 是分别由不同基因 *IL-1A* 和 *IL-1B* 编码的 IL-1 的两种亚型，位于 IL-1 受体拮抗剂基因簇的 2 号染色体长臂上（Nicklin et al., 1994）。两种亚型都是由 33 kDa 前体融合在一起产生 17 kDa 产物。因此，细胞因子循环中固有的 IL-1 引发的级联反应涉及神经内游离钙浓度升高、神经发育过度刺激和组织中一氧化氮（NO）水平升高。

1.13.5 精神分裂症

1974年首次发现精神分裂症可能与 HLA 相关（Cazzullo et al., 1974）。精神分裂症是一种由免疫特异性异常引起的自身免疫性疾病，由 B 细胞和 T 细胞可变抗原受体区的氨基酸序列决定。在有些研究中，许多 HLA Ⅰ类和 HLA Ⅱ类等位基因与精神分裂症相关（Wright et al., 2001; Debnath et al., 2013）。这些实验将多个 HLA Ⅰ类和 HLA Ⅱ类等位基因与精神分裂症进行了比较（Debnath et al., 2013; Wright et al., 2001）。第一次全基因组关联分析（全基因组关联分析和精神分裂症荟萃分析）的报告提供了以更高分辨率检查 HLA 区域的机会（Purcell et al., 2009），并整合了三个全基因组关联分析，在具有欧洲血统的人群中发现了多个精神分裂症相关的 MHC 区域变异。

1.13.6 重症肌无力

1976年（Pirskanen, 1976），HLA 与重症肌无力关系的研究被首次报道。随后有几份研究报告提供了少量证据，表明 HLA 抗原/等位基因与重症肌无力相关。意大利研究人员发现 *HLA-DQB1*05:02* 等位基因与重症肌无力相关（Baggi et al., 1998）。相比之下，突尼斯的一份报告认为 *HLA-DRB1*03*、*HLA-DRB1*04*、*HLA-DQB1*02* 和 *HLA-DQB1*03* 等位基因可能是重症肌无力的风险因素（Fekih-Mrissa et al., 2013）。此外，许多研究表明，HLA 的扩增单倍型尤其是 *A1-B8-DR3-DQ2* 基因，与欧洲血统个体重症肌无力的最初发病直接相关，但不清楚信号是在 HLA Ⅰ类基因中还是在 HLA Ⅱ类基因中（Janer et al., 1999）。

1.14 感染性疾病（病毒性疾病）

（1）HIV感染：HIV是一种人类病原体，是来自非洲灵长类动物的慢病毒（Heeney et al., 2006）。有研究表明，HLA Ⅰ类基因位点对感染HIV后的疾病进展具有最稳定和最可靠的影响。在机体感染HIV后，细胞毒性T细胞应答会激活获得性免疫。HLA Ⅰ类分子经常充当杀伤细胞免疫球蛋白样受体（杀伤细胞抑制性受体）的配体，杀伤细胞抑制性受体是一种可增强NK细胞（和一些T细胞）活性的多态代谢产物。它在先天免疫反应中也起着重要作用（Hughes et al., 2006）。

遗传因素解释了CD8$^+$细胞毒性T细胞和CD4$^+$辅助性T细胞的相关性，这有助于启动抗HIV适应性免疫反应，从而获得对HIV的耐受性。有研究表明，HLA区域基因与疾病发展的快慢、感染抵抗力的强弱、病毒载量的高低有关。HLA Ⅰ类分子和HLA Ⅱ类分子由位于染色体6p21上的MHC内的基因表达（Wilson, 2000）。另外，人类基因组中最复杂的基因位点是MHC中的经典HLA Ⅰ类基因（*HLA-A*、*HLA-B*和*HLA-C*）和HLA Ⅱ类基因（*HLA-DR*、*HLA-DQ*和*HLA-DP*），其等位基因的数量从*DQA1*的31个到*HLA-B*的2 000个不等。此外，据报道，NK细胞抑制性受体基因在不易感HIV的机体中具有活性（Maureen et al., 2013）。

（2）HBV和HCV感染：是由肠道外介导的RNA病毒浸润肝脏组织造成的。一般而言，感染的急性期无症状，表现为影响HBV或HCV肝内基因的表达，从而导致慢性肝病、肝硬化和肝细胞癌（Yenigun et al., 2002）。病毒特异性T细胞反应对于清除受感染的肝细胞至关重要，因此这些反应的动力学可能有助于追踪临床恢复情况。

全基因组关联分析已经确定了HLA和非HLA与持续HBV感染、疾病进展和HBV相关肝细胞癌风险的高低有关。同样，HLA和非HLA区域基因与机体对HCV的随机清除相关，*MICA*和*DEPDC5*基因与HCV相关的肝细胞癌相关。在HBV感染的个体中，较少的个体是*HLA-DR-DQ*的杂合单倍型（Saag et al., 2008）。相比之下，未感染HCV的肝移植受体与感染HCV的肝移植受体相比，*HLA-DRB1*基因的杂合性增加（Hill et al., 2000）。数据表明，HLA杂合优势更有利于病毒的传播，这可能归因于更大范围的HLA杂合性导致的病毒肽反应（Godkin et al., 2005）。因此，许多其他研究得出结论，*HLA-DRB1*07*与欧洲人群和亚洲人群中丙型肝炎和HBV感染的持久性有关（Chu et al., 2005; Karplus et al., 2002）。并且还有许多其他研究表明，在欧洲人群和亚洲人群中，*HLA-DRB1*07*与丙型肝炎和HBV感染的病毒存活率相关（Chu et al., 2005; Karplus et al., 2002）。

（3）冠状病毒感染：如新型冠状病毒（severe acute respiratory syndrome coronavirus-2，SARS-CoV-2）导致了COVID-19大流行，是目前发现的第七种感染人类的冠状病毒。感染严重急性呼吸综合征冠状病毒（SARS-CoV）、中东呼吸综合征冠状病毒（MERS-CoV）、SARS-CoV-2感染可能会发展成严重疾病，而感染人冠状病毒-HKU1（HCoV-HKU1）、人冠状病毒-NL63（HCoV-NL63）、人冠状病毒-OC43（HCoV-OC43）、人冠状病毒-229E（HCoV-229E）导致疾病的症状程度为中度（Corman et al., 2018）。

HLA或MHC是人类基因组中的一个高度多态性区域，在人类遗传易感性疾病中发挥着重要作用（Dendrou et al., 2018）。若CD8⁺T细胞识别细胞膜上的MHC肽复合物，则会引起免疫反应（Goldberg et al., 2015; Maffei et al., 1997）。使用在计算机表位预测设备中的神经网络法监督学习方法目前在SARS-CoV-2中显示出更高的效率，该方法可用于计算机表位预测（Jurtz et al., 2017; O'Donnell et al., 2018; Paul et al., 2020）。表位预测的两种算法用于确定SARS-CoV-2肽和79 HLA Ⅰ类基因之间的相关性（Campbell et al., 2020）。Trolle和Nielsen（2014）还确定了SARS-CoV-2肽在保持有限数量的HLA区域等位基因的持久性和T细胞可识别性中的作用。

1.15 细菌感染

1.15.1 肺结核

天然免疫受体如TLR、C型凝集素受体（C-type lectin receptor，CLR）和NLR，可识别结核分枝杆菌。器官对结核分枝杆菌的易感性往往具有与HLA区域多态性相似的遗传基础，表明遗传因素（HLA区域基因和非HLA区域基因）的存在影响宿主对结核分枝杆菌感染的应答（Furusho, 2000）。当细菌被识别时，抗结核分枝杆菌的不同免疫机制可以介导免疫细胞（巨噬细胞和T细胞）和细胞因子（IL-12、IFN-γ、IL-4、TNF-α、IL-10、IL-6和TGF-β）发挥作用。许多研究表明，肺结核易感性增强与*HLA-DRB1*07*和*HLA-DQA1*00101*等位基因，以及*HLA-DQA1*0301*和*HLA-DQA1*0501*等位基因相关（Ravikumar et al., 1999）。Ravikumar等（1999）发现，*HLA-DPB1*04*等位基因与结核病的不易感性相关，而易感性与*HLA-DRB1*1501*和*HLA-DQB1*0601*等位基因相关。在结核病患者中，尽管有些人发现HLA Ⅱ类抗原与肺结核之间没有关联（Sanjeevi et al., 1992），但仍有研究表明，HLA-A10、HLA-B8和HLA-DR2抗原的出现频率高于安全对照组（Brahmajothi et al., 1991）。

1.15.2 麻风病（汉森病）

由麻风分枝杆菌（*Mycobacterium leprae*）引起的汉森病（麻风病）是一种慢性传染病。感染麻风分枝杆菌后，HLA区域等位基因会触发免疫反应。一些研究表明，HLA-DR2抗原、HLA-DR3抗原和HLA-DQ1抗原的结核型（tuberculoid form）与麻风分枝杆菌感染之间存在相关性（Marcos et al., 2000）。

1.16 寄生虫感染

1.16.1 疟疾

疟疾是由胞内原生动物引起的，在流行地区，HLA复合体基因倾向于保护人群免受极端类型的恶性疟原虫侵害。在患有极端非脑型疟疾和脑型疟疾的人群中，已鉴定出HLA-B46抗原和HLA-B56抗原，以及*HLA-DRB1*1001*等位基因（Hananantachai et al., 2005）。Johnson、Leker和Harun（2000）提出，机体对恶性疟原虫的免疫力因年龄而异。他们认为，在5～15岁儿童中，*HLA-DQB1*0301*和*HLA-DRQB1*03032*等位基因与疟原虫rRAP1蛋白抗体水平呈年龄依赖性相关；在30岁以上的人群中，*HLA-DRB1*03011*等位基因与个体感染寄生虫后更高的rRAP2蛋白抗体水平相关。因此，HLA对疟原虫感染的影响因年龄、各种疟原虫抗原的刺激及HLA对寄生虫抗体产生量的影响而异（Johnson et al., 2000）。

1.16.2 皮肤和内脏利什曼病

人类和动物会感染多种利什曼原虫（如巴西利什曼原虫、南美利什曼原虫、杜氏利什曼原虫、主利什曼原虫、婴儿利什曼原虫和墨西哥利什曼原虫）。根据寄生虫种类和宿主系统的免疫反应，感染利什曼原虫可引发无症状的临床疾病、皮肤黏膜感染或内脏疾病（Meddeb-Garnaoui et al., 2001; Olivo-Díaz et al., 2004）。利什曼原虫可引起一系列人类临床疾病，如局限性、黏膜性、弥漫性和分散性皮肤病以及内脏利什曼病（黑热病）。实验小鼠中的一些杜氏利什曼原虫在肝脏和脾脏内脏疾病中表现出了显著的差异，具有不同的H-2单倍型（Blackwell et al., 1980）。

重组同源小鼠单克隆抗体的体内遗传分析和阻断IA或IE（分别对应DQ和DR）分子的功能分析（Blackwell et al., 1987）表明，HLA Ⅱ类分子与利什曼病是否治愈有关。因此，HLA Ⅱ类分子的功能是向产生IFN-γ的CD4$^+$T细胞呈递抗原以启动感染后自愈。然而，机体感染主利什曼原虫发生的Th1/Th2反应可能与杜氏利什曼原虫引起的内脏利什曼病的致病机制不同（Kaye et al., 1989）。

1.16.3 血吸虫病

血吸虫病是由钉螺传播的水源性寄生虫感染病，也称裂体吸虫病。血吸虫种类主要有三种：曼氏血吸虫、埃及血吸虫和日本血吸虫。从免疫学角度来看，促炎性细胞因子 TNF 和 IFN-γ 浓度升高与重度肝纤维化相关。在与 HLA Ⅰ类和 HLA Ⅱ类基因多态性和不同临床表型相关的各种实验中，T 细胞介导的病理表现与血吸虫病相关。HLA Ⅰ类、HLA Ⅱ类和其他免疫应答基因也有被触发的情况。然而，在苏丹，一些研究未能发现 TNF 位点 SNP 与曼氏血吸虫感染的血吸虫病相关肝纤维化之间的相关性（Blackwell et al., 2009）。HLA 基因多态性明确了曼氏血吸虫病引起的严重病理（如门静脉周围纤维化）变化具有遗传倾向。Cheever（1968）提出疾病在不同人之间的多样性表现可能受到宿主基因型的影响。

1.17 免疫衰老

在免疫衰退期，免疫系统随着年龄的增长而衰退，这导致老年人群更易被感染。此外，由异常的先天免疫反应和适应性免疫反应引起的持续性低度炎症可导致多种疾病，如动脉粥样硬化、肥胖症、2 型糖尿病、骨质疏松、骨关节炎、神经退行性疾病、重度抑郁症和癌症。与适应性免疫和潜在免疫相关的非 HLA 区域基因也是人类生存的免疫遗传网络的一部分（Saghazadeh et al., 2019）。

1.18 免疫遗传学与疫苗设计

针对各种传染病的预防措施是治愈变异性免疫依赖性感染的关键。通常结合感染耐受性或较少临床表型相关的遗传变异是较有效的疫苗设计方法，特别是当病原体的表位诱导适应性免疫未明确时。这些表位可以结合到疫苗设计中，以获得自然抵抗力，特别是当关键的免疫保护机制是 HLA 限制性细胞毒性 T 细胞应答反应时。这种研究方法被称为反向免疫遗传学，用于许多通过 HLA 防御性相互作用确定的感染性疾病（Davenport et al., 1996）。

通过对独特 HLA 分子发展而来的寄生虫衍生肽进行测序探索得出，HLA-B53 与重症疾病发生之间的 HLA Ⅰ类防御具有相关性（Hill et al., 1991）。在非洲和非洲以外的不同人群中发现了来源于许多具有其他 HLA Ⅰ类抗原的疟疾蛋白的疟疾细胞毒性 T 细胞表位（Aidoo et al., 1995）。这些结果说明了 CD8$^+$ T 细胞所识别的恶性疟原虫抗原的多样性，并提示了可在细胞毒性 T 细胞诱导疟疾疫苗中使用某些抗原，这依赖于反向免疫遗传学方法。他们通过启动和重组安卡拉 DNA（Ankara DNA）并将其整合到病毒疫苗来提高 T 细胞的应答（Hill et al., 2000）。这些疫苗在成人中具有免疫原性，部分具有保护性（Moorthy et al., 2004）。

以 HLA 为基础对免疫显性表位进行界定，保护性细胞毒性 T 细胞应答需要成功接种疫苗的病原体——HIV（Watkins, 2008）、结核杆菌（Chaitra et al., 2008）和 HCV（Ishii et al., 2008）。即使如此，结果也常常不令人满意。在一项最新的基于细胞毒性T细胞的HIV疫苗研究中，部分接种者的感染率高于安慰剂组（Iaccino et al., 2008）。因此，生产具有不同表位的疫苗以在相关人群的适当比例中触发防御反应可能不太现实，因为HLA基因多态性和遗传变异在许多病原体中是巨大的，至少从HIV的角度来看是如此。相反，概念和技术进步，如将细胞免疫应答的复发性免疫靶点压缩为更短的免疫原性序列，以及仅为具有细胞毒性T细胞应答的表位的人接种疫苗（Yutani et al., 2007），表明在这一快速变化的领域，未来的疫苗设计有可能得到发展。

1.19 免疫遗传学与疫苗接种反应

广泛开展传染病免疫接种是重要的公共卫生项目之一。有效地接种疫苗可以使机体产生显著的抗体并诱导持久的免疫记忆，从而保护机体免受感染。

疫苗接种的主要目的是疫苗能够与机体共同抵抗乙型肝炎病毒、麻疹病毒、腮腺炎病毒和风疹病毒等的感染。通常，细胞因子，细胞表面受体以及HLA和非HLA区域基因编码的TLR可以调控机体对疫苗的免疫反应，如乙型肝炎、天花、风疹和季节性流感的疫苗免疫反应（Jenefer et al., 2009）。大部分有临床意义的疫苗应答来自可以区分为Th1和Th2表型的CD4$^+$T细胞的HLA Ⅱ类分子疫苗表位。按IL-4、IL-5、IL-10和IL-13发育分类的Th2 CD4细胞促进抗体的产生。Th2细胞刺激B细胞增殖和转化为产生IgM的浆细胞。此外，T细胞和B细胞激活后可以成为记忆细胞。

在呈递疫苗表位时，有证据表明HLA Ⅱ类基因多态性与特定的疫苗应答相关，典型特征是血清疫苗的特异性抗体水平。许多研究报道HLA Ⅱ类等位基因，尤其是*HLA-DRB1*，与乙型肝炎疫苗初次免疫应答具有相关性（Wang et al., 2004）。HLA的这些相关性被记录后，可在将来接种疫苗时再次做出反应。遗传效应可能会因周围环境或自身因素如不良嗜好（如吸烟和槟榔）影响而改变（Lin et al., 2008）。麻疹疫苗接种后对疫苗缺陷的观察证明了HLA治疗价值的可能性。免疫遗传学试图规定由基因突变导致免疫系统根本缺陷的情况。因此，麻疹疫苗的抗体反应表明了主要杂合子的益处（St Sauver et al., 2002），这是一种在HIV感染、结核病和乙型肝炎中发现的机制（Burgner et al., 2003）。

1.20 免疫遗传学及其在疾病预防和治疗中的应用

广泛使用的抗HIV药物阿巴卡韦是一种核苷逆转录酶抑制剂，适用于HIV感染者的联合治疗。尽管如此，仍有5%的阿巴卡韦使用者会产生可逆转的超敏反应（通常是不适、发热、皮疹和胃肠道的组合症状）。继续使用阿巴卡韦治疗会导致较严重的后果甚至会危及生命（Spreen et al., 2002）。

　　阿巴卡韦超敏反应的MHC研究表明，MHC 57.1的祖先单倍型与等位基因具有非常重要的相关性（Mallal et al., 2002）。该相关性还映射了 *HLA-B*5701* 等位基因。在使用阿巴卡韦治疗之前监测该等位基因关系的优势是灵敏、准确、成本效益高，并可广泛应用在不同人群中（Mallal et al., 2008）。另外，CCR5 Δ32缺失对HIV感染有高度抵抗性，这是检测疾病消除或抵抗的其他遗传标志物的极好例子（Liu et al., 1996）。

　　此外，对于多发性硬化个体的治疗，HLA基因型起着关键作用。疾病改善疗法，即应用β干扰素（interferon-β，IFN-β）、醋酸格拉替雷（GA）来使疾病复发频率降低，并延缓疾病恶化（Comi et al., 2001; Jacobs et al., 1996）。一些实验报道，*HLA-DRB1*15:01* 基因型与GA的药物反应之间几乎不呈正相关（Fusco et al., 2001; Grossman et al., 2007）。IFN-β抗体可能具有受HLA基因型影响的药物作用（Grossman et al., 2007）。复发型和有磁共振成像（magnetic resonance imaging，MRI）病变活动的多发性硬化患者产生的IFN-β抗体可以通过阻断IFN-β与其受体的结合来抑制IFN-β的活性，从而抑制其遗传效应并降低其可能的治疗效果（Jensen et al., 2012）。多发性硬化治疗中的对照组使用的是T细胞疫苗。一些多发性硬化疾病疫苗测试，包括实验室测试和脑部MRI，记录了急性播散性脑脊髓炎、胶原病、结节病和首次多发性硬化侵袭（Atlas, 2003）。此外，在疫苗生产阶段，HBV聚合酶蛋白作为重组或血浆来源疫苗中的污染物可能与HBsAg共纯化，并作为自身抗原，导致自身免疫性脱髓鞘疾病多发性硬化（Faure, 2005）。

　　Ⅰ型干扰素是抑制各种细菌性疾病的潜在干扰素（Skeiky et al., 2006）。将MHC Ⅱ类区域基因的遗传异质性与疾病易感性相关联，提示抗原不足或MHC Ⅱ类分子功能失调导致CD4$^+$ T细胞应答不足，增加了机体对不同感染的易感性。CD4$^+$ T细胞是结核分枝杆菌感染小鼠肺部CD8$^+$ T细胞有效产生IFN-γ所必需的。结核分枝杆菌感染证明了两种不同人群的效应细胞对刺激感染免疫反应的重要性（Natalya et al., 2001）。因此，抗菌药物是治疗结核病感染的主要方式，这也导致结核分枝杆菌耐药菌株的产生，从而导致结核病病例激增。卡介苗作为疫苗（Behr, 1999），对结核分枝杆菌中防御免疫所必需的各种抗原的表达较少。反复出现的培养困难可能与导致缓解的免疫原性降低的多种遗传变异有关。

　　基因和蛋白质中心疗法也是诊断囊性纤维化的最有效方法之一，如通过修饰 *CFTR* 基因的纳米颗粒提供的基因编辑技术CRISPR/Cas9（McNeil et al., 2015），以及通过包裹PS-341抑制PLGA-PEG NP内的蛋白酶体降解来保护CFTR蛋白降解（Vij et al., 2010）。在某些情况下，IFN-α可用于乙型肝炎和丙型肝炎的治疗；目前还没有合适的治疗慢性HBV感染的方法。少量研究表明，反义寡核苷酸对人类肝癌细胞的人HBV或体外原代鸭肝细胞以及感染HBV的鸭的体内鸭肝细胞中的鸭HBV有抑制作用（Goodarzi et al., 1990; Offenseperger et al., 1993）。

在体外和体内研究中，针对表面抗原（pre-S）编码基因开发的反义寡核苷酸能够抑制病毒复制和基因表达。IFN-α治疗丙型肝炎是一种可供选择的治疗方法。有几项实验研究了反义寡核苷酸在体外抑制HCV复制的应用（Mizutani et al., 1995）。关于疫苗接种，针对在黑猩猩中重组HCV包膜糖蛋白（E1/E2）的早期预防性HCV疫苗方法（Choo, 1994）计划用于激发中和抗体。此外，使用重组E1/E2蛋白和多肽疫苗的实验表明，在非人灵长类动物中诱导产生的抗体可以中和低同源HCV攻击水平（Esumi, 1999）。

利什曼原虫感染巨噬细胞，使CD4$^+$ T细胞增强对抗原的处理和呈递，导致抗体对利什曼原虫易感性增加（Liu et al., 2011）。此外，HPV血清阳性的MHC Ⅱ类区域揭示了哪些MHC Ⅱ类分子容易附着并表达外源抗原至CD4$^+$ T细胞亚类Th2细胞。此外，MHC Ⅱ类分子使致敏的B细胞能够分化成浆细胞并分泌HPV抗体。在感染恶性疟原虫的情况下，细胞毒性细胞和分泌IFN-γ的细胞（CD8$^+$ T细胞、CD4$^+$ T细胞、NK细胞和γδ T细胞）有助于肝脏寄生虫的清除，IFN-γ诱导的NO是有效的介质。通过产生IFN-γ，T细胞刺激抗体的产生，激活巨噬细胞和中性粒细胞，有助于清除红细胞期疟原虫（Plebanski et al., 2000）。在实验室疟疾研究中，疫苗无法对生活在非洲流行地区的人起到保护作用。在小鼠模型和未感染疟疾的人身上发现了几种可以预防疟疾的实验性疫苗（Kwiatkowski, 2000）。尽管它们通常效力较低，但这些疫苗可以诱导产生一些疟疾特异性免疫。含有柠檬酸合酶重组蛋白的重组肝炎颗粒的RTS,S疟疾疫苗可以产生抗体和CD4$^+$ T细胞，为初次受试的志愿者41%的红细胞提供前期防御，以对抗同源的恶性疟原虫攻击（Kester, 2001）。

得益于基于HLA的系统生物学策略，HLA被认为是基因治疗和再生医学的关键遗传因素。胰岛素依赖型糖尿病、类风湿关节炎（Criswell et al., 2004）、强直性脊柱炎和多发性硬化是最先受益的疾病。此外，值得注意的是全基因组关联分析在帕金森病和神经分裂症等神经精神疾病中显示出意外的免疫变量（Shi et al., 2009），这些变量也可能对相同的方法产生反应。因此，不同MHC的模式、多态性、转录和蛋白质表达谱以及组织相容性抗原的三维结构使得使用创新的分析方法阐明结构－功能关系成为可能。系统生物学技术包括复杂的研究和建模。造血干细胞和器官移植确实是一个很好的机会，可以研究在生物体中插入新基因组后的动态和全身性后果。此外，个性化医学中的免疫遗传相关疗法最大限度地提高了治疗效果并减少了药物不良反应。有几种药物产生了HLA依赖性不良反应，其中最典型的就是阿巴卡韦对*HLA-B5701*产生的不良反应。

1.21 疫苗开发面临的挑战

第一个挑战是临床分类，这需要建立机体免疫关联、控制患者暴露和免疫应答的创新方法以及了解群体病原体遗传变异。开发新疫苗的第一个挑战是疫苗的安全性无法保证（Trautmann et al., 2011）。第二个挑战和研发有关。经费的限制往往会导致隐匿的重大错误（例如，成功的疫苗候选者在进行测试的早期就被错误丢弃）。数据收集和预测方法对于"拯救"疫苗候选者来说具有巨大的潜力，强调了对数字存储库和开放数据的需求。第三个挑战涉及疫苗的可及性、生产管理和有效剂量等社会经济问题的分配。由此提出的精准医学和药物基因组学的系统方法可以指导"个体化"疫苗的交付。

1.22 小结

综上所述，MHC、HLA和各种传染病之间的相互作用较小，可能是因为感染患者的规模相对较小。为了识别和验证与感染性疾病的相互作用，需要研究菌株的变异、临床表型的变异及使用可能不适当的措施，如将无症状感染者包括在内。HLA在世界各地不同群体中具有独特的遗传多样性和可变性，因此需要全球合作。一些研究已经有明确的遗传和功能证据，支持HLA Ⅰ类和HLA Ⅱ类分子预防感染性疾病的易感性。因此，最大限度的治疗将与免疫遗传学和药物遗传学相适应，巩固HLA在医学前沿的地位。免疫遗传学框架为疫苗的检测、生产和交付提供了一个严格而稳健的机制，通过不同的测试，可能发现新的疫苗靶点，或通过阐明遗传变异来"拯救"先前遭到拒绝的疫苗候选者，增强了先天和适应性疫苗免疫反应的影响。

翻译：朱雅迪　审校：宁永忠

参考文献

第2章

免疫遗传学在临床疾病诊断中的应用

Dipankar Ash[1,*] and Tamasi Roy[2]

[1]*Vascular Biology Center, Medical College of Georgia at Augusta University, Augusta, GA, United States,*

[2]*Department of Human genetics and molecular biology, Bharathiar University, Coimbatore, India*

*通讯作者。

2.1 概述

MHC是一个大的基因复合体，它位于6号染色体的短臂，跨越约4 000 kb（图2.1），包含200多个基因。MHC Ⅰ类和MHC Ⅱ类基因编码的分子是细胞表面糖蛋白，分别结合细胞内和细胞外的多肽，并专门将这些多肽呈递给T细胞。人类MHC编码的糖蛋白称为HLA。这些分子参与炎症调节、补体系统及先天性免疫和适应性免疫反应，表明了MHC在免疫介导、自身免疫和感染性疾病中的重要性（Holoshitz, 2013）。尽管MHC区域仅占基因组的0.3%，但它是一个众所周知的与疾病关联的热点。多个候选基因研究发现，经典HLA区域基因多态性与一

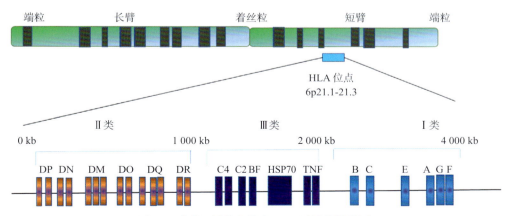

图2.1　人类6号染色体上HLA区域的简化图

系列自身免疫性疾病、感染性疾病和多种癌症的患病风险和（或）严重程度之间存在显著关联（Matzaraki et al., 2017）。除了自身免疫性疾病和炎症性疾病外，据报道，MHC在许多神经系统疾病中发挥着重要作用（Misra et al., 2018），这表明这些疾病中存在自身免疫成分。

2.2 HLA Ⅰ类基因和 HLA Ⅱ类基因

MHC系统主要分为三个主要子区域：MHC Ⅰ类基因、MHC Ⅱ类基因和MHC Ⅲ类基因（图2.1）。每个区域包含许多基因位点，包括表达基因和假基因。

MHC Ⅰ类基因：在HLA Ⅰ类基因区域中有3个经典位点（*HLA-A*、*HLA-B*和*HLA-C*）、3个非经典位点（*HLA-E*、*HLA-F*和*HLA-G*）和12个非编码或假基因位点（*HLA-S/17*、*HLA-X*、*HLA-N/30*、*HLA-L/92*、*HLA-J/59*、*HLA-W/80*、*HLA-U/21*、*HLA-K/70*、*HLA-16*、*HLA-H/54*、*HLA-90*和*HLA-75*）。MHC Ⅰ类蛋白在所有有核细胞表面都有不同程度的表达，由一条跨膜重链和三个胞外结构域（α1、α2和α3）及一条β2-微球蛋白轻链组成，后者将重链固定在细胞膜上。由α1和α2片段形成的肽结合槽可呈递内源性肽，这些内源性肽包括天然蛋白，突变、受损、降解或错误折叠的蛋白，以及CD8$^+$T细胞的病毒蛋白（Dyer et al., 2013; Li et al., 2010）。

MHC Ⅱ类基因：包括*HLA-DP*、*HLA-DQ*和*HLA-DR*基因。HLA Ⅱ类基因的组成性表达（constitutive expression）仅限于免疫活性细胞，包括B细胞和其他抗原呈递细胞。此外，在炎症环境中，其他细胞类型的表达可以上调。HLA Ⅱ类基因由α链和β链，以及MHC（如*HLA-DRA*和*HLA-DRB*）代码中的两条链的基因组成。每个链都有两个胞外结构域，分别命名为α1和α2以及β1和β2。在*HLA-DR*中，HLA Ⅱ类基因的β链比相对保守的α链更具多态性。在*HLA-DQ*和*HLA-DP*中，α链和β链都是多态性的。肽结合槽由α1和β1结构域形成。MHC Ⅱ类基因呈递外源肽，如CD4$^+$T细胞的细菌蛋白（Blum et al., 2013）。

2.3 HLA区域与多种临床疾病的关系

根据人群研究，在过去的几十年中，HLA Ⅰ类和HLA Ⅱ类抗原与100多种临床疾病相关（Matzaraki et al., 2017）。与适当的对照组相比，患者中一个或多个HLA区域等位基因的显著存在或缺失，可以认为是有疾病相关性的。例如，90%以上的强直性脊柱炎高加索患者中存在特定的HLA Ⅰ类等位基因（如*HLA-B*27:02*、*HLA-B *27:05*）（Reveille, 2006）。发作性睡病是一种以睡眠异常和跌倒发作（cataplexy，即猝倒）为特征的脑部疾病，90% ～ 100%的发作性睡病高加索患者携带HLA Ⅱ类的*HLA-DQB*106:02*等位基因（Mignot et al., 1994）。90%以上的1型糖尿病患者携带*HLA-DRB1*03/DQB1*02:01*或*HLA-DRB104/DQB1*03:02*
基因单倍型，而对照组这一比例只有40%（Erlich et al., 2008）。

由于多种原因，真正的原发性或继发性疾病基因的鉴定非常困难。首先，大
量的HLA分子导致统计模型参数多，并且存在过度拟合的严重风险。通过应用某
种正则化（如奥卡姆剃刀[1]）（Carlson et al., 2012）或通过应用严格的多重测试校正
（Kiepiela et al., 2004; Ovsyanikova et al., 2017）来解决这个问题。其次，某些等位
基因的分布频率不均匀。欧洲人群中最常见的A基因座等位基因（*HLA-A*02:01*）
的患病率为30%，而大多数等位基因罕见（Robinson et al., 2017），因此，需要大
样本量来收集涉及这些罕见等位基因的具有足够统计学意义的观察结果。再次，
由于存在强连锁不平衡（linkage disequilibrium，LD），疾病关联进一步复杂化。连
锁不平衡是两个或多个倾向于一起遗传的位点上的等位基因的非随机关联。连锁
不平衡与遗传性血色病有关，最初确定了与*HLA-A*等位基因*HLA-A3*和*HLA-A29*的
明显关联。后来的研究表明，在具有*HLA-A*等位基因的连锁不平衡中发现的非经
典HLA Ⅰ类基因*HFE*中存在两个点突变（Ajioka et al., 1997; Cardoso et al., 2002）。
共同遗传的相邻基因座的基因组合称为HLA单倍型，这可以解释一些被误解的其
与疾病的关联。例如，在发作性睡病中，确定了其与*HLA-DRB1*15*的明显关联，
但后来发现实际上其与单倍型中的*HLA-DQ*等位基因*HLA-DQB1*0602*相关（Ellis
et al., 1997）。重要的是，基于单倍型的关联和连锁不平衡都没有提供可检验的假
设来解释疾病病因中HLA分子的致病机制。

有研究发现了许多个体HLA区域等位基因与不同疾病相关的例子，这些疾病
没有共同的病因、靶组织或假定的抗原。*HLA-DRB1* 04:01*以其与类风湿关节炎
的相关性而闻名，而且它也与1型糖尿病有关。同样，发作性睡病（Mignot et al.,
1994）和多发性硬化（Serjeantson et al., 1992）都与*HLA-DQB1*06:02*相关；*HLA-
DQB1*03:02*则增加了1型糖尿病（Sabbah et al., 1999）和乳糜泻（Setty et al., 2008）
的发病风险。基于抗原特异性的疾病关联机制，不能解释"跨物种易感性"（trans-
species susceptibility），如*HLA-DRB1*04:01*与人类类风湿关节炎及小鼠炎性关节炎
的关联（Taneja et al., 2007）。同样，共享表位——一种在绝大多数类风湿关节炎患
者中发现的序列基序，也与犬炎性关节炎的易感性相关（Ollier et al., 2001）。

研究者已经提出了许多假设来解释HLA疾病相关性的潜在机制。这些假设大
致可分为两组理论。第一组理论为错误识别理论（mistaken identity theory），HLA
区域等位基因似乎与该疾病有关，然而真正的罪魁祸首属于单倍型中的不同基因
座或通过连锁不平衡关联。第二组理论揭示了非相互排斥的过程，包括T细胞库

---

1 奥卡姆剃刀（Occam's razor）：由14世纪英格兰逻辑学家威廉·奥卡姆提出的"简单有效原
理"，即适度地、理性地简化，如无必要，勿增实体。

的改变、分子模拟、异常抗原识别及抗原HLA复合体与T细胞的无效相互作用，以促进疾病易感性（Holoshitz, 2013）。尽管学者们对HLA疾病相关机制进行了广泛的研究，但在大多数情况下，人们对这些机制仍然缺乏了解，这些机制可能与遗传脆弱性和环境损伤有关。

为了进一步解决HLA疾病相关性问题，德·阿尔梅达和霍洛希茨最近提出了一种异源性MHC尖点理论（MHC cusp theory）（de Almeda et al., 2011）。该理论集中于HLA分子上的多态性区域，其三维形状尖点似乎在整个MHC家族得到保留。根据该理论，MHC编码尖点区域的等位基因特异性配体与非MHC受体相互作用，并激活各种途径。这些途径激活的异常可能与MHC疾病病因有关。

MHC尖点理论主要基于结构和功能证据。HLA Ⅰ类和HLA Ⅱ类分子的晶体结构表明，在HLA Ⅰ类分子的α2结构域中存在一个突出的尖点形突起，而在HLA Ⅱ类分子中存在与三维形状尖点等效的β1结构域。在整个MHC基因产物家族中，无论它们是否能呈递抗原，结构相似性都得以保持（Rudolph et al., 2006）。这两种分子的尖端都涉及等位基因多样性区域。在一些HLA分子中，这种尖点区域被鉴定为具有非抗原呈递功能的配体。NK细胞受体的配体是已在经典和非经典（*HLA-E*）HLA Ⅰ类分子尖点区域中鉴定的实例（Boyington et al., 2000）。因此，进化上保守的、独特的三维形状尖点区域是与多种非HLA受体相互作用并激活重要生物学功能的信号转导配体的枢纽。HLA Ⅱ类和经典HLA Ⅰ类分子中的尖点区域存在等位基因高变区。因此，MHC尖点理论提出，HLA分子疾病的关联是由于其等位基因特异性生物学效应，而这些效应与HLA的抗原呈递功能无关。HLA类缺乏症（HLA class deficiency）是一种罕见的疾病，其表现多种多样，症状分布为从完全没有症状到危及生命。在流式细胞术研究中，HLA Ⅰ类和HLA Ⅱ类分子的细胞表面表达减少及HLA血清分型不成功，表明HLA缺陷。HLA Ⅰ类缺陷又称为裸淋巴细胞综合征Ⅰ型（type Ⅰ bare lymphocyte syndrome），通常不会危及生命。

与HLA Ⅰ类缺陷相比，HLA Ⅱ类缺陷（裸淋巴细胞综合征Ⅱ型）更严重。HLA Ⅰ类和HLA Ⅱ类联合缺陷的严重程度最高。由于缺乏临床症状，HLA Ⅰ类缺陷的表面表达减少较少（约10倍）的情况，称为非典型。考虑到HLA Ⅰ类分子在向细胞毒性T细胞呈递病毒肽中的作用（Zimmer et al., 2005），大多数典型患者出现的症状是相当意外的。呼吸道反复细菌感染和肉芽肿性皮肤病变是最常见的症状。尽管病毒抗原对CD8$^+$T细胞的呈递有缺陷，但没有发生严重的病毒感染（Holoshitz, 2013），部分可以基于如下解释：不同于正常体液反应（Matzaraki et al., 2017），TCR-αβ$^+$CD8$^+$T细胞大量存在（可能会减少）（Misra et al., 2018），TCR-β$^+$CD8$^+$ T细胞对病毒抗原的TAP独立识别（Dyer et al., 2013），TCR-γδ$^+$ T细胞的激活（Li et al., 2010），NK细胞的存在（Furukawa et al., 1999; Zimmer et al., 2005）。HLA Ⅰ类和HLA Ⅱ类联合缺陷导致HLA Ⅰ类分子的表面表达显著减少，这是由于其与HLA Ⅱ类分子的表达缺乏有关。由于缺乏体液和细胞免疫应答，HLA Ⅱ类的缺失使得症状非常严重，患者在早期极易受到病毒、细菌和寄生虫感染。

在过去的50年中，HLA基因座的多态性与特定的HLA Ⅰ类和HLA Ⅱ类等位基因或等位基因组合（单倍型）相关联。在某些情况下，对应的责任基因与HLA Ⅰ类和HLA Ⅱ类基因完全无关（如发作性睡病），但在其他疾病中，HLA Ⅰ类和HLA Ⅱ类基因也参与其中。

（1）自身免疫性疾病和炎症性疾病：强直性脊柱炎、发作性睡病、乳糜泻、类风湿关节炎、1型糖尿病、银屑病、系统性红斑狼疮等。

（2）感染性疾病：HIV感染、HCV感染、HPV感染、麻风病、结核病、利什曼病等。与感染性疾病相关的HLA单倍型等位基因见表2.1。

（3）神经系统疾病：多发性硬化、帕金森病、视神经脊髓炎、阿尔茨海默病、精神分裂症、重症肌无力等（表2.2）。

（4）HLA与癌症：鼻咽癌、宫颈癌、结直肠癌、肺癌、血细胞和骨髓（淋巴癌）的癌症等。

（5）药物不良反应（表2.3）。

（6）胃肠道疾病：炎性肠病。

表2.1　与感染性疾病相关的HLA单倍型等位基因

感染性疾病	HLA单倍型/等位基因	人　群	参考文献
丙型肝炎	DRB3*0101, DRB1*1101, DQA1*0501, DQB1*0301, DRB3*0101, DRB1*1104, DQA1*0501, DQB1*0301, DRB4*0103, DRB1*0401, DQA1*03, DQB1*0301, DRB1*0101, DQA1*0101, DQB1*0501	NEC急性感染人群	Cramp et al. (1998); Donaldson (2004)
甲型肝炎	儿童: DRB3*0101, DRB1*1301, DQA1*0103, DQB1*0603	阿根廷人群	Fainboim et al. (2001)
乙型肝炎	DRB3*0301, DRB1*1302, DQA1*0102, DQB1*0501, DRB3*0301, DRB1*1302, DQA1*0102, DQB1*0604, DRB3*0301, DRB1*1301, DQA1*0103, DQB1*0603	冈比亚急性感染人群	Thursz et al. (1995)
登革出血热	HLA, DR15, HLA, B*53, HLA, A*2402	越南南部、中国和印度人群	Appanna, Ponnampalavanar, Lum Chai See和Sekaran (2010)
EBV感染	HLA, B35.01, HLA-A11, HLA-B27	西欧、中国人群	Lee et al. (1995)

注：NEC，北欧、高加索人群。

表2.2　与神经系统疾病相关的HLA I 类易感基因和HLA II类易感基因汇总

神经系统病	易感基因 MHC II类	MHC I类	参考文献
帕金森病	DRA, DRB5, DRB1, DRB1*04, DRB1*04:03, DRB1*03, DRB1*03:01	B*07:02, * 17, *18 C*07:02	Emile, Truelle, Pouplard, and Hurez (1977); International Parkinson Disease Genomics et al. (2011)
阿尔茨海默病	DR1, DR2, DR3, DRB1*03, DPB1, DRB5-DRB1, DRA	A*02	Aisen, Luddy, Durner, Reinhard, and Pasinetti (1998); Curran et al. (1997); Wang et al. (2017)
视神经脊髓炎	DPB1*05:01, DPB1*03:01, DRB1*12. DRB1*16:02, DRB1*03		Matsushita et al. (2009); Wang et al. (2011); Yoshimura et al. (2013)
多发性硬化	DRB1*15:01, DRB1*15, DRB1*08:01, DRB1*04:05, DRB1*03:01; DRB1*13:03, DRB1*13, DQA1*05:01, DQB1*03:01	A*03, *0301 B*07	Compston, Batchelor, and McDonald (1976);Laaksonen et al. (2002); Naito, Namerow, Mickey, and Terasaki (1972)
精神分裂症	DRB1*01:01, DRB1*03:01:01. DRB1*03:01:02. DQA1	B*08:01, C*01:02	Debnath, Cannon, and Venkatasubramanian (2013); Schizophrenia Psychiatric Genome-Wide Association Study C (2011); Wright, Nimgaonkar, Donaldson, and Murray (2001)
重症肌无力	DQB1*05:02, DRB1*03, DRB1*04, DQB1*02, DQB1*03, DRB1*09, DRB1*15:01, DQB1*05:02, DRB1*16, DQA1*03:02, DQB1*03:03:02	B*08, C*07:01	Baggi et al. (1998); Santos et al. (2017); Schizophrenia Psychiatric Genome-Wide Association Study C (2011); Zhong et al. (2019)
肌萎缩侧索硬化		A*03, A02, A*28 B40, B*35, C*04	Antel, Arnason, Fuller, and Lehrich (1976);Jokelainen, Tiilikainen, and Lapinleimu (1977); Kott, Livni, Zamir, and Kuritzky (1979)

表2.3　HLA相关的药物不良反应

药物	HLA	副作用	人群	参考文献
阿巴卡韦	B*57:01	过敏性反应	高加索人、非洲人	Martin et al. (2004)
别嘌醇	B*58:01	过敏性反应	多元化人口（主要是亚洲人）	Ng et al. (2016)
卡马西平	A*31:01, B*15:02, B*15:11	史－约综合征（SJS）/中毒性表皮坏死松解症（TEN）	欧洲人、日本人、中国汉族人、泰国人、马来西亚人、印度人、韩国人	Illing, Mifsud, and Purcell (2016)
氯氮平	B*7	粒细胞缺乏症		Yunis et al. (1995)
卡比马唑，甲巯咪唑	B*38:02	粒细胞缺乏症	多种人群	Cheung et al. (2016)
氨苯砜	B*13:01	过敏性反应	亚洲人	Zhang et al. (2013)
氟氯西林	B*57:01	肝中毒	欧洲人	Daly et al. (2009)
拉帕替尼	DQA1*02:01, DRB1*07:01	肝中毒	多种人群	Kazeem et al. (2009)
拉莫三嗪	A*68:01, B*58:01	严重的皮肤不良反应	—	
醋甲唑胺	B*59:01	史－约综合征（SJS）/中毒性表皮坏死松解症（TEN）	韩国人、中国汉族人	Kim et al. (2010)
奈韦拉平	DRB1*0101	严重的皮肤不良反应	澳大利亚人	
奥卡西平	B*15:02	史－约综合征（SJS）/中毒性表皮坏死松解症（TEN）	—	Hung et al. (2010)
帕唑帕尼	B*57:01	肝中毒	—	
苯妥英钠	B*15:02	史－约综合征（SJS）/中毒性表皮坏死松解症（TEN）	泰国人、中国汉族人、马来西亚人	Chang et al. (2017)
磺胺甲噁唑	B*38:02	史－约综合征（SJS）/中毒性表皮坏死松解症（TEN）	—	Lonjou et al. (2008)
噻氯匹定	A*33:03	肝中毒	—	Hirata et al. (2008)
三氯乙烯	B*13:01, B*44:03	超敏反应	—	Li et al. (2007)

2.3.1 自身免疫性疾病和炎症性疾病

（1）强直性脊柱炎（ankylosing spondylitis，AS）：是一种慢性、退行性和炎症性疾病，涉及遗传和环境风险因素。强直性脊柱炎患者主要是年轻男性，以炎症和强直为临床特征，其病变主要发生在软骨骨界面和附着处。40多年来，一直认为 *HLA-B*27* 是强直性脊柱炎的主要易感基因，90%以上的强直性脊柱炎患者存在 *HLA-B*27*。大约有31个 *HLA-B*27* 等位基因如 *HLA-B*2701*、*HLA-B*2704* 和 *HLA-B*2705* 等位基因与该病易感密切相关，*HLA-B*2706* 和 *HLA-B*2709* 等位基因则与防御相关。天冬氨酸或组氨酸在116位的存在是 *HLA-B*2705* 和 *HLA-B*2709* 之间的唯一区别。有3个原理支持当前的假设（International et al., 2009; Parham, 1996; Tsui et al., 2014）。

HLA-B*27 与强直性脊柱炎发病机制的关系包含：①致关节炎肽（Holoshitz, 2013），即与β2-微球蛋白复合的 *HLA-B*27* 的适当折叠形式选择和呈现的自身肽从而引发上游炎症。②非经典 *HLA-B*27* 的识别（Matzaraki et al., 2017），假设天然存在的细胞表面 *HLA-B*27* 二聚体被杀伤性免疫球蛋白受体（如KIR3DL2）识别并引发炎症。③*HLA-B*27* 错误折叠（Misra et al., 2018），新合成的 *HLA-B*27* 重链形成错误折叠的寡聚体和免疫球蛋白重链结合蛋白（immunoglobulin heavy chain binding protein，BiP）结合导致内质网应激。*HLA-B*27* 可以在同一细胞中表现出以上这3种，这些概念并不相互排斥（Tsui et al., 2014）。

（2）发作性睡病（narcolepsy）：是一种以白天过度嗜睡、强制性睡眠发作和猝倒（cataplexy）为特征的神经系统疾病。其他症状包括催眠/催眠幻觉、睡眠瘫痪、夜间睡眠质量差，在某些情况下还有代谢和（或）内分泌紊乱。高峰发病时间在12～14岁，但通常诊断较延迟。该疾病是由产生下丘脑分泌素（促食欲素，orexin）的神经元的高度选择性破坏引起的，这些神经元位于下丘脑外侧，调节睡眠和代谢（Bomfim et al., 2017）。

研究人员在95%以上的病例中发现 *HLA-DQB1*06:02* 等位基因。*HLA-DQB1*06:02* 等位基因在白种人中经常与 *HLA-DRB1*15:01* 等位基因共同出现。对具有不同 *HLA-DRB* 和 *HLA-DQB* 等位基因组合的人群进一步研究表明，DQ分子是发作性睡病风险的主要决定因素。然而，HLA不仅与发作性睡病的风险相关，据报道，与发作性睡病患者相比，对照组中含有 *HLA-DQB1*02*、*HLA-DQB1*05:01*、*HLA-DQB1*06:01*、*HLA-EQB1*06:03* 和 *HLA-DQB1*06:09* 等位基因的几种单倍型更为普遍。除了与 *HLA-DQB1* 等位基因的关联外，欧洲人群中 *HLA-DPB1*04:02* 等位基因的保护作用及与HLA Ⅰ类等位基因（包括 *HLA-A*11:01*、*HLA-B*35:01*、*HLAB*35:03*、*HLA-B*51:01* 和 *HLA-C*04:01*）的阳性关联也已报道。有研究表明，暴露于甲型H1N1流感病毒和选定的甲型H1N1流感疫苗制剂后，儿童发生发作性睡病的比例增加（De la Herran Arita et al., 2014; Kumar et al., 2014; Mahlios et al., 2013）。

（3）乳糜泻（celiac disease，CD）：是一种自身免疫性疾病，是针对谷蛋白和与谷蛋白相关的醇溶蛋白的全身性和慢性炎症性免疫反应。乳糜泻患者摄入谷蛋白，会引发腹泻、腹胀和呕吐，最终导致疲劳和营养不良。这种疾病在儿童中很常见，而成人的鉴别诊断更为复杂，因为乳糜泻除了中度肠道症状，也有肠外表现，如骨质疏松症、疱疹样皮炎、谷蛋白共济失调和其他神经病理综合征。乳糜泻的唯一治疗方法是长期严格的无麸质饮食。这是西方社会最常见的食物不耐受症，估计患病率约为1%。尽管大多数患者携带 *HLA-DQ2.5* 基因突变体，但其中一些人携带 *HLA-DQ8*、*HLA-DQ2.2* 基因突变体或其他较不常见的基因突变体，特别是在非高加索人群中，如在美洲印第安人社区观察到的基因突变体，以及在中国汉族人群中观察到的 *HLA-DQ9.3* 基因突变体。然而，HLA 区域基因占乳糜泻遗传性的40%，表明存在其他易感基因（Escudero Hernandez et al., 2016）。

（4）类风湿关节炎（rheumatoid arthritis，RA）特点是慢性炎症和滑膜增生，产生自身抗体如类风湿因子和抗环瓜氨酸肽抗体，有骨畸形和全身表现。类风湿关节炎与不良的长期预后相关。不同的细胞如巨噬细胞、单核细胞、成纤维细胞和T细胞可产生细胞因子，如IL-1、IL-6和TNF-α，这些细胞因子是炎症性关节炎异常信号通路的核心（Messemaker et al., 2015）。

在类风湿关节炎患者中，过度表达的几个 *HLA-DRB1* 等位基因编码的 *HLA-DR* 链 7 074 位残基中的5个氨基酸序列基序称为共享表位。共享表位由3个同源氨基酸序列变体组成：第一个氨基酸序列变体QKRAA是白种人中最常见的，主要由 *HLA-DRB1*0401* 等位基因编码（Holoshitz, 2013），第二常见氨基酸序列变体QRRAA由 *HLA-DRB4*0404*、*HLA-DRB1*0101* 和 *HLA-DRB1*0405* 等位基因编码（Matzaraki et al., 2017），第三个氨基酸序列变体RRRAA由 *HLA-DRB1*1001* 等位基因编码，是最为罕见的（Misra et al., 2018）。除了增加类风湿关节炎风险外，共享表位编码 *HLA-DRB1* 等位基因已经被证明与更严重的疾病相关，并显示出等位基因效应，即具有两个共享表位编码等位基因的患者往往将比具有一个共享表位编码等位基因患者更容易经历更严重的疾病，而具有这些等位基因的患者又比共享表位阴性（SE⁻）患者更容易患更严重的类风湿关节炎（Mosaad, 2015）。

（5）1型糖尿病（diabetes mellitus type 1）：是一种慢性自身免疫性疾病，由遗传和免疫因素的复杂相互作用引起，由胰岛β细胞遭到破坏而导致内源性胰岛素的产生严重受损。主要的1型糖尿病易感性基因座映射到染色体6p21上的Ⅱ类基因座 *HLA-DRB1* 和 *HLA-DQB1*。1型糖尿病的最高风险DR/DQ单倍型是 *HLA-DQA1*0501*（DR3）、*HLA-DQB1*0201*（DR3）和 *HLA-DQA1*0301*（DR4）、*HLA-DQB1*0302*（DR4），这些等位基因导致的风险占1型糖尿病遗传风险的

30%～50%（Noble et al., 1996）。特定 *HLA-DQB1* 等位基因与1型糖尿病易感性/保护性关联取决于每个人群的族裔（ethnicity）和种族背景（racial background）。例如，在白种人中，1型糖尿病与 *HLA-DQB1*0201* 和 *HLA-DQB1*0302* 呈正相关，而在日本人群中，1型糖尿病则与 *HLA-DQB1*0401* 和 *HLA-DQB1*0303* 呈正相关。保护性关联的例子是 *HLA-DQA1*0102*、*HLA-DQB1*0602* 单倍型，即使存在胰岛自身抗体，其也能为1型糖尿病提供显性保护（Morran et al., 2015）。

2.3.2 感染性疾病

（1）HIV感染：HIV是获得性免疫缺陷综合征的病原体，它通过感染和杀死 CD4⁺T 细胞（辅助T细胞）来抑制人体的免疫系统。随着时间的推移，人体的免疫系统受到损害，最终导致获得性免疫缺陷综合征的机会性感染。因与疾病进展的相关性，HLA Ⅰ类和 HLA Ⅱ类等位基因的特征得以广泛识别。实例包括 HLA Ⅰ类中的 *HLA-B*35* 和 HLA Ⅱ类中的 *HLA-DRB1*01*。相反，HLA区域等位基因如 *HLA-A*23:01* 和 *HLA-DQB1*06:04* 与HIV 阳性患者的快速血清转换相关。同样，*HLA-B*35*、*HLA-A1-B8-DR3* 单倍型、*HLA-A*23* 与获得性免疫缺陷综合征的快速进展相关，而 *HLA-A*25*、*HLA-A*26*、*HLA-A*68*、*HLA-DR*06* 显示可减缓获得性免疫缺陷综合征的进展。*HLA-B*27* 和 *HLA-B*57* 与获得性免疫缺陷综合征进展缓慢密切相关（Elahi et al., 2012; Neumann Haefelin, 2013）。

（2）HBV感染：HBV是一种DNA病毒，其最初感染后的临床过程是多种多样的。从自发恢复到慢性持续感染均可见，可能发展为慢性肝炎、肝硬化，或导致肝癌的发展。HLA基因座的多态性与疫苗接种和自然HBV感染的免疫反应变化有关。特别是，*HLA-DR3* 和 *HLA-DR7*（与 *HLA-DQ2* 在连锁不平衡中）已证明与无应答性相关，而 *HLA-DRB1* 等位基因1、11和15已证实与HBV疫苗接种的良好应答相关（Davila et al., 2010）。

（3）HCV感染：HCV通过肠道传播，主要由注射药物及不安全的输血和治疗导致。急性HCV感染通常症状较少或无症状。在60%～80%的感染者中，病毒持续存在，感染变为慢性持续感染。HCV的自发清除在感染的慢性期是罕见的。由于 *HLA-G* 基因表达与待评估的变体相关，这些数据强调 *HLA-G* 基因表达的差异可能会影响HCV的易感性。值得注意的是，在健康成年个体中，*HLA-G* 基因的表达模式受到限制，其中包括一些调节性T细胞亚群，这可能解释了宿主对HCV的易感性。其他类型的HLA类基因也已在HCV感染的背景下得到研究。例如，在中国人群中，*HLA-DMA C/T*（rs1063478）、*HLA-DOA A/G*（rs2284191）、*HLA-DAB A/G*（rs7383287）和 *HLA-DQ T/C*（rs2856718）SNP与HCV易感性有关（Ellwanger et al., 2018）。

（4）利什曼病：由原生动物利什曼原虫引起，这种寄生虫通过感染的雌性沙蝇叮咬传播给人类。该病有 3 种形式：内脏利什曼病（也称为黑热病，是该病最严重的形式）、皮肤利什曼病（最常见）和黏膜皮肤利什曼病。有研究已经表明，委内瑞拉患者中有几个 Ⅰ 类（*HLA-B*）和 Ⅱ 类（*HLA-DQ*）等位基因与利什曼病的易感性或保护性相关。在对墨西哥混血儿进行的一项研究中，*HLA-DRB1*0407*、*HLA-DPA1*0401* 和 *HLA-DPB1*0101* 报告为风险等位基因，而 *HLA-DPB1*0401* 和 *HLA-DR2* 对利什曼病具有保护作用。最近，在巴西南部进行的一项研究，报告了几种 Ⅰ 类（*HLA-B*）和 Ⅱ 类（*HLA-DRB1*）等位基因对皮肤损伤的易感性趋势，而另一种 *HLA-B* 等位基因倾向于具有保护性。一项针对东南亚起源的皮肤利什曼病患者的研究报告了 HLA-Cw7 抗原浓度的降低（Samaranayake et al., 2016）。

2.3.3　神经系统疾病

（1）多发性硬化：是一种与中枢神经系统相关的慢性神经系统疾病，其特征是炎症浸润、髓鞘破裂、小胶质细胞活化、星形胶质细胞增殖和胶质细胞增生，以及与氧化应激和线粒体损伤相关的不同程度的轴突变性（Hollenbach et al., 2015）。迄今，已经有 100 多个基因座与多发性硬化易感性相关，其中 HLA 约占 10%。*HLA-DRB1*15:01* 作用最强，并且存在于约 50% 的患者中。与其他自身免疫性疾病类似，*HLA-DRB1*15:01* 在多发性硬化易感性中以剂量依赖的方式形成叠加性模型，其中 0、1 个或 2 个拷贝的致病等位基因会导致风险增加。之后，*IL-7R-α* 链基因可以解释 30% 的病例。此外，*IL-2RA* 是与多发性硬化相关的另一种非 HLA 类基因。有研究已经确定了杀伤细胞抑制性受体基因在多发性硬化免疫遗传学中作为风险或保护因素的潜在作用。CD4$^+$T 细胞和 NK 细胞都表达杀伤细胞抑制性受体。表达杀伤细胞抑制性受体的 CD4$^+$T 细胞参与抗体产生，表达杀伤细胞抑制性受体的 NK 细胞介导抗病毒和抗肿瘤的先天免疫应答。因此，杀伤细胞抑制性受体多态性可以通过其对抗病毒免疫和抗体产生的影响来影响个体患多发性硬化的风险。

各种研究也报道了 HLA 的保护作用。在欧洲多发性硬化队列研究中，*HLA-DRB1*14:01* 具有 HLA Ⅱ 类等位基因的保护作用，而 *HLA-DRB111* 在巴西和加拿大多发性硬化队列研究中都具有保护作用。同样，*HLA-DRB1*13* 与 *HLA-DQB1*06:03* 单倍型在芬兰和加拿大多发性硬化家族中具有保护性。另一项研究证实了涉及 HLA Ⅱ 类等位基因对的相互作用：*HLA-DQA1*01:01* 与 *HLA-DRB1*15:01* 和 *HLA-DQB1*03:01* 与 *HLA-DQB1*03:02*，在多发性硬化中具有保护作用（Moutsianas et al., 2015）。

（2）帕金森病：是一种慢性进行性神经退行性疾病，影响大脑中产生多巴胺的神经元（多巴胺能神经元）。帕金森病主要表现为运动迟缓、震颤、僵硬和姿势不稳定（Hollenbach et al., 2019）。一项全基因组关联分析首次发现帕金森病与 HLA 和非编码 SNP 的关联。随后，其他几项全基因组关联分析和基于 SNP 的研究也证实了帕金森病与HLA的关联，并确定了与帕金森病风险密切相关的其他HLA区域SNP。最初的帕金森病相关SNP，*1 rs3129882*位于*HLA-DRA*的内含子1中。其他帕金森病相关SNP也是非编码的，并在*HLA-DRA*、*HLA-DRB1*和*HLA-DRB5*附近绘制基因图谱（Wissemann et al., 2013）。这些SNP可能在相邻位点标记HLA类等位基因。然而，少数具有小样本人群的研究产生了不一致的结果。

（3）视神经脊髓炎：是一种中枢神经系统的炎症性自身免疫性疾病，其特征是严重视神经炎以及多发于年轻女性的横贯性脊髓炎。视神经脊髓炎最初认为是多发性硬化的一种表现，但视神经脊髓炎在人口分布、磁共振成像、发病率和发病机制方面与多发性硬化不同。AQP4抗体的鉴定和视神经脊髓炎IgG的存在将视神经脊髓炎与多发性硬化区分开来（Wu et al., 2019）。具有*HLA-DRB1*03*等位基因组者对视神经脊髓炎的易感性是对照组的2.46倍。种族也会影响遗传易感性。在西方人群中，与视神经脊髓炎相关的主要HLA是*HLA-DRB1*03:01*等位基因，在亚洲人群中，则视神经脊髓炎与*HLA-DPB1*05:01*等位基因相关。与视神经脊髓炎相关的*HLA-DRB1*03*等位基因群在其他系统性自身免疫性疾病中也有描述（Alvarenga et al., 2021）。

（4）阿尔茨海默病：是一种不可逆转的、进行性的大脑紊乱，它会慢慢破坏记忆和思维能力，最终破坏执行最简单任务的能力。有研究人员研究了HLA Ⅱ类抗原在阿尔茨海默病病理生理学中的作用。在缺乏ApoE风险等位基因的情况下，HLA-DR1、HLA-DR2和HLA-DR3抗原与发生迟发性阿尔茨海默病的风险增加相关，而HLA-DR4或HLA-DR6抗原与阿尔茨海默病风险降低相关。HLA-DR4通过调节胶质细胞活性在阿尔茨海默病中发挥保护作用。后来的一项研究还表明，老年晚发病例的阿尔茨海默病风险与ApoE 4阴性个体的*HLA-DRB1*03*等位基因相关（Misra et al., 2018）。

（5）重症肌无力：是一种罕见的抗体介导的自身免疫性疾病，由受损的神经肌肉传递引起，导致异常的肌肉疲劳。一些研究报告了HLA抗原/等位基因与重症肌无力相关的证据。已发现*HLA-DQB1*05:02*、*HLA-DRB1*03*、*HLA-DRB1*04*、*HLA-DQB1*02*、*HLA-DQB1*03*、*HLA-C*07:01*和*HLA-DRB1*09*与重症肌无力相关，而*HLA-DRB1*08*已鉴定为具有保护性（Zhong et al., 2019）。*HLA-C*07:01*和*HLA-B*08*之间有强连锁不平衡。然而，需要注意的是，所有研究都涉及最多几百人的队列，这使得很难完全阐明HLA在重症肌无力中的作用。

2.3.4　HLA 与癌症

癌症的发病及进展是一个多步骤的过程，通常以多种遗传事件的积累和新抗原的表达为特征。肿瘤抗原的免疫识别在人类癌症中广泛存在。在所有类型的癌症中，无论组织来源如何，HLA丢失的频率都很高，这表明免疫逃避也是多因素致癌过程中的一个重要步骤。因此，个体的HLA类型可能会影响发展特定癌症的风险。HLA与癌症的关系现在是各种研究的焦点。有趣的是，没有一个HLA类（Ⅰ类和Ⅱ类）等位基因与任何癌症的发病率增加相关。然而，已知个别等位基因在某些癌症中过多表达，或与生存或预后相关。研究数量仍然有限，主要描述HLA-A2相关病毒相关的癌症。

HLA Ⅱ类基因HLA-DQB*03032和HLA-DRB1*11在乳腺癌患者中缺失或表达频率显著降低，提示其具有保护作用。相比之下，溃疡性结肠炎患者HLA-DR17基因的表达与结直肠癌患者的高风险相关。HLA-DR17基因在溃疡性结肠炎发展为结直肠癌的患者中表达的频率较高，HLA-DR7、HLA-DR1或HLA-DQ5等位基因在未发生结直肠癌的溃疡性结肠炎对照组病例中表达的频率明显较高。在另一项研究中，携带HLA-DQB1*0301等位基因的女性在感染HPV-16时，发生子宫颈上皮内瘤变的风险增加，与子宫颈上皮内肿瘤Ⅱ级病例相比，该等位基因在子宫颈上皮内病变Ⅲ级病例中的表达也过多。HLA Ⅰ类等位基因HLA-A*02与发生EBV阳性霍奇金淋巴瘤的风险降低相关，HLA-A*01与发生EBV阳性霍奇金淋巴瘤风险增加相关。HLA-A*02等位基因与非小细胞肺癌患者、卵巢癌和前列腺癌，以及恶性黑色素瘤患者的预后不良相关，而HLA-A*11和HLA-DR6与头颈部癌症患者的生存不良相关。最后，HLA已被作为可预测免疫治疗（如疫苗或细胞因子治疗）反应的因素，尤其是在黑色素瘤、肾细胞癌和慢性髓细胞性白血病中（Browning et al., 1997）。

2.3.5　药物不良反应

药物不良反应（adverse drug reaction，ADR）仍然是医疗保健中的一个常见和主要的问题。在6种不同类型的药物不良反应中，B型（也称为非剂量相关型或奇异型）是不可预测的，常常导致高死亡率。这种类型的药物不良反应通常与不同HLA区域等位基因的免疫反应相关，并导致皮肤损伤、肝衰竭或白细胞数量显著减少。例如，众所周知，HLA-B*15:02和HLA-B*57:01分别与卡马西平诱导的史－约综合征（Stevens-Johnson syndrome，SJS)/中毒性表皮坏死松解症（toxic epidermal necrolysis，TEN）和阿巴卡韦诱导的超敏反应、氟氯西林诱导的肝中毒相关。抗甲状腺药物诱导的粒细胞缺乏症与两个等位基因密切相关：HLA-B38:02和HLA-DRB108:03（Fan et al., 2017）。由于HLA类等位基因与药物不良反应存在关联的可能性已在许多研究中得到证实，因此，已知B型药物不良反应的患者使用新药物时，对患者进行基因检查非常重要，建议进行该基因检查。

2.3.6　胃肠道疾病：炎性肠病

炎性肠病（inflammatory bowel disease，IBD）是一组由胃肠道慢性复发性炎症所定义的疾病，而不是由特定的致病微生物引起的。溃疡性结肠炎和克罗恩病是该病的两种临床形式，其具有不同的临床和病理特征。

流行病学证据表明，该病可能是多因素的，遗传、免疫和环境因素都参与其中。克罗恩病与常见 HLA 区域等位基因最一致的重复关联等位基因是 *HLA-DRB1*07*。*HLA-DRB1*0103* 也与英夫利昔单抗或结肠切除术所定义的严重疾病发展相关。*HLA-DRB1*04*、*HLA-DRB1*1501*、*HLA-DRB3*0301*、*HLA-DRB1*1302* 和 *HLA-DRB1*1502* 已与不同种族的炎性肠病联系在一起（Ahmad et al., 2006）。

2.4 局限性

缺乏一致性是 HLA 和疾病相关性研究中广泛接受的局限性之一。大型分析研究和系统性综述表明，最多只能持续复制不超过 50% 的原始关联。这种不一致性部分可以解释为不良的对照选择、实验设计中的问题，包括统计功效选择、错误疾病分类或错误分类偏差、基因分型误差（与哈迪－温伯格平衡的偏差）、发表偏差、过度的 I 型误差、亚组分析、不合理的多重比较，以及未能解释基因的连锁不平衡结构（Mosaad, 2015）。

2.5 小结

MHC 区的大多数基因都是高度多态性的，这对它们诱导和调节免疫反应的功能至关重要。数十年的研究表明，MHC 区域在疾病关联方面具有遗传独特性。然而，这种联系的机制仍有待探索。随着最近研究的进步，现在我们有了挑战复杂疾病遗传学的工具和信息。这些都能更好地了解疾病关联及其潜在机制，并且有助于早期诊断和开发潜在的治疗靶点。

翻译：宁永忠　审校：高慧双

参考文献

第 3 章

免疫遗传标志物——人类各种疾病治疗和预后工具

Aarif Ali[1], Irfan Maqbool Sheikh[2], Showkeen Muzamil[3], Mohammad Salim Bhat[4], Bashir Ahmad Malla[5] and Showkat Ahmad Ganie[1,*]

[1]*Department of Clinical Biochemistry, School of Biological Sciences, University of Kashmir, Srinagar, India,* [2]*Department of Biochemistry, SKIMS, Srinagar, India,* [3]*Division of Veterinary Biochemistry, SKUAST-K, Srinagar, India,* [4]*Higher Education Department, India,* [5]*Department of Biochemistry, University of Kashmir, Srinagar, India*

*通讯作者。

3.1 概述

免疫遗传学是研究免疫应答遗传和分子基础的学科。免疫应答机体对抗原刺激的应答过程，包括抗原特异性免疫应答和抗原非特异性免疫应答。异常的遗传可改变免疫系统的发育或影响其功能，导致机体无法控制病原体对自身免疫或癌症的易感性。免疫遗传因素明显影响疾病易感性；然而，在大多数情况下，种内变异的基础尚不清楚。从广义上讲，免疫系统专门募集两组细胞（B细胞和T细胞）与抗原反应。在体液免疫系统中，B细胞是产生抗体的浆细胞的祖细胞，浆细胞最终产生5种主要的免疫球蛋白。一系列T细胞亚型促进了机体基本的免疫调节功能，如产生淋巴因子和直接破坏抗原携带细胞。宿主的遗传变异影响个体对传染病和免疫相关疾病的易感性（Chapman et al., 2012）。免疫遗传学是研究的核心，旨在确定和理解遗传因素和免疫表型之间的关系（Geraghty et al., 2002）。随着二代测序（next generation sequencing，NGS）和DNA微阵列技术的进步，免疫遗传学领域已从针对候选基因方法转移到基因组领域。为了揭示人类对某种特定疾病的易感性并揭示疾病的发病机制，全基因组关联研究及个人感染性疾病全基因组测序进一步扩大了免疫学的相关领域（Chapman et al., 2012; Cooke et al., 2001; Trowsdale et al., 2013）。目前已经开展了与家畜传染病相关的类似类型的研究（Do Valle et al., 2010; Finlay et al., 2012），但免疫遗传学分支对野生动物的适用性仍然有限，野生动物占人畜共患病媒介/宿主的主要部分（Jones et al., 2008）。在鱼类、野生鸟类和啮齿类动物中，与先天免疫相关的候选基因方法（Turner et al., 2012; Tschirren et al., 2012）和基因组方法（Tollenaere et al., 2011; Bonneaud et al., 2012; Jensen et al., 2008）被用于研究传染病分子机制易感性的影响。免疫系统对免疫挑战的反应是由几个淋巴母细胞群之间的细胞通信所介导的。自1900年卡尔·兰德斯坦纳（Karl Landsteiner）使用血凝集测定法发现ABO血型（ABO blood guoup）以来，一个多世纪过去了，这一事件标志着免疫遗传学领域开始适用于人类遗传多样性变异分析。20世纪，通过电泳方法发现了其他红细胞抗原，并在人群中对其进行了研究。在人类中，免疫反应检测到一些分子（HLA和免疫球蛋白）具有显著性，其揭示了个体间的差异（Dausset, 1958）。感染性微生物和癌细胞被免疫系统识别并摧毁。许多外部物质被非特异性免疫机制（黏液分泌和巨噬细胞吞噬）阻止或迅速从体内排出。个人可能会对某些物质产生独特的免疫反应，从而使身体在未来受到物质攻击时能够更快、更有效地做出反应。简单地说，适应性免疫系统活动有3个要素：抗原（外来物质）、淋巴细胞（细胞）和抗体（蛋白）。免疫系统活动的基础是这三个要素特异性地与其他非特异性成分（抗原呈递细胞）或生物系统（补体系统）的相互作用。细胞介导的免疫是指对抗原的反应，这种反应需要淋巴细胞的局部聚集，所涉及的淋巴细胞称为T细胞。在外周系统，B细胞针对体内的免疫反应形成抗体，这种免疫是体液免疫的。任何一种反应能力的总体下降都会导致免疫抑制，这会导致感染性疾病或癌症的发展。免疫反应是多种多样的，机体通过免疫反应能产生可指示环境暴露的标志信号。此类标志信号的例子有抗体的增加、总免疫球蛋白的波动、绝对或相对淋巴细胞数量的变化及对抗原或有丝分裂原的体外或体内反应性的变化。与毒性相关的反应较难检测到这些标志信号，但可以检测与正常生理过程相反的影响标志信号。感染性病原体和外来物质被机体免疫系统中和，机体可对各种环境因素做出特异性反应。免疫系统除了对微生物成分做出反应外，还对吸入的空气、摄入的食物和皮肤接触的任何物质中的各种成分做出反应。人体内免疫系统产生的反应大多数是有益的，但少数可能是有害的，主要是由于过度反应导致自身免疫或由于免疫系统受到抑制而导致的超敏反应。体内产生的免疫反应可以是特异性的，也可以是非特异性的。淋巴细胞（一种白细胞）在免疫应答中具有特定功能，由其他白细胞如单核细胞、巨噬细胞、中性粒细胞、嗜碱性粒细胞和中性粒细胞辅助。免疫系统可以被视为一个负反馈控制系统。淋巴组织多中心组成部分是由成熟的B细胞和T细胞组成的，它们的发育发生在骨髓和胸腺中。这些细胞群的亚群具有不同的功能，特别是T细胞（Twomey et al., 1982; Gewirtz et al., 1987）。当机体暴露于抗原后，血中的两种细胞发挥作用：①浆细胞（一种B细胞），分泌抗体；②T细胞，抑制或提高免疫功能（Ashwell et al., 1984; Miedema et al., 1985; Leung et al., 1986）。淋巴细胞通过淋巴和循环系统与抗原相遇，并通过组织在全身循环。每一个成熟的T细胞或B细胞表面都有一个特定的抗原受体，产生特定的免疫反应。当抗原进入人体时，它与受体结合，受体刺激B细胞产生抗体，抗体与抗原发生特异性反应并促进抗原的清除。在免疫应答的产生中，涉及许多细胞相互作用，具体见图3.1。

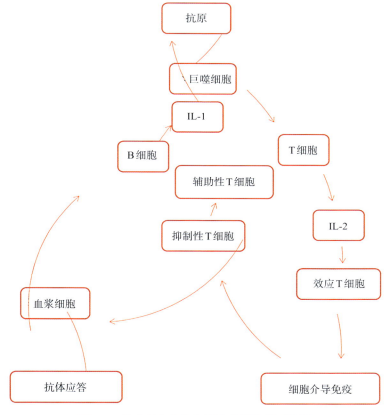

图3.1　免疫反应产生中涉及的细胞相互作用

3.2　生物标志物

生物标记通常被称为生物标志物，是可被客观评估并用作指标或作为治疗反应的生物指标（如从血液或关节液中提取出来的生物标志物）。使用生物标志物的最终目标和前景是早期检测，从而预防疾病和残疾。世界卫生组织称，正确的生物标志物定义包括几乎任何可以反映生物系统与可能的危险之间的相互作用。在细胞和分子水平上，这些标志物可以是化学的、物理的或生物的。它们可能与患者的经验和舒适感有关，也可能无关，而且是很容易设想和可检测的生物学特征，这些特征与患者的临床症状无关，又或者这些波动无法测量，并且对健康没有影响。这些可观察到的生物学特征在人群中差异较大，以至于它们几乎无法作为是否患有疾病的准确指标。

免疫学家通常将"标记"在不同类型细胞膜上的蛋白称为"标志物"。临床医学、流行病学、毒理学和其他生物医学领域的研究人员对使用生物标志物来评估暴露于毒性环境对健康的影响越来越感兴趣。临床医生可以使用生物标志物来早期诊断疾病。流行病学家可以使用暴露生物标志物来评估内部剂量或其对健康的影响。毒理学家可以利用它们预测剂量－反应关系，并评估适度暴露的危险性。生物标志物也有助于阐明化学诱导疾病的潜在机制。在暴露人群的流行病学调查中，最近对某些免疫系统标志物进行了评估，以发现暴露与疾病之间的关系。随着分子生物学和医学生化方法的发展，已经发现了一些用于评估暴露的敏感标志物。同时，它们还加深了我们对疾病的理解，提高了我们预测疾病预后的能力，有助于对疾病的干预和治疗。由于获得性免疫缺陷综合征，人们对免疫标志物的兴趣和参与度大幅度提高。

免疫标志物是控制我们抵抗有害物质（如细菌和其他外来入侵者）能力的蛋白。由于这一自然过程可能会导致器官移植的排斥反应，故需要深入研究免疫功能。免疫标志物的使用极大地促进了人类对各种疾病如自身免疫性疾病、癌症和免疫缺陷的了解。另外，预后标志物是独立于全身药物治疗与生存率相关的临床参数，用于评估个体的预后，如疾病是否复发。这些预后标志物包括从疾病阶段的简单标志物到遗传异常等更复杂的标志物。对于多种疾病，已经确定了几种有价值的预后标志物。然而，将新的标志物引入临床变得越来越困难。基于基因组的技术，由增殖失调引起的基因组不稳定性在癌症诊断和预测中的作用正被广泛研究。预后标志物的有效性和广泛使用取决于其实施的基本方面。例如，其在常规检测中的使用及其简单性、低成本、速度、稳定性、再现性、定量性、标准化和效应（效力）。预后标志物对确定患者的风险很有价值，但它们不能代表治疗方案是否成功。因此，我们需要更多的生物标志物来帮助选择治疗。同样重要的策略是寻找预后标志物，将患者的风险分级，这对选择合适的治疗方法及治疗的有效性和耐受性有重大影响（Hanbali et al., 2017）。疾病的预后变量可以有许多不同的表现，并可分为几个不同的组。不可否认，年龄是预后不良的最重要的指标，50岁以上的人比年轻人的寿命值要短得多（Qian et al., 2017）。免疫系统在疾病的发生和发展中至关重要。周围环境和分泌的细胞因子对疾病进展有重大影响（Leone et al., 2020）。免疫系统包含多种成分，可以对每一种成分进行分析，以获得有关疾病预后的关键信息。

为了整合当前的知识信息并帮助创建新的诊断和治疗替代方案，我们在本章中概述了具有预后价值的免疫学标志物。

3.3 细胞因子

细胞因子主要由免疫细胞产生，在免疫应答调节中发挥重要作用。细胞因子是由免疫系统细胞释放的蛋白、肽和糖蛋白。细胞因子是一组参与炎症、造血和免疫功能的信号分子。例如，IL、趋化因子、IFN 和 TNF 是细胞因子，它们在各个器官中具有多效性作用（Dinarello，2007）。在自分泌、旁分泌和内分泌途径中，细胞因子被分泌，并与免疫紊乱和其他感染的促炎和抗炎机制相关。有研究观察到多种细胞因子包括 IL、生长因子、TNF、趋化因子和 IFN 亚组的活性，发现其可作为预测疾病进展的标志物。

3.4 促炎性细胞因子

3.4.1 IL-1

IL-1 是一种炎症细胞因子，具有多种生理和病理功能，在健康和疾病中发挥着重要作用。IL-1 是导致局部和全身炎症的主要分子。单核细胞、巨噬细胞、成纤维细胞、树突状细胞、上皮细胞、B 细胞和 NK 细胞等细胞都会产生 IL-1。IL-1 家族有 11 个成员（表3.1），包括两种激活细胞因子（IL-1α 和 IL-1β），以及一种抑制介质（IL-1受体拮抗剂）。可通过与炎症小体组装相关的 caspase-1 依赖性机制以及中性粒细胞蛋白酶的 caspase-1 非依赖性活性机制进行处理和激活，IL-1 对一些已知疾病的致病性具体见表3.2。

表3.1 IL-1家族成员

成　员	受　体	性　质
IL-1α	IL-1RI	炎症性
IL-1β	IL-1RI	炎症性
IL-1Ra	IL-1RI	IL-1RI 拮抗剂
IL-18	IL-18Rα	炎症性
IL-33	ST2	Th2 炎症性
IL-36Ra	IL-1Rrp2	IL-1Rrp2 拮抗剂
IL-36α	IL-1Rrp2	炎症性
IL-36β	IL-1Rrp2	炎症性
IL-36γ	IL-1Rrp2	炎症性
IL-37	IL-18Rα	抗炎症性
IL-38	IL-1Rrp2	IL-1Rrp2 拮抗剂

表3.2 IL-1 参与已知疾病的致病性

疾病	发病机制	患病率	状态 (IL-1治疗)	参考文献
遗传性自身免疫性疾病				
CAPS	由于NLRP3突变，IL-1β产生过多，caspase-1活性增强	极其罕见 (1：300 000)	得到认可的	Stojanov 和 Kastner (2005); Rynne, Maclean, Bybee, McDermott 和 Emery (2006); Lovell, Bowyer 和 Solinger (2005)
DIRA	IL-1RN突变导致IL-1和IL-1Ra失衡	极其罕见 (1：1 000 000)	病例报告	Aksentijevich et al. (2009); Gattorno et al. (2008)
FMF	MEFV突变导致caspase-1活性增加和IL-1β过度产生	罕见 (1：10 000; 土耳其和亚美尼亚人口中高达1%)	病例报告	Hawkins, Lachmann, Aganna 和 McDermott (2004)
PAPA	PSTPIP1突变引起IL-1β过度产生，caspase-1活性也随之增加	极其罕见	病例报告	Kuijk, Govers, Hofhuis 和 Frenkel (2007); Lindor, Arsenault, Solomon, Seidman 和 McEvoy (1997)
其他疾病				
磷灰石 (Apatite) 相关关节炎	羟基磷灰石晶体介导IL-1的产生	罕见 (确切的患病率未知)	病例报告	Couderc, Mathieu, Glace 和 Soubrier (2012)
痛风	尿酸钠晶体介导IL-1的产生	普通	得到认可的	Joosten et al. (2010); Ottaviani et al. (2013); So, De Smedt, Revaz 和 Tschopp (2007); Ghosh, Cho, Rawat, Simkin 和 Gardner (2013); Mitha et al. (2013); Schumacher et al. (2012)
OA	IL-1介导的基质酶产生和软骨丢失	非常常见	正在测试中	Attur et al. (2010); Chevalier et al. (2009); Cohen et al. (2011); Kerkhof et al. (2011)
假性痛风	焦磷酸钙晶体介导IL-1的产生	常见	病例报告	Schlesinger et al. (2012)
RA	滑膜IL-1的产生及软骨/骨损伤	常见	得到认可的	Bresnihan et al. (1998); Cohen et al. (2002); Cohen et al. (2004); Jiang et al. (2000); Zwerina et al. (2004)

注：CAPS，低温蛋白相关周期综合征；DIRA，IL-1受体拮抗剂缺乏；FMF，家族性地中海热；IL-1Ra，IL-1受体拮抗剂；OA，骨关节炎；PAPA，热原性关节炎；RA，类风湿性关节炎。

3.4.2 IL-2

IL-2属于一组调节白细胞相互作用的多肽,其最初的名称是T细胞生长因子。IL-2能够增殖并增强其功能,从而更好地刺激B细胞、T细胞和NK细胞等。IL-2触发B细胞产生分泌型IgM,而非膜结合型IgM,促发巨噬细胞成熟并产生TGF。CD8$^+$ T细胞和CD4$^+$ T细胞产生IL-2,IL-2在T细胞应答中起着重要作用。IL-2促进NK细胞和T细胞的生长和细胞溶解活性。IL-2受体(IL-2R)系统对T细胞功能至关重要。可溶性IL-2R异常会影响IL-2/IL-2R系统的平衡,导致T细胞免疫调节被破坏。在骨髓瘤小鼠模型中,已知应用IL-2治疗联合TNF-α会影响肿瘤切除,强调IL-2在抗癌症治疗中的重要性。IL-2生成受干扰的疾病见表3.3.

表3.3 IL–2生成受干扰的疾病

疾 病	参考文献
急性自身免疫综合征(IL-2缺乏)	Weinberg 和 Parkman (1990)
类风湿关节炎	Miyasaka, Nakamura, Russel 和 Talal (1984)
系统性红斑狼疮	Miyasaka et al. (1984)
地衣硬化症	Tchórzewski, Rotsztejn, Banasik, Lewkowicz 和 owacka (2005)
获得性免疫缺陷综合征	Kirkpatrick et al. (1985)
慢性B淋巴细胞白血病	Foa et al. (1985)
肺癌	Fischer et al. (1997)
骨髓移植后	Smith 和 Talal (1982)
严重烧伤	Teodorczyk-Injeyan, Sparkes, Mills, Falk 和 Peters (1987)
围产期脑白质病变	Kadhim, Tabarki, De Prez, Rona 和 Sebire (2002)

3.4.3 IL-6

IL-6是单核细胞、巨噬细胞、内皮细胞和成纤维细胞在IL-1和TNF刺激下产生的促炎性循环细胞因子。IL-6是一种具有冗余和多效性效应的原型细胞因子,通过启动急性期反应,触发免疫反应和造血,帮助宿主防御传染病和炎症损伤。在炎症早期,尽管机体IL-6的含量快速增多,并且可以在血清中识别,在生理条件下,它的水平远低于检测水平。IL-6刺激T细胞增殖和活化,以及B细胞分化,但也调节急性期反应和发热。IL-6是口腔鳞状细胞癌的良好预后血清标志物(Park et al., 2019)。另外,研究人员还观察到,IL-6水平随着恶性星形细胞瘤的发展和进展而升高(Weissenberger et al., 2004)。在肝细胞癌患者中,IL-6是一个独立的预后标志物（Wang et al., 2016）。同时 IL-6 也是膀胱癌（Kumari et al., 2017）、胰腺导管腺癌（Kim et al., 2017）、宫颈癌（Song et al. 2016）和霍奇金淋巴瘤（Levin et al., 2017）的重要预后标志物。

3.4.4 IL-8

IL-8 或 CXCL-8 促炎趋化因子在多种生理和病理生理过程中发挥作用（Zeilhofer et al., 2000）。不同类型的细胞如巨噬细胞、中性粒细胞、内皮细胞和几种癌细胞均产生 IL-8（Shahzad et al., 2010; Aggarwal et al., 2006）。在各种临床疾病中，IL-8 主要用于快速诊断或作为预后预测因子，是一种有前途的标志物。IL-8 确定为预测 COVID-19 严重程度和预后的候选生物标志物（Li et al., 2020）。IL-8 也用作膀胱癌（Hikmet et al., 2004）、前列腺炎（Duan et al., 2005）转移（Shimoya et al., 1992）和细菌感染（Becker et al., 1994）预后的标志物。

3.4.5 IL-15

IL-15 属于 IL-2 家族，是一种促炎性细胞因子。它存在于人类的心脏、肺脏、肝脏、肾脏和胎盘，以及外周血单个核细胞（peripheral blood mononuclear cells, PBMCs）、上皮细胞和成纤维细胞。IL-15 是一种多效性细胞因子，在各种类型的细胞中具有多种生物活性。通过调节来自先天性和适应性系统的免疫细胞，它在形成对微生物病原体和寄生虫的保护性和炎症性免疫反应中起着至关重要的作用。IL-15 在 NK 细胞的分化、生长和存活中至关重要。此外，IL-15 在多种疾病如类风湿关节炎、肝炎、多发性硬化、炎性肠病和获得性免疫缺陷综合征中起作用。

3.4.6 IL-18

IL-18 是细胞因子 IL-1 家族的成员，在 1989 年首次被鉴定出来。IL-18 是腹腔内注射内毒素后，在小鼠血清中分离出的"IFN 诱导因子"。IL-18 是一种非活性前体，必须经由 caspase-1 处理才能成为一种活性细胞因子，与 IL-1 相似，但与 IL-1β 不同，IL-18 前体通常存在于健康动物和人的所有细胞中。IL-18 与自身免疫性疾病、心血管活动等有关。同时在某些疾病模型中也有保护作用，如淋巴瘤、代谢性疾病、银屑病、炎性肠病、噬血细胞综合征、巨噬细胞活化综合征、脓毒症和急性肾损伤。血清 IL-8 是肿瘤侵袭性的有用生物学标志物，也是肝细胞癌患者生存的独立预测因素。根据 Kawabata 等（2001）的研究，术前 IL-18 的表达水平对癌症患者的预后评估具有重要意义。患有各种胃肠道恶性肿瘤（如结肠癌、胃癌和食管癌）的个体的预后与血清 IL-18 水平有关（Pagès et al., 1999; Tsuboi et al., 2004; Takubo et al., 2000）。

3.5　TNF

TNF-α是一种高度多效性细胞因子，在一系列调节炎症和抗肿瘤反应的机制中发挥作用（Mondello et al., 2017）。根据研究，TNF-α在肿瘤生长和多发性骨髓瘤血管生成中起着关键作用（Neben et al., 2002; Wajant et al., 2003; Hideshima et al., 2001）。在慢性淋巴细胞白血病患者中，TNF-α可以作为生存的预后指标（Singer et al., 2011）。在B细胞淋巴瘤中，TNF-α的表达被证明可能是一种新的疾病预后标志物（Nakayama et al., 2014）。在100岁以上的人群中，血浆TNF浓度升高与阿尔茨海默病和动脉粥样硬化有关（Bruunsgaard et al., 2003）。TNF-α与慢性炎症条件下的消瘦/恶病质有关，如HIV感染（Roubenoff et al., 2002）、类风湿关节炎（Rouben et al., 1994）和癌症（Tisdale, 1999）。

3.6　IFN-γ

30年前首次发现IFN-γ可作为抗病毒药物，但目前认为它是一种具有多效性免疫活性的同源二聚体糖蛋白（Billeau, 1996; Boehm et al., 1997）。IFN可以激活巨噬细胞，介导抗病毒和抗细菌免疫，改善抗原呈递，协调活化，并控制细胞增殖和死亡。它主要由活化的T细胞和NK细胞产生（Boehm et al., 1997）。IFN是细胞毒性T细胞效应作用中的另一种重要物质。IFN是一种Th1抗病毒和免疫调节细胞因子，可帮助宿主抵抗多种感染。Th1细胞和IFN被认为与器官特异性自身免疫性疾病相关并调节疾病发生过程（O'Garra et al., 1995）。血清中的IFN-γ是银屑病的预后和严重程度标志物（Abdallah et al., 2009）。IFN-γ也是清除高风险HPV的潜在预后指标（Song et al., 2008）。血清中的IFN-γ可预测肝癌患者在治疗后的复发率（Lee et al., 2013）。Diel、Loddenkemper、Niemann、Meywald-Walter和Nienhaus（2011）发现，在感染结核病的患者中，IFN-γ水平显著升高，表明IFN-α浓度升高可以作为新疾病发展的预后标志。

3.7　趋化因子

趋化因子是一种趋化细胞因子（由免疫细胞产生的小蛋白），它参与细胞通过小静脉从血液迁移到组织，反之亦然，具有趋化性［细胞因响应化学（趋化因子）浓度梯度而移动］。趋化因子还控制淋巴器官发育和T细胞分化，帮助肿瘤细胞转移。近期有研究发现，趋化因子可作为神经系统神经调节剂。表3.4显示了一些趋化因子及其受体、预后标志物和可能的诊断用途。

表3.4　趋化因子及其受体、预后标志物和可能的诊断用途

趋化因子	受　　体	预后标志物	可能的诊断用途	参考文献
CXCL8	CXCR1、CXCR2	配体（CXCL8）	预后标志物	Kara, Sahin 和 Gunesacar (2007)
CXCL9	CXCR3	CXCR3	预后标志物	Ocaña et al. (2007)
CXCL9		CXCR3	小细胞淋巴瘤的诊断标志物	Ocaña et al. (2007)
CXCL12	CXCR4	CXCR4	预后标志物	Ghobrial et al. (2004)
CXCL13	CXCR5	CXCL13	预后标志物	Bürkle et al. (2007)
CCL19	CCR7	CCR7	预后标志物	Ghobrial et al. (2004)
CX3CL1	CX3CR1	CX3CR1	预后标志物	Ferrer et al. (2004)

3.8　自身免疫性疾病中的免疫遗传标志物

1. 类风湿关节炎

它是一种自身免疫性疾病，伴有滑膜关节的破坏和炎症，最终导致关节损伤和残疾。欧洲和北美地区的患病率最高，非洲和东南亚地区的患病率较低。在全球范围内，0.2% ～ 0.5%的人口受到这种自身免疫性疾病的影响，各地区差异很大（Hoy et al., 2015; Rudanet al., 2015）。此外，男性患病率是女性的两倍。类风湿因子和ACPA的形成导致临床上可识别的炎症性关节炎，并可能持续数年（Willemze et al., 2012）。遗传和环境因素在类风湿关节炎的进展和发展中确实起着至关重要的作用。近100个基因座已经与类风湿关节炎有关（Okada et al., 2014）。几项研究报道类风湿关节炎中有不同的免疫遗传标志物，其中一些见图3.2。

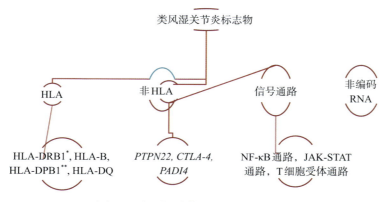

图3.2　类风湿关节炎免疫遗传标志物

---

* 　译者注：原版英文为 *HLA-DRBI*。

** 译者注：原版英文为 *HLA-DPBI*。

（1）HLA：人类 MHC 编码 HLA，包含近 250 个基因，其中 60% 的基因在免疫反应中发挥重要作用。1976 年，首次发现 HLA 与类风湿关节炎具有关联性，当时发现类风湿关节炎患者的淋巴细胞培养物中 HLA-Dr4 过度表达。类风湿关节炎中最常与 HLA-DR4 分子结合的其他 HLA-DR4 分子是 HLA-DRB1（也称为 HLA-SE）（Gregersen etal., 1987）。特别是 HLA-DRB1 定位在 11 位、13 位、71 位和 74 位的氨基酸。同样地，HLA-B 的氨基酸位置 9 与 HLA-DPB1 的氨基酸位置 9(9 的位置) 显示出有重要的关联性。（Raychaudhuri et al., 2012）。HLA，如 *HLA-DRB1*13* 等位基因等 HLA 单倍型在 70～74 位含有 DERAA 氨基酸序列，可以阻止类风湿关节炎的进展（Oka et al., 2014; van der Woude et al., 2010）。HLA-DQ 分子通过自身黏着蛋白和微生物结合可有效地表达 DERAA 序列（Van Heemst et al., 2015）。通过这种方式，来自微生物的外部因子（如 DERRA 序列）可防止类风湿关节炎的发生。

（2）非 HLA：它包括欧洲的 *PTPN22*、*CTLA-4* 和亚洲的 *PADI4* 等基因。最近发现的 *TRAF1-C5* 基因与类风湿关节炎相关。统计上，HLA 仍然是类风湿关节炎的有力预测因子，优势比为 2.3，而 PTPN22 是第二大预测因子（优势比 1.8）。HLA 主要（13%）负责遗传风险，迄今发现的 100 个基因座进一步阐明了 5% 的遗传风险（Okada et al., 2014; Raychaudhuri et al., 2012）。

（3）信号通路：不同的信号通路，特别是 NF-κB 通路、T 细胞受体通路和 JAK-STAT 通路在类风湿关节炎中显示出重要作用。目前正在开发多种 JAK 抑制剂，其中一种是托法替尼，其已用于治疗类风湿关节炎（Boyleet al., 2015; Garber, 2011; Gar, 2013; Nishimura et al., 2015）。JAK-STAT 激活的负调节因子，如细胞因子信号的抑制因子、激活 STAT 蛋白的蛋白抑制剂、类风湿关节炎中显著放松调节的蛋白磷酸酶，可能导致调节异常 JAK-STAT 活性的新靶点（Malemud et al., 2009）。PI-3K/AKT/mTOR 通路在炎性关节炎滑膜细胞、免疫细胞、细胞凋亡和先天免疫改变中的作用已被报道（Petrovic Rackov et al., 2006）。PI-3K/AKT/mTOR 的活性与不同细胞如中性粒细胞、单核细胞、嗜酸性粒细胞的趋化性增加，肥大细胞的脱颗粒、生存和成熟等有关。此外，配体如 IL-15、肿瘤坏死相关的凋亡诱导配体使类风湿关节炎成纤维细胞样滑膜细胞的分泌增强，并分别上调 CD $^+$ T 细胞的 IL-17 表达（Petrovic Rackov et al., 2006）。此外，细胞因子和 B 细胞信号也已鉴定（Okada et al., 2014）。

（4）非编码 RNA：长非编码 RNA（lncRNA）被认为在新转录物中占相当大的比例，90% 以上的基因组包含非编码 RNA，这些 RNA 不会转录成蛋白（Consortium, 2007）。染色质重塑和基因转录（Mercer et al., 2009; Wang et al., 2011）被认为与癌症和自身免疫性疾病等多种疾病相关（Gupta et al., 2015; Gutschner et al., 2012; Li et al., 2013）。此外，lncRNA 通过与染色质修饰因子、转录因子和转录共调节因子等多种因素相互作用，在调节炎症中起作用的基因中发挥着重要作用（Gutschner et al., 2012）。最近发现lncRNA通路受到不同程度的调节，并与类风湿关节炎相关。根据各种研究报告，lncRNA对特定刺激的反应是表达上调或下调（Cui et al., 2014; Gutschner et al., 2012）。在抗TNF-α或抗IL-6前后，类风湿关节炎患者CD14$^+$单核细胞中lncRNA的表达上调（Müller et al., 2014）。在使用TNF-α治疗时，55个lncRNA显示差异表达，而抗IL-6治疗导致25个独立的非重叠lncRNA的差异上调。

2. 系统性红斑狼疮

这是一种自身免疫性疾病，其特征是自身抗体的发展导致多个特定器官的炎症损伤，其中也包括可能受系统性红斑狼疮影响的皮肤。有皮肤症状的系统性红斑狼疮患者占所有系统性红斑狼疮患者的75%（Tebbe et al., 1997）。系统性红斑狼疮包括所有症状亚组，症状包括急性红斑狼疮（cutaneous lupus erythematosus，CLE）（毒性表皮坏死溶解、大疱性狼疮、急性红斑狼疮变体），慢性皮肤症状，亚急性红斑狼疮症状，鼻/口腔溃疡和非瘢痕性脱发（Petriet al., 2012）。与系统性红斑狼疮不同的孤立性红斑狼疮影响某些患者。化妆品敏感的区域如皮肤和头皮，红斑狼疮会导致瘢痕和色素沉着。该疾病与心理困扰、职业损伤和生活质量显著降低有关。系统性红斑狼疮和红斑狼疮是受环境和遗传因素影响的多因素疾病。全球不同研究已经鉴定出多种免疫遗传标志物，如整合素αM（integrin alpha M，ITGAM）、FCGR2A、维生素D受体等。

整合素αM、FCGR2A、维生素D受体、IL-6多态性：与系统性红斑狼疮皮肤相关的最常见变体是ITGAM多态性（Ceccarelli et al., 2015）。ITGAM的SNP *rs1143679* 显示与盘状红斑狼疮和蝶形红斑呈正相关（Kim Howard et al., 2010）。ITGAM编码Mac-1整合素的CD11b亚基可与粒细胞、单核细胞和巨噬细胞等不同白细胞结合。幼稚细胞向Th17的分化是由产生IL-17的CD11b缺失介导的。一项研究显示，患有红斑狼疮的患者IL-17水平升高（Oh et al., 2011）。与ITGAM突变相关的其他临床表现为肾病，关节炎，以及抗双链DNA抗体、抗SSA/SSB抗体、RNP抗体和抗Smith抗体阳性（20）。

FCGR2A 基因编码Fc受体，有助于清除IgG的免疫复合物（Sanchez et al., 2011）。*FCGR2A* 基因（*rs1801274*）的SNP会导致系统性红斑狼疮患者出现皮疹（Sanchez et al., 2011）。这种SNP导致氨基酸发生变化，产生Fcγ受体，Fcγ受体与IgG亚类发生不适当的相互作用。

维生素D是防止光敏性、红斑性皮疹及紫外线引起的皮疹损伤的重要组成部分。维生素D受体基因变体（如 *rs11168268*）与系统性红斑狼疮皮肤表现的易感性密切相关（de Azeveûdo Silva et al., 2013）。

IL-6在许多炎症性疾病的发病机制中起着重要作用。启动子位点的多态性（-174G/C

SNP; *rs1800795*）与系统性红斑狼疮皮肤表现的易感性相关（Cui et al., 2015）。

　　*TREX1*基因突变与遗传性冻疮狼疮（一种罕见的红斑狼疮类型）有关（Rice et al., 2007）。患者表现为手指和脚趾发生紫色结节，最终溃烂。TERX1是一种DNA酶，其缺乏可导致细胞内DNA的积累，这将导致免疫系统的激活并导致自身免疫。系统性红斑狼疮的遗传标志物见表3.5。

表3.5　系统性红斑狼疮的遗传标志物

基　因	单基因多态性
整合素αM（*ITGAM*）基因	*rs1143679*
*FCGR2A*基因	*rs1801274*
维生素D受体基因	*rs11168268*
*IL-6*基因	*rs1800795*

3. 多发性硬化的免疫遗传标志物

　　多发性硬化是一种进行性神经系统疾病，中枢神经系统发生神经变性和炎症，涉及先天性和适应性免疫系统（Katsavos et al., 2013）。在年轻人中，多发性硬化是进行性神经功能缺损从中度到重度的一般原因。

　　Ⅱ类抗原多态性是决定女性遗传负荷的关键因素。先前的报告显示，单倍型如*HLA-DRB1*1501*、*HLA-DRB5*0101*、*HLA-DQA1*0102*、*HLA-DQB1*0602*与疾病发生之间存在显著相关性。在这些单倍型中，*HLA-DRB1*1501*等位基因仅是多发性硬化的风险因素（Bozikas et al., 2003; Oksenberget al., 2004; Schmidt et al., 2007）。此外，维生素D通过基因水平的相互作用影响*HLA-DRB1*1501*的表达。某些等位基因的共存可能会导致上位性效应，从而增加总体风险（Lincoln et al., 2009）。据报道，在一些犹太亚群体中，单倍型*HLA-DRB1*1303*、*HLA-DQA1*05*、*HLA-DQB1*030*与多发性硬化有显著相关性。同样，*HLA-DRB1*1501*等位基因与亚洲人群中的多发性硬化有相关性（Kikuchi et al., 2003）。

　　T细胞中的复制是由*ERBB2-1*（*TOB-1*）基因的转换器辅助的，它使自身反应性T细胞处于休眠状态。其表达的减少导致免疫应答的增加，Th17细胞、Th1细胞的增加进一步下调了T调节细胞。*TOB-1*多态性编码影响从孤立临床综合征（clinically isolated syndrome，CIS）向临床确诊多发性硬化（CDMS）转变的蛋白（Corvol et al., 2008）。

　　ApoE调节脂质稳态，主要存在于星形胶质细胞中。携带*ApoEε4*等位基因的多发性硬化患者患精神障碍的可能性增加。ApoE在自身免疫性脑脊髓炎动物模型中作为多发性硬化标志物的功能显示出高特异性和强敏感性的巨大潜力（Zhang et al., 2010）。

4. 1型糖尿病

1型糖尿病是一种自身免疫性疾病，由于胰岛素分泌不足，自身抗体会破坏胰腺（胰岛 B 细胞）的内分泌部分，导致血糖升高（Eisenbarth, 1986）。1型糖尿病易感性与HLA复合体，特别是Ⅱ类等位基因有关。

（1）MHC标志物：Ⅱ类分子基因多态性与某些HLA相关疾病有关。Ⅱ类分子的α链和β链的氨基酸结构影响其呈递抗原的能力。一个或两个关键位点的取代可能会降低或增加某些相关自身抗原的亲和力，从而导致1型糖尿病的患病风险增高（Khalil et al., 1990; Rowe et al., 1994）。已在90%的1型糖尿病患者中发现 *HLA Dr3*、*Dr3-DQ2* 或 *Dr4*、*Dr4-DQ8* 基因，而对照组中有40%的人具有单倍型，而且 *Dr3/4* 杂合子单倍型约占患者的30%且具有最高风险（Tisch et al., 1996）。在1型糖尿病患者家族中，具有 *Dr3/4* 的兄弟姐妹比其后代患病风险更高，与先证者具有两种相似单倍型的兄弟姐妹 *Dr3/4* 的患病风险特别高（Aly et al., 2006）。以 *Dr3/4*（而不是 *Dr3* 或 *Dr4*）作为预测标志物，可对20%～40%的潜在1型糖尿病病例进行分类。在1型糖尿病患者中，*HLA-Dr2* 较少，在 *Dr2* 相关的1型糖尿病病例中，*DQA1*0102/DQB1*0502/DRB1*1601* 单倍型是绝大多数疾病风险增加的原因（Redondo et al., 2002）。

（2）非MHC标志物：胰岛素、*PTPN22* 基因、IFN诱导的解旋酶、IL-2受体（CD25）、CTLA-4、凝集素样基因激酶（KIA00350）、ERBB3e都与1A型糖尿病的高风险相关（Concannon et al., 2009; Cooper et al., 2012）。全基因组关联分析证实了所有这些关系，并确定了与1型糖尿病风险较高相关的风险位点（CTSH、C1QTNF6BACH2、PRKCQ）（Cooper et al., 2012）。胰岛素基因（染色体位置 11p15）已成为与1型糖尿病相关的新候选基因之一（Bell et al., 1981; Owerbach et al., 1982）。含有可变数量串联重复序列的多态性位点与胰岛素基因的编码序列相邻。每个重复元件由14～15 bp的DNA片段组成，其核苷酸序列为A（C/T）AGGGGT（G/C）C（T/C/G）（G/A/T）（G/T/A）G（G/C/T）（G/T/A）G（G/C/T）。在已测序的等位基因中，重复次数为26～200，等位基因根据其总大小分为3类：Ⅰ类、Ⅱ类和Ⅲ类。*PTPN22* 基因编码 Lyp 分子（淋巴蛋白酪氨酸磷酸酶），位于染色体1p13上。与糖尿病相关的多态性是一种错误的突变，其中色氨酸取代了620位的精氨酸，使分子不能与信号蛋白Csk相互作用（Bottini et al., 2004; Vang et al., 2005）。*R620W* 多态性可能归因于错义多态性，是 *PTPN22* 基因中研究最充分的变异，与1型糖尿病密切相关。据报道，*CTLA-4* 基因多态性与1型糖尿病风险增加有关（Kavvoura et al., 2005）。*CD28* 基因和 *CTLA-4* 基因位于染色体 2q33 上，它们编码两种蛋白，这两种蛋白在调节增殖和T细胞活化中相互关联。*CTLA-4* 编码一种蛋白，该蛋白对T细胞的激活起负调节作用，并导致自身免疫性疾病。

5.重症肌无力

重症肌无力是一种自身免疫性疾病，其针对神经肌肉接头（突触后膜）形成自身抗体，最终导致接头退化（Gilhus et al., 2015; Meriggioli et al., 2009; Oosterhuis, 2018）。在这种疾病中，骨骼肌、延髓、眼部和近端肌肉都会受到影响，在极端情况下，呼吸肌也会受到影响（Gilhus et al., 2016; Romi et al., 2017）。重症肌无力最常见的生物标志物包括乙酰胆碱受体（acetylcholine receptor, AChR）、脂蛋白受体相关蛋白4（LRP4）、肌肉特异性激酶（MuSK）或其他突触后蛋白结合的免疫球蛋白（Gilhus et al., 2016）。大多数自身免疫性疾病与HLA区域基因显著相关（Jones et al., 2006; Wahren-Herlenius et al., 2013）。

（1）HLA与重症肌无力：高加索人群AH8.1单倍型与早发重症肌无力有关（Vandiedonck et al., 2004）。*HLA-DQ1*、*HLA-B*08:01*、*HLA-DQB1* 和 *HLA-C*07:01* 等单倍型与早发乙酰胆碱受体重症肌无力相关，同样 *HLA-DQB1*05:02* 与 MuSK 重症肌无力相关（Saruhan-Direskeneli et al., 2016）。来自不同人群的几项研究发现，*HLA-DQ*5* 等位基因与MuSK重症肌无力之间存在相关性（Bartoccioni et al., 2009; Ehsan et al., 2015; Kanai et al., 2016）。同样，乙酰胆碱受体亚基 *CHRAN1* 和 *CHRND* 的多态性与重症肌无力的风险升高有关（Giraud et al., 2004; Wilisch et al., 1999），提示异常乙酰胆碱受体结构可能在自身免疫中起作用。

（2）免疫球蛋白与重症肌无力：据报道，重症肌无力患者体内有Musk、LRP4、精氨酸、Titin、钾、乙酰胆碱受体抗体、电压门控通道亚家族等抗体（Gilhus et al., 2016）。在所有这些抗体中，乙酰胆碱受体抗体在重症肌无力中仍然是重要的抗体，约80%的患者拥有这些抗体（Gilhus et al., 2016）。

（3）表观遗传过程与重症肌无力：遗传和环境因素在表观遗传过程中起着重要作用，这些作用包括组蛋白乙酰化、DNA甲基化和微小RNA修饰（图3.3）（Berrih-Aknin, 2014）。各种微小RNA如miR155、miR320、miR146a、let7c的表

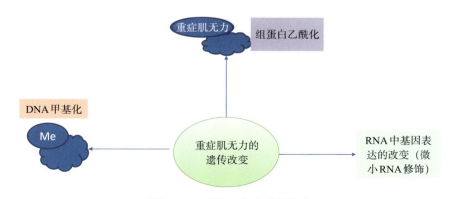

图3.3 重症肌无力的表观遗传

达改变与重症肌无力相关（Avidan et al., 2014; Berrih-Aknin, 2014）。与对照组相比，重症肌无力患者的外周单核细胞在CpG岛上表现出不同的表达和启动子高甲基化，这对重症肌无力的发展起到了重要作用（Mamrut et al., 2017）。

3.9 小结

免疫系统包含多种成分，需要对每一种成分进行分析以获得关于疾病预后和进展的重要信息。在体内，细胞因子通过多种途径和相互作用发挥广泛的促炎和抗炎作用。近年来，为了解细胞因子等分子在某些人类疾病中的作用，学者们进行了各种研究。细胞因子和其他遗传标志物作为诊断和预后工具，有助于研究和理解人类疾病的潜在机制。免疫遗传变异可能特别有助于发现大量尚未找到治疗用途的免疫介质。目前的大多数方法都强调开发更强有力的诊断工具；然而，寻找预后标志物仍然至关重要。预后标志物不仅应包括治疗中的免疫预测方面，还应包括免疫反应的整体潜力，这种免疫反应的检测已在多种医疗条件下得到有效应用。

翻译：张　静（小）　审校：宁永忠

参考文献

第 4 章

免疫遗传性疾病：植物药物治疗

Aarif Ali[1], Bashir Ahmad Malla[2], Zainab Manzoor[1], Showkeen Muzamil Bashir[3], Mashooq Ahmad Dar[1], Showkat Ahmad Ganie[1,*] and Manzoor Ur Rahman Mir[4]

[1]Department of Clinical Biochemistry, School of Biological Sciences, University of Kashmir, Srinagar, India, [2]Department of Biochemistry, School of Biological Sciences, University of Kashmir, Srinagar, India, [3]Biochemistry and Molecular Biology Lab., Division of Veterinary Biochemistry, Faculty of Veterinary Sciences and Animal Husbandry, Sher-e-Kashmir University of Agricultural Sciences and Technology of Kashmir, Srinagar, India, [4]Division of Veterinary Biochemistry, Faculty of Veterinary Sciences & Animal Husbandry, SKUASTKashmir, Alusteng, Shuhama, India

*通讯作者。

4.1 概述

人类机体通常可区分自身抗原和非自身抗原，并且不会对自身产生免疫反应，从而导致免疫或自身耐受性的发展。由于自身免疫系统的作用，自身抗原在结构或功能上发生某种损伤时，可导致自身免疫性疾病。识别自身与非自身抗原的重要系统是MHC。免疫遗传性疾病是一种免疫缺陷病，也称为原发性免疫缺陷病（primary immunodeficiency disease，PID），是由于免疫系统的一个或多个组成部分（基因）缺陷或损伤所致，这些基因是免疫系统正常发育和运行所必需的。大多数免疫遗传性疾病是自然遗传的，并且这些疾病背后的遗传原因和分子变异机制已确定。免疫遗传性疾病可能会影响适应性免疫或先天性免疫的功能。当适应性免疫功能受到影响时，B细胞和T细胞的基因则会参与。同样，当先天性免疫功能受到影响时，补体系统和吞噬基因也会参与其中。

免疫遗传性疾病的区分主要基于两个因素：一是受累细胞的发育阶段，二是受累细胞类型。髓系和淋巴系是参与免疫系统的两个细胞系。免疫遗传性疾病可由这两个细胞系中任何一种缺陷引起。当髓系发生缺陷时，吞噬细胞（中性粒细胞和单核细胞）受影响。同样，当淋巴系发生缺陷时，B细胞、T细胞或两者均会受影响，并且疾病的联合形式会影响这两种细胞系。通常情况下，联合免疫缺陷型并不常见，但致死性更强。因此，免疫遗传性疾病的预后取决于所涉及的免疫细胞类型和数量。

免疫遗传性疾病的概述见图4.1。

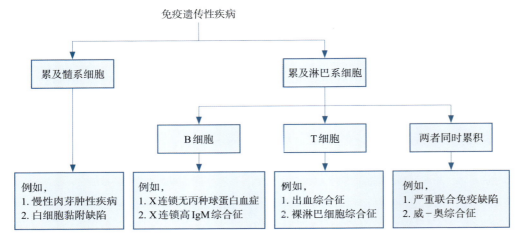

图4.1　免疫遗传性疾病的概述

4.2　免疫遗传性疾病

4.2.1　重症联合免疫缺陷病

重症联合免疫缺陷病（severe combined immunodeficiency，SCID）或泡泡婴病（bubble baby disease）是一类由单个或两个免疫系统缺陷引起的疾病，该缺陷可单独发生在T细胞，也可发生在T细胞与B细胞联合发生缺陷时。重症联合免疫缺陷病的发生涉及不止一种分子机制，包括腺苷脱氨酶（adenosine deaminase，ADA）缺乏、RAG酶缺乏、JAK-STAT通路缺陷等。有研究发现，重症联合免疫缺陷病患者淋巴细胞水平较低（Alojet al., 2012; Buckley, 2004; Van der Burg et al., 2011; Cavazzana-Calvo et al., 2001）。重症联合免疫缺陷病患者既不能产生特异性T细胞介导的抗体应答，也不能产生细胞介导的应答。重症联合免疫缺陷病是一种X连锁的常染色体隐性遗传疾病。根据遗传方式的不同，重症联合免疫缺陷病分为两种类型：X连锁重症联合免疫缺陷病和常染色体重症联合免疫缺陷病。X连锁重症联合免疫缺陷病（X-linked severe combined immunodeficiency，X-SCID）是一种较常见的类型，其发生是由于编码细胞因子如白细胞介素（IL-1、IL-7、

IL-4、IL-15、IL-9）受体的各种基因存在缺陷，导致 T 细胞发育不良（Haq et al.，2007）。而常染色体重症联合免疫缺陷病是由 ADA 缺乏所致，通常此酶参与嘌呤代谢，催化腺苷合成肌苷。ADA 缺乏则导致腺苷蓄积，从而干扰嘌呤合成，影响 T 细胞发育（Flinn et al.，2018）。这种疾病的患者可患有慢性腹泻、肺炎、皮肤感染和口腔感染（Aloj et al.，2012）。多数重症联合免疫缺陷病由典型的 Janus 激酶 3（Janus kinase 3，JAK3）、γc 或 IL-7Rα 链缺陷所致。X 连锁重症联合免疫缺陷病是主要类型，占主要由 γc 基因突变引起的病例的 80%。在染色体 Xq13 上发现 γc 基因编码的一个膜蛋白分子是 IL-2 受体的中心部分。现已报道 X 连锁重症联合免疫缺陷病的 300 多种突变，大多数为单碱基修饰或改变、缺失、微小插入和剪接缺陷（Puck et al.，1977）。不同类型受体共享淋巴细胞功能和发育所需的分子（Notarangelo et al.，2009）。γc 通常是造血细胞因子受体的一部分，NK 细胞、B 细胞、T 细胞、髓样细胞和血栓形成细胞等可表达 γc。其是一种充当转导剂的 Ⅰ 型跨膜蛋白，因此，生理和功能上可与细胞内 JAK3 结合（Leonard et al.，1994；Notarangelo et al.，2000）。在造血细胞中，此蛋白的表达水平对于维持细胞生长调节至关重要。γc 在非造血细胞中表达也很丰富，但其在非造血干细胞中的作用尚不清楚（Du et al.，2005；Ozawa et al.，2004）。最新研究发现，γc 参与生长激素受体信号转导（Adriani et al.，2006）。γc 作为一种广泛存在的受体参与细胞生长，提示其具有上位效应（Amorosi et al.，2009）。淋巴细胞和骨髓细胞高度表达 JAK3（Kawamura et al.，1994；Rane et al.，1994）。JAK3 位于人类 19p12-13.1 染色体上，并通过第七个 Janus 同源结构域与 γc 相互作用（Cacalano et al.，1999）。JAK3 是将 γc 细胞因子诱导的信号转导至细胞核所必需的，其通过激活 STAT5 对许多参与细胞周期发育的基因转录有重要作用（Notarangelo，1996）。

　　JAK3 缺乏是常染色体隐性遗传重症联合免疫缺陷病最常见的分子机制。JAK3 蛋白的任何功能域都可能受到分子改变的影响。虽然大多数突变显著降低蛋白表达，但已证实错义突变和小的框内缺失确实可使某些蛋白表达（Schumacher et al.，2000）。如表 4.1 所示，此类型重症联合免疫缺陷病是 TB⁺NK 表型的一部分，与 X 连锁重症联合免疫缺陷病表型无法区分。γc/JAK3 信号通路引起的免疫特性在 T 细胞和 NK 细胞早期发育中起到了关键作用，但在 B 细胞发育中没有起到关键作用。由于 JAK3 和 γc 之间的密切关系，这两种蛋白功能丧失可观察到相同的免疫表型和临床特征，当功能较差的 B 细胞以正常数量存在时，NK 细胞、T 细胞会缺失（Buckley et al.，1997；Mella et al.，2001；Notarangelo et al.，2001）。IL-7Rα 是编码 IL-7 受体的 α 链，其缺损可导致 T⁻B⁺ NK⁺ 表型，提示 IL-7 与 T 细胞的发育有直接关系。约 10% 的常染色体隐性重症联合免疫缺陷病是由 *IL-7Rα* 基因突变引起的。*IL-7Rα* 基因（CD127）位于人类 5p13 染色体上，编码一种由 440 个氨基酸组成的 Ⅰ 型膜糖蛋白（Lynch et al.，1992）。IL-7Rα 是胸腺基质淋巴生成素和 IL-7 的组成部分，这两种细胞因子受体截然不同。IL-7激活3种不太常见的信号通路（JAK/STAT、PI3K和MAPK/ERK），这3种都在免疫系统中发挥作用。在骨髓、胎儿肝脏、淋巴祖细胞、早期前体B细胞和T细胞系中，IL-7Rα表达丰富（Kang & Der，2004）。在重症联合免疫缺陷病患者中，异常性的临床特征表现为典型的重症联合免疫缺陷病特征，但也像其他疾病一样具有独有的特征（血小板减少、巨细胞病毒感染、需要静脉注射免疫球蛋白、腹泻）（Giliani et al.，2005）。

表4.1为重症联合免疫缺陷病的形式及涉及的基因缺陷、传导类型、发病机制和表型。

表4.1 重症联合免疫缺陷病的形式及涉及的基因缺陷、传导类型、发病机制和表型

重症联合免疫缺陷病形式	基因缺陷	传导类型	发病机制	表 型
JAK3和γc缺失	JAK 3、γc	常染色体隐性遗传（AR）	细胞因子信号转导受损	$T^-B^+NK^-$
IL-7Rα	IL-7Rα	AR	细胞因子信号转导受损	$T^-B^+NK^+$
ADA缺乏	ADA	AR	毒性代谢产物累积	$T^-B^-NK^-$
MHC Ⅰ类缺乏	TAP1/TAP2、TAPASINHLA-Dr、HLA-DP、HLA-DQ	AR	抗原呈递缺陷	$T^+B^+NK^+$
MHC Ⅱ类缺乏	HLA-DM、HLA-DO	AR	抗原呈递缺陷	$T^{low}B^+NK$
网状组织发育障碍	AK2	AR	细胞凋亡增加	$T^-B^{-/+}NK^-$

4.2.2 X连锁无丙种球蛋白血症

X连锁无丙种球蛋白血症（X-linked agammaglobulinemia，XLA）又称布鲁顿无丙种球蛋白血症（Bruton's agammaglobulinemia）（James et al.，2006），是一种X连锁遗传性疾病，由B细胞信号转导缺陷所致，这种疾病通常导致IgG抗体或其些其他抗体生成减少（Conley et al.，2000）。由于缺乏外周B细胞，在此类疾病的患者中发现的有缺陷的酪氨酸激酶称为布鲁顿酪氨酸激酶（Bruton's tyrosine kinase，BTK）。由于信号转导缺陷，B细胞发育过程延迟，即B细胞仍处于外周B细胞期。在外周阶段，B细胞具有适当重排的重链基因，而种系中的轻链基因保留下来（Chun et al.，2008）。在这种情况下，患者最常见的感染为复发性细菌感染。1952年，布鲁顿发现一名8岁男孩患有复发性肺炎球菌败血症，此儿童的血清蛋白电泳显示，其缺乏已知提供抗体活性的血清组分（丙种球蛋白）（Bruton，1952）。孩子服用丙种球蛋白后，临床表现有所改善。这是首次报道免疫缺陷疾病，其治疗效果是由实验室检查结果确定的。20世纪70年代有研究发现，X连锁无丙种球蛋白血症患者外周循环中B细胞数量显著减少（Cooper et al.，1972；Geha et al., 1973; Preud'Homme et al., 1973; Siegal et al., 1971）。这一观察结果是通过研究证明B细胞可以根据免疫球蛋白细胞表面表达进行鉴定而实现的（Sell et al., 1965）。简而言之，在小鼠骨髓中发现前体B细胞后（Raff et al., 1976），同时在X连锁无丙种球蛋白血症患者骨髓中也发现了前体B细胞（Pearl et al., 1978）。这些研究表明，造血干细胞可以进入X连锁无丙种球蛋白血症患者的B细胞系，但不能沿着正常的B细胞分化路径进行。这标志着细胞免疫学时代的开始。基于连锁分析，X连锁无丙种球蛋白血症是第一个与人类基因组中特定位点相连的免疫缺陷疾病。Kwan等于1986年发现X连锁无丙种球蛋白血症基因位于X染色体（Xq21.3-22）的中长臂。

1993年，两个团队同时报道发现了X连锁无丙种球蛋白血症基因（Tsukada et al., 1993; Vetrie et al., 1993）。其中一个团队通过定位克隆技术发现了这种基因。他们探研已定位在X连锁无丙种球蛋白血症患者X染色体上只在B细胞上表达的转录产物（Vetrie et al., 1993）。

另一个团队的研究致力于查找B细胞系独有的导致B细胞增殖的基因（Tsukada et al., 1993）。他们发现了一个已知含有X连锁无丙种球蛋白血症基因的X染色体区域的基因。过去5年里已发现约300种布鲁顿酪氨酸激酶突变。几乎每个家族都存在不同的突变。虽然很明显，布鲁顿酪氨酸激酶与其他酪氨酸激酶一样，参与调节B细胞系的增殖、分化和存活，但其确切的作用机制仍不清楚。以上研究标志着免疫遗传学时代的开始。

与X连锁无丙种球蛋白血症相关的临床和实验室检查结果见图4.2。

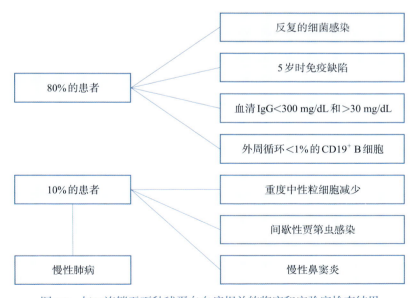

图4.2　与X连锁无丙种球蛋白血症相关的临床和实验室检查结果

4.2.3 X连锁高IgM综合征

X连锁高IgM综合征（X-linked hyper IgM syndrome）是一种X连锁遗传性疾病，其发生是由于编码CD40配体（CD40 ligand，CD40L）的基因存在缺陷，从而影响抗体的产生。已发现此综合征可大量产生IgM抗体，但其他抗体如IgA、IgE和IgG的生成量则较少。还发现，患此种综合征患者机体可产生大量自身抗体（Etzioni et al., 2004）。此病患者无法在辅助性T细胞的细胞膜上表达CD40L。正常情况下，不同抗体的产生需要B细胞活化，而这种活化过程需要B细胞上的CD40与辅助性T细胞上的CD40L相互作用。CD40L缺乏会影响B细胞活化和抗体产生。1961年，X连锁高IgM综合征被首次报道（Rosen et al., 1961）。经过最初的描述，很明显，这种综合征是由不同的遗传缺陷引起的，每个遗传缺陷都影响B细胞分子从IgM到IgG、IgA和IgE的类别转换过程（Durandy, 2002; Puck, 2000）。

*CD40L*基因突变是X连锁高IgM综合征发病的最常见原因（Aruffo et al., 1993; DiSanto et al., 1993）。这种综合征的其他病因为X连锁隐性遗传，通常由NF-κB必需调节因子基因缺陷引起，并与少汗性外胚层发育不良相关（Döffinger et al., 2001; Jain et al., 2001）。B细胞需要此基因进行免疫球蛋白同型类别转换（Zonana et al., 2000）。患有此综合征的个体易患复发性感染、自身免疫性疾病和呼吸道感染。由于T细胞功能缺陷和继发性低γ球蛋白血症，X连锁高IgM综合征患者更易感染细菌、真菌、病毒和寄生虫（Banatvala et al., 1994; Bordigoni et al., 1998）。

在出生的第一年，约75%的X连锁高IgM综合征患者会出现免疫缺陷症状。虽然这些患者在诊断前所表现的症状通常显示更易感染卡氏肺孢菌，但肺炎和中性粒细胞减少是与感染有关的最常见的并发症（Andrews et al., 1996; Cham et al., 2002）。

4.2.4 威-奥综合征

威-奥综合征（Wiskott-Aldrich syndrome，WAS）是一种罕见的X连锁遗传性疾病，具有T细胞功能降低和血小板遗传缺陷（Derry et al., 1994）的特点。该病的主要特征是血小板减少、严重复发性感染和湿疹三联征。由编码威-奥综合征蛋白（Wiskott-Aldrich syndrome protein，WASp）的基因突变所致，进而影响免疫系统并导致免疫缺陷。这种罕见的X连锁原发性免疫缺陷病可影响百万分之一到百万分之四的出生男性。编码WASp的基因位于X染色体的短臂上（Xp 11.22-11.23.1）。WASp是501-氨基酸蛋白，在非红系造血细胞的细胞质中表达（Massaad et al., 2013）。这些编码WASp的基因突变影响细胞内蛋白WASp.1的功能和（或）表达。目前已发现300多种导致蛋白错误折叠的基因突变，最常见的是错义突变，其次是无义突变、剪接位点突变和缺失。由于广泛的遗传变异，疾病本身具有表型异质性，从重度（典型 W 型）到轻度（X 型）均与血小板减少症和 X 连锁中性粒细胞减少症相关。

威 - 奥综合征是因 T 细胞缺乏一种被称为唾液酸糖蛋白（CD43）的细胞骨架蛋白导致。CD43 是肌动蛋白丝组装所需的糖蛋白（Rosenstein et al.，1991）。正常组装的肌动蛋白丝用于微泡形成，因此缺乏 CD43 可影响微泡形成，从而改变细胞骨架（Westerberget al.，2010）。威 - 奥综合征会导致致命的感染或恶性肿瘤，因此，随着年龄的增长，疾病的严重程度越来越高。在早期，威 - 奥综合征还会发展为血小板减少症和湿疹。

4.2.5 迪格奥尔格综合征

迪格奥尔格综合征（DiGeorge syndrome）也称为先天性胸腺发育不全综合征，其发生是由于 22 号染色体缺失，导致胚胎发育期间胎儿神经嵴细胞迁移至第三和第四咽囊的缺陷（Burn et al.，1993）。而胸腺完全缺乏发生在疾病重症期。由于胸腺的缺失，生成 T 细胞减少，从而导致 T 细胞介导的免疫功能下降。该疾病的患者会伴有原发性甲状腺功能减退、先天性心脏病、听力丧失和感染（Debbané et al.，2006）。

4.2.6 慢性肉芽肿病

慢性肉芽肿病（chronic granulomatous disease，CGD）又称 Bridges-Good 综合征，是一种遗传性疾病，有 X 连锁遗传（70% 的患者）和常染色体隐性遗传（30% 的患者）两种不同遗传表现形式（Cross et al.，2000; Heyworth et al.，2001; Rapini Ronald et al.，2007）。慢性肉芽肿病是由于氧化途径缺陷，吞噬细胞通过氧化途径产生活性氧（reactive oxygen species，ROS）杀死细菌，如次氯酸和过氧化氢，这一过程称为呼吸爆发（Baehner et al.，1967; Winkelstein et al.，2000）。在慢性肉芽肿病中，已发现细胞色素 b_{558}（cytochrome b_{558}，cyt b_{558}）和稳定细胞色素的吞噬体氧化酶（phagosome oxidase，Phox）蛋白缺失（Cross et al.，2000; Heyworth et al.，2001）。此病患者更易出现炎症、牙龈炎和淋巴结肿大。

4.2.7 IFN-γ 受体缺陷

这种疾病是由于 IFN-γ 受体缺陷所致。患有非典型分枝杆菌感染的患者会患上该疾病。分枝杆菌感染本质上是选择性的。这是一种常染色体隐性遗传病。患有此病的患者还会出现其他异常情况，如牙齿和皮肤色素异常。

4.2.8 白细胞黏附缺陷

整合素家族蛋白（如 LFA-1、Mac-1 和 gp150/95）是二聚体（αβ）细胞膜蛋白，起到细胞黏附分子的作用，可促进细胞和细胞外基质之间的相互作用。白细胞黏附缺陷是由于复发性细菌感染导致β链编码基因缺陷（Kishimoto et al.，1987），是一种常染色体隐性遗传病，有3个亚类（Abbas et al., 2012; Robert et al., 2011）。该疾病的患者容易受到革兰氏阳性菌、革兰氏阴性菌和真菌感染。

4.2.9 裸淋巴细胞综合征

裸淋巴细胞综合征是一种常染色体隐性遗传病，其发生是由于MHC Ⅱ类分子缺陷。缺乏MHC Ⅱ类分子的淋巴细胞不能与辅助性T细胞相互作用，因此没有形成T细胞依赖性免疫（DeSandro et al., 2000; Gadola et al., 2000）。

4.2.10 白细胞异常色素减退综合征

白细胞异常色素减退综合征是一种常染色体隐性遗传病（RapiniRonald et al., 2007），是由于编码用于溶酶体转运调节的蛋白质发生基因突变。突变导致蛋白质合成中断和白细胞缺陷（Kaplan et al., 2008）。该病患者易反复出现细菌感染、眼及皮肤色素缺乏。一些免疫遗传性疾病的病变染色体、缺陷代表、遗传方式和功能受损见表4.2。

表4.2　一些免疫遗传性疾病的病变染色体、缺陷代表、遗传方式和功能受损

序号	疾病	病变染色体		缺陷代表	遗传方式	功能受损
		编号	臂			
1	重症联合免疫缺陷病	11 20/14 19/X	p（短臂） q（长臂） p/q	RAG 酶 ADA JAK-STAT通路	常染色体隐性/X连锁	无基因重排 毒性代谢产物合成 信号通路缺陷
2	威−奥综合征	X	p	CD43	X连锁	T细胞受损
3	迪格奥尔格综合征	22	q	胸腺发育不全或无胸腺	常染色体显性遗传	T细胞和B细胞发育缺陷
4	裸淋巴细胞综合征	16	p	MHC Ⅱ类分子	常染色体隐性遗传	MHC Ⅱ类分子缺陷
5	IFN-γ受体缺陷	6	q	干扰素受体	常染色体隐性遗传	对细菌缺乏免疫力
6	慢性肉芽肿病	1/16 X	q p	细胞色素P复合物	常染色体隐性遗传 X连锁	缺乏细菌杀灭性
7	X连锁无丙种球蛋白血症	X	q	低IgG抗体水平	X连锁	缺乏成熟的B细胞
8	X连锁高IgM综合征	X	q	高IgM抗体水平	X连锁	CD40配体

4.3 用植物化合物治疗免疫遗传性疾病

原发性免疫遗传性疾病是由单个或多个免疫系统成分（基因）受损和缺乏引起的各种疾病，也是免疫原性的疾病。到目前为止，130多种不同的原发性免疫缺陷病已被识别出，新的疾病也还在不断发现中（Geha et al., 2007）。虽然已经确定了先天性和获得性变异形式，但大多数原发性免疫缺陷病是由遗传缺陷和机体防御系统发育不足引起（McCusker et al., 2018）。吞噬细胞清除病原体能力下降而引起的慢性肉芽肿病是遗传免疫缺陷的一种表现，而某些癌症、获得性免疫缺陷综合征和各种传染病都属于获得性免疫缺陷的范畴（Copeland et al., 1996; Joos et al., 2005）。免疫系统功能障碍可导致一系列疾病，特别是自身免疫性疾病、哮喘、变态反应和癌症等。免疫遗传性疾病的干预和治疗非常复杂，需要建设性和系统性的方法。过去几十年里，药物研发发生了时代变革，将重点从免疫遗传性疾病治疗转向免疫遗传性疾病预防，以提高药物的价值，从而提高其成功率。考虑到制药行业的变化策略，把新药的生产策略集中到新的实验方法更有利于健康卫生创新。目前，传统的药物科学研究仍集中在强效药物或先导分子的单个分子、天然化合物和生物药物上，目标是靶向与疾病相关的单个方向。即便如此，人们对药物的研究也遇到了技术障碍，因为现在设计新药物变得工作量越来越大、越来越乏味和越来越昂贵（Chen et al., 2008）。这些"传统的"西方医学研究期望，单一化合物的化学品对特定的生化目标和疾病具有更高的疗效、更出色的稳定性且无毒性，但在实践中很难实现这些。因此，从各种补充药物、替代药物和常规药物中提取候选药物正受到广泛关注（Aravindaram et al., 2010）。药物研究和开发方法侧重于传统医学系统，并对补充和替代医学系统（complementary and alternative systems of medicine，CAM）进行了有组织和合理的检查。补充和替代医学系统分为许多种，包括替代治疗、基于科学的治疗、心理治疗、身体治疗和能量治疗。全球80%以上的人口会使用补充和替代医学系统，并且正在成为美国卫生服务中日益重要的一部分，70%以上的人口至少使用过补充和替代医学系统一次，估计支出超过340亿美元（Barnes et al., 2004; Eisenberg et al., 1993; Resnick et al., 2008; WHO, 2003）。其他补充和替代医学系统医学实践通常包括古老的和"自我整合"的医疗保健系统，如一些传统中药（traditional Chinese medicine，TCM）和草药（herbal medicine）。在补充和替代医学系统类的天然产品、草药和中药中，植物药物是各种药物的主要来源。事实上，从草药和各种植物中提取的药物已用于预防和治疗慢性疾病。如上所述，期望一系列故事性描述尽快形成文件化，以促进药物创新成功和推广（Lam et al., 2010; Tu, 2011）。过去的研究表明，个体防御系统的差异或其广谱同步性在多种疾病的发展中发挥作用，这些疾病包括炎性肠综合征、代谢性疾病、皮肤刺激、感染、癌症及一系列与炎症相关的疾病等（Medzhitov, 2008; Nestle et al., 2009）。因此，免疫系统调节可作为管理、治疗或调节多种免疫相关疾病的重要方法。分子生物学、生物信息学、基因组学、转录组学、蛋白质组学和代谢组学等相关的解释方法的最新进展和创新，开创了一个研究和开发新型治疗方法和药物的新时代，广泛用于疾病的治疗，特别是复杂的免疫相关性缺陷疾病。广义的免疫调节是指免疫反应的所有变化，包括免疫的开始、增强、表达或抑制。一种化合物或制剂可通过改变或影响防御系统的细胞来诱导免疫调节，以便通过控制适当的防御反应来获得相应的免疫反应（Spelman et al., 2006）。这可能需要增强或抑制体液和细胞介导的免疫反应。免疫增强有利于某些个体，如免疫功能低下的患者，而免疫抑制则有利于如器官移植、有炎性疾病或自身免疫性疾病的患者（Brindha, 2016; Varljen et al., 1989）。免疫增强剂又称免疫刺激剂，也是通过激活或增强免疫系统功能来激活机体防御机制的化合物，通常用于预防或控制疾病、免疫抑制和癌症。免疫抑制剂是一种能够通过阻碍或减弱防御系统的功能来预防和管理身体免疫系统的成分、药物或物质，也称为免疫抑制物。此类物质常用于自身免疫性疾病和器官移植。现认为，含耐受原的物质会在免疫反应中引起对抗，使机体的防御系统对分子靶抗原无效。免疫佐剂能够激活机体的防御系统并增强疫苗的易感性，尽管其本身没有任何的免疫原性。现已发现几种可调节炎性途径的草药代表，包括上述免疫增强剂、免疫抑制剂和佐剂。基于对多种免疫调节的理解及某些传统药物对这些制剂活性的巨大影响，许多研究表明，草药驱动的生物活性化合物作为有机成分可能是成功合成免疫调节剂并将其用于免疫疗法的有效资源。植物药物如植物提取物，使用有机溶剂机制分解产生的亚组分，或提取具有长期和丰富治疗使用历史的单个植物化合物或植物化学物质，预计将与不同的受体作用，在细胞到器官水平上赋予化疗的生理效应。应用植物药物的相关实验表明其应用于免疫治疗时相当安全。越来越多的研究表明，传统的植物药物可能具有一系列免疫调节作用（Hou et al., 2020; Shyur et al., 2008）。可以通过使用不同的实验方法和系统生物学对生物活性化合物和植物化合物进行评估。确定生物活性/植物化合物为免疫调节剂的过程见图4.3。

免疫调节草药

常规和传统方法中使用的大量药用和治疗性草药引起了全球研究人员和科学家的关注和好奇。这类植物药物不仅具有免疫调节作用，还具有抗氧化、抗炎、保护心脏、松弛肌肉等作用，并具有许多其他药用的潜力和特性。以下是一些具有免疫调节潜力和特性的草药和植物实例。

- 紫锥菊（*Echinacea purpurea*）
- 金果榄（*Tinospora cordifolia*）

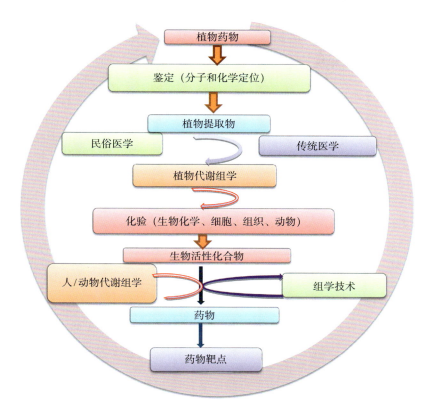

图4.3　确定生物活性/植物化合物为免疫调节剂的过程

- 紫草（*Lithospermum erythrorhizon*）
- 薯蓣［Dioscorea（spp.）］

4.4 紫锥菊

　　紫锥菊是向日葵族（菊科）植物的一个分支，是世界上最重要且众所周知的植物药物之一。迄今，紫锥菊是这一物种中最常用的植物药物，主要用于上呼吸道和下呼吸道传染病的治疗、预测和监控（Grimm et al., 1999; McKeown, 1999）。传统上紫锥菊用于治疗牙痛、胃痛、蛇咬伤、皮肤病、癫痫、慢性关节炎和癌症（Grimm et al., 1999）。多糖、链烷酰胺、酮、咖啡酸衍生物和糖蛋白属于紫锥菊根和植物的复杂化学成分，普遍认为这些成分具有显著的免疫原性和非炎性特性。一系列研究表明，紫锥菊提取物中的酰胺类化合物在体外和体内均具有显著的免疫调节和免疫原性（Gertsch et al., 2004; Goel et al., 2002）。此外，有研究显示，链烷酰胺在2型大麻素受体（type 2 cannabinoid receptor，CB2）中的表达是选择性的，并且是其免疫调节的潜在机制之一（Raduner et al.，2006；Woelkart et al.，2007）。紫锥菊免疫调节的分子机制可能为增强环磷酸腺苷（cyclic adenosine monophosphate，cAMP）（即环磷酸腺苷信号）、p38/促分裂原活化的蛋白质激酶（p38/mitogen-activated protein kinase，p38/MAPK）、c-Jun 氨基端激酶（N-terminal c-Jun kinase，JNK）和NF-κB光活化细胞链增强子（nuclear factor kappa light-activated B-cell chain enhancer，NF-κB），继而激活人单核细胞和巨噬细胞中的转录因子2/cAMP敏感元件结合蛋白1（transcription factor 2/cAMP sensitive element binding protein 1，ATF-2/CREB-1）（Gertsch et al.，2004）。另有研究发现，来源于紫锥菊根的化合物如N-链烷酰胺等与CB2一起发挥协同作用，最终促成免疫调节效应、IL-10的超刺激作用和TNF-α的体外抑制作用（Chicca et al.，2009）。来源于紫锥菊根的化合物还可控制和抑制5-脂氧合酶（5-lipoxygenase，F-LO）和环加氧酶（COX-1和COX-2）等的活性，从而阻碍NK细胞功能和降低抗炎活性（Müller-Jakic et al.，1994）。此外，在一些紫锥菊中发现了可用于鉴定和监测植物提取物的咖啡酸。在紫锥菊制剂中，多糖的抗炎作用也是必不可少的（Laasonen et al.，2002），研究已显示，多糖可增强巨噬细胞合成白细胞介素（如IL-1、IL-6）和TNF的能力。另外，多糖还可增强巨噬细胞的吞噬作用、机体抗分枝杆菌作用（体外和体内）和促进脑脊液的形成和产生（Burger et al.，1997；Luettig et al.，1989；Wagner et al.，1988）。此外，可使用从根部提取的富含多糖的液体和从叶片中提取的富含烷酰胺的乙醇提取物测试树突状细胞。树突状细胞参与先天性免疫和适应性免疫，因此研究植物对树突状细胞的影响至关重要。有研究发现，烷酰胺可以抑制小鼠树突状细胞的功能；另外，水提取物中的多糖将激活树突状细胞（Benson et al.，2010）。此外，已显示植物根部提取物和地上部分提取物会影响胰岛素样生长因子受体1的调节。并且，根部提取物还可以对一些与免疫细胞活化或功能相关的基因进行正向调控，这些基因包括活化T细胞的核因子、趋化因子配体4（C-C基序）、细胞质2（cytoplasmic 2）、细胞黏附素相互作用蛋白（cytoadhesin interacting protein，PSCDBP）、IL-7受体、整合素、αE和T-box转录因子（TBX21）等；此外，根部提取物还对树突状细胞片段、CD34、整合素β-1和细胞间黏附分子（intercellular adhesion molecule，ICAM）的表达均呈负调控。这意味着，除了花之外的植物地上部分可最大限度地减少各类防御细胞的黏附和趋化。根部提取物可抑制其他免疫调节基因的表达，这些免疫基因包括TNF配体超家族成员6（FASLG）、转录因子ETV5、信号转导和转录激活因子（STAT）、微球蛋白、原癌基因蛋白Wnt1（WNT1）和延长因子等（Wang et al.，2006）。所有这些证据都证明了紫锥菊在调节免疫系统和相关细胞中的重要性。

4.5 心叶青牛胆

印度草药医学（Ayurvedic medicine）中广泛使用的一种名为心叶青牛胆（*Tinosporo cordifolia*）的草本植物被人们已广泛用于治疗各种疾病。心叶青牛胆具有多种药用价值，包括解毒和免疫增强特性。心叶青牛胆主要由含生物碱、精油、多糖、糖苷、类固醇、脂肪酸、磷、脂族化合物、钙和蛋白质的混合物组成（Khosa et al., 1971）。它的茎和根含有活性成分生物碱。这种植物中存在的其他化学成分还包括山毛桃素、胆碱、木兰脂素、黄连素、青牛胆碱、异紫菀碱、棕榈碱、药根碱、阿朴芬型生物碱和延胡索乙素等。因此，其具有抗癌、抗糖尿病和抗病毒的潜力（Gupta et al., 2011; Jagetia et al., 2006; Patel et al., 2011; Patel et al., 2009; Rout, 2006; Upadhyay et al., 2010）。心叶青牛胆的其他部分含有活性化学成分，如药根碱、四氢呋喃、作为二乙酸盐的 *N*-反式－阿魏酰酪胺和吉洛因等，具有抗HIV的作用（Ghosh et al., 2008; Mukherjee et al., 2010）。

一项临床研究报道了从该植物中分离出可作为免疫调节剂的化合物，即山茛菪碱（cordifolioside A）和紫丁香苷（syringin）（Sharma et al., 2012）。心叶青牛胆的茎改变了过氧化氢酶等酶的水平，这些酶可刺激淋巴细胞维持免疫力，从而突出了心叶青牛胆的免疫保护作用（Aher et al., 2012）。巨噬细胞暴露于心叶青牛胆的提取物中将增加几种酶［包括髓过氧化物酶（myeloperoxidase，MPO）］的产生，这可增强抗细菌效果并提高免疫力（More et al., 2012）。研究还表明，心叶青牛胆可增强巨噬细胞的吞噬作用，此外，其还可刺激脾脏细胞和巨噬细胞。在另一项先前的研究中，研究人员发现，由于一氧化氮（nitric oxide，NO）生成增加，心叶青牛胆具有抗肿瘤和免疫保护活性（Upadhyaya et al., 2011）。临床研究表明，心叶青牛胆洗剂可使动物模型的IL-1和IL-6水平降低。心叶青牛胆有抑制溃疡过度角化和炎性细胞扩散的作用，其具有抗过敏作用（Castillo et al., 2014）。这种植物的水相转运可引发细胞有丝分裂，增强细胞因子和效应免疫细胞的分泌和启动（Upadhyaya et al., 2011）。心叶青牛胆还可通过改善免疫细胞和中性粒细胞的紊乱，成为预防免疫敏感性疾病的有效药物，其免疫保护活性是由于其含有生物碱、类固醇、脂族化合物等化合物（Sudhakaran et al., 2006）。从心叶青牛胆中获得的G1-4A多糖化合物，可以促进免疫细胞（与抗凋亡基因表达相关的T细胞和B细胞）的产生、分化和分离（Jahfar, 2003）。从心叶青牛胆中获得的α-*D*-葡聚糖化合物已显示出其有激活淋巴细胞而维持人类生理功能的作用（Koppada et al., 2009）。心叶青牛胆叶片提取物可刺激多形核白细胞的吞噬作用（Salkar et al., 2014）。当在水肿大鼠模型中实验时，经典方法制备的心叶青牛胆提取物，在印度草药医学中被称为"加纳"（Ghana），其可以减少水肿成分，因此被视为强大的免疫刺激剂（Umretia et al., 2013）。

4.6 紫草

紫草为一种中草药，以干燥的根入药，俗称"紫草"，在 2 000 多年的历史记录中广泛用于治疗感染、炎症和出血性疾病（Chen et al., 2002）。有研究发现，紫草含有多种具有抗炎、抗癌和治疗作用的成分。紫草素（shikonin）是紫草中最具活力的分子之一。紫草素主要存在于紫草的根部，但在其他紫草科家族成员的根系中也有发现。紫草的干燥根是一种中草药，具有多种天然抗病毒作用，并能抑制 HIV 等病毒。研究发现，在紫草根部提取物中发现的萘醌类化学物质具有多种治疗作用，包括抗菌、抑制疾病发展、抗炎、抗血栓和抗肿瘤作用。另有研究表明，紫草素类产品的抗炎活性可能是由多种形式完成，包括抑制白三烯 B4 的生物合成（Wang et al., 1994）而抑制肥大细胞脱颗粒和血管系统防御（Wang et al., 1995），通过蛋白酪氨酸磷酸酶阻抗防止中性粒细胞呼吸破裂，以及不能形成烟酰胺腺嘌呤二核苷酸磷酸氧化酶复合物（Wang et al., 1997）。此外，紫草素衍生物已显示出抑制磷脂酰肌醇信号转导（Wang et al., 1997）、抑制和阻断趋化因子配体与 CC 趋化因子受体 1 结合的作用（Chen et al., 2001），另外其还具有抑制佛波醇 12-四脂酸 13-乙酸酯提高环氧化酶-2（cyclooxygenase 2，COX-2）水平的作用（Subbaramaiah et al., 2001）。紫草素的抗肿瘤活性可能是由于其可募集 ROS（Chang et al., 2010; Mao et al., 2008）、抑制蛋白酶体活性（Yang et al., 2009），以及通过诱导坏死避免癌症耐药性（Hanet al., 2007）。紫草素还可通过下调 GATA 结合蛋白-3（GATA-3）和转录因子 Maf 水平来抑制 PMA 和 cAMP 诱导的白细胞介素（如 IL-4 和 IL-5）水平，从而作为治疗过敏性疾病的有效化疗剂代表（Lee et al., 2011）。紫草素通过增加 CD3[+] 和 CD19[+] 细胞在体内的数量，大大提高了它们的寿命和百分比（Long et al., 2012）。其他研究发现，紫草的组织再生干预可导致活性成纤维细胞增殖、肉芽组织中胶原纤维浓度改善及肉芽组织中细胞的分化分子 11B（CD11b[+]）簇群扩大（Kaith et al., 1996; Sakaguchi et al., 2001）。这些发现清楚地表明，紫草素具有多种细胞和分子活性，能够在多种免疫应答细胞中诱导特异性趋化因子和随后的趋化活性。

4.7 薯蓣科

薯蓣（Dioscorea）科具有极高的膳食价值，在亚洲和非洲国家中广泛使用。薯蓣科的植物含有黏蛋白、多酚氧化酶、尿囊素、胆碱、薯蓣皂苷元、蛋白质和薯蓣皂苷等有效成分（Hooker, 2004）。薯蓣皂苷类是蛋白质最重要的储存器。薯蓣科蛋白估计占植物总可溶性蛋白质成分的近85%，具有生化和免疫调节功能。根据以往的研究，薯蓣皂苷具有高效的酶活性作用，如有清除自由基和胰蛋白酶抑制剂、碳酸酐酶、脱氢抗坏血酸还原酶的作用。薯蓣皂苷及其消化性水解产物可抑制血管紧张素转化酶的活性（Hsu et al., 2002）。Lin等发现，口服蒸馏薯蓣皂苷及其果胶水解物和消化性水解物可降低脉冲性实验性高血压大鼠的血压，说明其有抗高血压的特性（Lin et al., 2006）。根据最近的研究，薯蓣皂苷除了具有生化作用外，还具有免疫调节活性。离体研究表明，从薯蓣中提取的薯蓣皂苷可通过Toll样受体4（toll-like receptor 4，TLR4）的信号级联作用刺激促分裂原活化的蛋白激酶（mitogen-activated protein kinases，MAPK），如细胞外信号调控的激酶（extracellular signal regulated kinase，ERK）、JNK、p38和NF-κB。此外，据报道，在人单核细胞和小鼠骨髓细胞中，薯蓣提取物可调节TNF-α和白细胞介素如RAW264.7细胞中的IL-1和IL-6等的产生（Fu et al., 2006; Lin et al., 2009; Liu et al., 2007）。薯蓣碱可诱导小鼠脾脏细胞增殖并增加RAW264.7细胞对大肠杆菌的吞噬作用（Liu et al., 2007）。薯蓣皂苷能显著促进诱导型NO基因的合成，增加NO的积累和RAW 264.7细胞的呼吸爆发（Liu et al., 2007）。与粳稻薯蓣碱相比，参薯薯蓣碱在刺激淋巴细胞吞噬方面更有效，但是粳稻薯蓣碱在促进淋巴细胞生长和增殖方面比参薯薯蓣碱更有效。Fu等（2006）观察到，在腺癌性人类肺泡基底上皮细胞对尘螨破坏的反应中，黄檀和紫檀中的石斛苷可上调紧密连接蛋白（桥粒蛋白、闭锁小带和钙黏蛋白）的表达，这表明石斛苷可能对尘螨提取物诱导的气道损伤具有预防作用（Fu et al., 2006）。研究表明，通过对STAT 3、GATA结合蛋白3、p38 MAPK和p44/42 MAPK的调控，巴塔属植物中的多种糖蛋白可抑制小鼠淋巴细胞中IL-4和IL-10的转录（Lin et al., 2009），这支持了这样一种观点，即来自这类植物的糖蛋白可用作营养品或营养补充剂，以避免受损个体Th2细胞介导的免疫功能紊乱（Oh et al., 2009）。此外，薯蓣糖蛋白可促进大量的巨噬细胞、淋巴细胞、神经滋养细胞和单核细胞进入腹腔（Huong et al., 2011）。此外，除了显著增强小鼠脾脏细胞中的T细胞和B细胞增殖外，当用糖蛋白处理时，巨噬细胞和NK细胞的准细胞溶解活性也显著增强（Huong et al., 2011）。这些糖蛋白通过增强诱导NO合酶（iNOS）、IL-1β和TNF-α的表达水平，也可能诱导特定的免疫功能，如激活巨噬细胞（Huong et al., 2011）。在之前的研究中研究人员发现，在正常和肿胀的皮肤组织中，一定比例的松果块茎提取物显著增强了粒细胞－巨噬细胞集落刺激因子（granulocyte-macrophage colony stimulating factor，GM-CSF）的转录活性（Su et al., 2008）。此外，据报道，龙骨皮乙醇提取物可能通过抑制ERK1/2和NF-κb活性而降低RAW 264.7细胞中的COX-2和iNOS水平，从而具有抗炎生物相容性（Jin et al., 2010）。

4.8　植物化学物质/光化合物：免疫调节剂

植物是植物化学物质的生化光合储存库。含有生物化合物的有机分子称为植物化学物质。术语"phyto"起源于希腊语，译为"植物"。有时暗指这类植物化学物质为"次级代谢产物"。这类植物化学物质和植物化合物的实例有苷类、黄酮类、树胶类、鞣质类、萜类、酚类、生物碱类和香豆素类等（Harborne, 1973; Okwu, 2004）。根据植物增殖和复制所需的物质，植物细胞合成了许多次级代谢产物。这些代谢产物似乎不仅仅是植物生存和可持续性所必需的。次级代谢产物也称为植物化学物质，是在应对环境条件（如感染、饮食或气候条件变化）的反应中产生的，并且它们可以仅存在于植物的特定部位（Verpoorte et al., 1999）。植物中的化学物质常作为宿主植物的常见保护结构，同时也有宿主植物提供颜色和味道。到目前为止，已发现4 000多种这样的化合物。除了植物防御外，这些植物化学物质还具有抗癌、抗糖尿病、抗炎、抗氧化、适应、增强记忆、降低胆固醇和各种其他免疫调节活性的作用。现已鉴定出大量植物化合物或植物化学物质，并根据其特性和某些情况下的来源进行了分类。具有免疫刺激活性的天然化合物可分为两类：高分子量化合物和低分子量化合物。例如，多糖属于高分子量化合物，而萜类化合物、生物碱和酚类化合物属于低分子量化合物（Varljen et al., 1989）。

具有免疫调节活性的植物化合物

药物自然衍生已有5 000多年历史，而现代医学只有几百年左右的历史（Varljen et al., 1989）。之前的一项研究报道，全世界有超过85 000种植物被用作药物（Goldman, 2001）。此外，几乎30%美国食品药品监督管理局批准的药物都是从植物中提取的（Balunas et al., 2005; Licciardi et al., 2011）。基于这些结果，研究常规植物药物的物理化学特征至关重要，以便评估其调节免疫紊乱的作用。以下是几种植物来源的成分，其独特的化学组成和免疫调节作用已确定。

4.8.1 酚类化合物

酚类化合物（phenolic compounds）是具有单个或多个羟基取代基以及化学衍生物（包括酯、糖苷和芳环）的植物物质（Shahidi et al., 2005）。植物酚类化合物位于大多数的细胞空泡内。酚类化合物可能会严重损害病原体的增殖和扩增。从植物中酪氨酸和苯丙氨酸中提取的次级天然物质是食品和其他天然保健品中多酚的主要来源（Fraga, 2010; Shahidi et al., 2005），类黄酮、单宁、芪类衍生物和氢化肉桂酸衍生物均属于此类（Okwu et al., 2004）。

4.8.2 类黄酮

类黄酮（flavonoids）有一个简单的含15个碳原子的骨架，即C6·C3·C6（Gomes et al., 2008）。在植物中，类黄酮是应用最广泛的天然商品之一，在维管植物中以苷类和游离状态存在（Gomes et al., 2008; Pan et al., 2008）。类黄酮类化合物不但是活性可溶性强抗氧化剂和自由基清除剂，可防止细胞中的氧化应激，而且据报道，还可调节Ⅰ期和Ⅱ期的酶，具有较好的抗癌潜力，可防御各阶段癌症的发生（Gomes et al., 2008; Conforti et al., 2011; Bacon et al., 2003）。在抗癌活性方面，其可阻止肿瘤发展（Okwu, 2004; Urquiaga et al., 2000）。除了降低心脏疾病的风险外，体内的黄酮还可充当抗炎管理者，保护身体免受自由基的有害影响。有研究认为，槲皮素和儿茶素的抗炎功能是由包括NF-κB和激活蛋白-1（activator protein-1, AP-1）在内的转录因子的抑制，以及核因子E2相关因子2（nuclear factor erythroid 2 related factor 2，Nrf-2）的刺激介导的，可导致促炎中介物减少（Conforti et al., 2011; Fraga, 2010; Shahidi et al., 2005）。类黄酮的一种形式是表没食子儿茶素没食子酸酯（epigallocatechin-3-gallate，EGCG），其可从茶（茶树）中获得。

几项研究表明，某些草药茶组分包括EGCG，EGCG可促进细胞凋亡性死亡和夺取转化细胞的细胞周期（Zipp et al., 2006），这表明，口服EGCG可通过抑制T细胞增殖和TNF-α合成来减轻炎症，可积极地阻断体内神经系统尤其是中枢神经系统的自身免疫紊乱再次发生。在T细胞中，EGCG的抗炎潜能受NF-κB下调的调控。在活化的T细胞中，EGCG抑制蛋白酶体细胞的裂解功能，导致细胞内泛素化蛋白聚集，如NF-κB抑制剂I-κB。根据Conforti和Menichini（2011）报道，EGCG是茶中最著名的能量成分，其不仅是一种强效抗氧化剂，有助于保护人体免受自由基的损害，还具有抗癌特性。

4.8.3 鞣酸类

鞣酸类（tannins）为收敛剂，味苦，未分化，偶有结晶化合物，可与水和醇混溶。鞣酸类是酚类化合物的天然异质种群，具有多种构型，有黏附和沉淀蛋白质的潜力，在维管植物中广泛存在，但在被子植物中与木本组织有关。其作为植物的代谢产物，总是于病原体攻击和害虫侵扰后作为植物防御系统的一部分。据报道，鞣酸类与多种生物机制有关，包括吞噬细胞的刺激、宿主介导的肿瘤形成和广泛的抗感染活性（Okwu et al., 2004）。鞣酸类具有多种药理活性，包括一定的抗菌、抗炎、抗氧化等活性。到目前为止，为阐明鞣酸类抗微生物特性而提出的机制包括外膜微生物酶的损伤、微生物生长前体的限制、金属离子缺乏对微生物代谢的影响、抑制氧化磷酸化的增强、与细菌细胞膜形成多复合体、导致细胞壁的模式和形态改变、增强膜的渗透性（Liu et al., 2013; Scalbert, 1991）。正如细胞聚集和细胞膜及功能的降解所证明，微生物的细胞膜是鞣酸类抑制活性的域控制器（Liu et al., 2013; McAllister et al., 2005）。除了抗氧化特性，鞣酸在农业食品和医疗行业中具有广泛的功能，可避免诱发嗜气应变综合征（aerophilic strain syndromes），如心脏病、慢性疲劳综合征、骨质疏松症、糖尿病、炎症和各种癌症（Hollman et al., 1999; Scalbert et al., 2005）。有研究已证明，高分子量缩合鞣酸类和水解鞣酸类具有优于碱性酚类化合物的抗氧化作用（Hagerman et al., 1998）。有研究认为，鞣酸清除自由基的能力与其结构中存在的各种羟基以及聚合程度有关（Ariga et al., 1990）。具有更多羟基的鞣酸更容易氧化（Hodnick et al., 1988），因此具有最高的抗氧化活性。根据Ricci等的研究，鞣酸作为天然抗氧化剂的有效性是由于其复杂的氧化和还原功能，这通常会导致其具有吸收自由基的潜力（Ricci et al., 2016）。此外，体外研究表明，葡萄籽鞣酸可通过改变细胞因子的表达来减少不良疾病，包括超重（Chacón et al., 2009; Terra et al., 2007）。NO在脂多糖诱导的RAW 264.7细胞系中诱导炎症，来自黑覆盆子种子的浓缩性鞣酸具有抑制促炎因子（NO）产生的潜力，从而显示出其抗炎功效（Park et al., 2014）。来自植物群杨梅树的水解鞣酸可显著减少DBA/1小鼠胶原诱导性关节炎和巴豆油诱导的小鼠耳水肿（Liu et al., 2015; Liu et al., 2015）。一些具有免疫调节潜力的含有单宁的植物来源包括从植物诃子（*Terminalia chebula*）中获得的诃黎勒酸（chebulagic acid），其有助于抑制对B细胞增殖起重要作用的细胞因子，如TNF-α和IL-6。据报道，来源于石榴（石榴属）的石榴素有助于清除自由基和具有免疫抑制的作用。

4.8.4 芪衍生物

由两个芳烃通过乙烯键偶联而成的酚类化合物称为二苯乙烯（Lamoral-Theys et al., 2010）。白藜芦醇称为反式3, 5, 40-三羟基二苯乙烯，是一种二苯乙烯植物抗毒素，可发现于浆果、葡萄和包括虎杖葡萄在内的其他中药中，据报道，白藜芦醇通过调节几种不同的途径来调节其自身有效性（Harikumar et al., 2008）。有研究发现，白藜芦醇附着在与炎症相关的多种信号化合物上（Harikumar et al., 2008; Wcod et al., 2010）。此外，白藜芦醇还可控制多种转录因子，包括信号传感器和转录激活因子-3（STAT3）、过氧化物酶体增殖受体γ（PPAR-g）、Nrf-2、β-连环蛋白、激活因子蛋白1和NF-κb，而且其可抑制几种激酶蛋白如PI3K、AKT和JNK的启动，抑制COX-2、C反应蛋白、iNOS、TNF-α等炎症标志物的产生，以及抑制血管生成和降低转移酶如基质金属蛋白酶（matrix metalloproteinase，MMP）的水平。据报道，这些化合物还可降低iNOS、血管内皮生长因子（vascular endothelial growth factor，VEGF）和组织蛋白酶D的表达。另外，这些化合物可增加抗氧化酶的产生和表达，如过氧化氢酶、超氧化物歧化酶和血红素氧合酶（hemo oxygenase，HO-1）（Harikumar et al., 2008）。理查德（Richard）等也已研究证实，此多酚化合物具有用于许多与年龄和炎症相关疾病的潜力，这些疾病包括阿尔茨海默病、糖尿病、癌症、肺部疾病和心血管疾病等。

4.8.5 盐酸衍生物

从姜黄（姜黄属）根系中分离出的一种酚类化合物，称为姜黄素（二芥酸基甲烷)，历史上一直用姜黄素来缓解疼痛和修复伤口。姜黄素是姜黄最有活性的化合物，是姜黄具有许多活性所必需的。广泛认为，姜黄素是一种有益的植物化合物，具有抗癌、抗炎、促进伤口愈合、促进组织再生和抗氧化活性（Goel et al., 2010; Gupta et al., 2011; Lamoral-Theys et al., 2010）。有研究已显示，姜黄素可改善人类和动物模型的类风湿关节炎、银屑病、癌症、心脏疾病、多发性硬化、阿尔茨海默病和炎性肠病（Carroll et al., 2011; Kanai et al., 2011; Sharma et al., 2004）。

姜黄的活性可归因于其对转录因子（包括STAT3、Nrf-2、AP-1、NF-κB）的调节，抑制几种激酶蛋白（如PI3K、AKT、JNK、GSK-3和PKCa）的启动，增加抗氧化酶（如HO-1）水平，降低炎症标志物（如TNF-α、COX-2、iNOS、IL-6）的表达（Aggarwal, 2010; Goel et al., 2010; Yadav et al., 2011），并且还能抑制血管生成和转移基因（如 *VEGF* 和 *MMP2/9*）的表达。

4.9 生物碱类

含有一个氮原子和一个环状结构的化合物称为生物碱。通常，氮原子存在于其杂环结构中（Wang et al., 2009）。生物碱广泛分布于整个植物界，其中大多数存在于高等植物中，如豆科、半月子科、罂粟科、毛茛科和马钱科（Wang et al., 2009）。此外，一些生物碱具有重要的生物活性，包括麻黄碱有平喘作用、吗啡有镇痛作用和长春碱有抗癌作用（Benyhe, 1994; Lee et al., 2011; Li et al., 2007; Wang et al., 2009）。黄连素、吴茱萸碱、苦参碱、荜茇碱、粉防己碱、氯化两面针碱、费加罗宁、白屈菜碱、茄碱和白屈菜红碱是一些天然来源的生物碱。

黄连素

在许多天然草药如黄连和加拿大刺参中，发现了一种称为黄连素（berberine）的异喹啉生物碱。其具有巨大的治疗潜力，包括抗炎特性、抗菌特性、通过与肿瘤进展和肿瘤发生的多种维度相互作用的抗癌特性、抗溃疡特性、镇静特性、预防心肌缺血－再灌注损伤、扩张血管、抑制血小板凝集、防止肝脏损伤和防止神经元结构和功能损伤（Diogo et al., 2011; Ji, 2011; Kulkarni et al., 2010; Lau et al., 2001; Yu et al., 2005）。黄连素还可用于治疗腹泻、神经衰弱、心律失常和糖尿病等（Ji, 2011）。黄连素通过在细胞周期、凋亡的间期和G2/M检查点的第一个间隙期触发细胞周期停止来阻止许多癌细胞系的进展，这包括对作为细胞周期蛋白依赖性激酶家族的蛋白质如CDK的调节（Eom et al., 2010; Burgeiro et al., 2011; Sun et al., 2009）。黄连素还可增强内质网应激和癌细胞的自噬（Eom et al., 2010; Wang et al., 2010）。此外，黄连素还能抑制癌细胞中活化B细胞的NF-κB的启动，刺激细胞内ROS的产生。黄连素通过抑制基质金属蛋白酶（如MMP-2和MMP-9）、尿激酶型纤溶酶原激活物和NF-κB及局灶性黏附激酶，以抵抗侵袭、迁移、转移和血管生成（Hamsa et al., 2012; Ho et al., 2009），进而减少PGE、COX-2及其受体的表达（Singh et al., 2011）和Rho激酶介导的埃兹蛋白（Ezrin）磷酸化（Tang et al., 2009）；以及导致VEGF降低、缺氧诱导因子1下调、促炎性因子表达降低等（Jia et al., 2011）。黄连素来源于加拿大水蟆和黄连。

4.10 萜类化合物

通常认为，萜烯（terpenes）是类异戊二烯，是迄今种类最多的天然化合物，主要存在于植物中。三萜类化合物是由环状C30类碳氢化合物角鲨烯生物合成，其碳链由6个异戊二烯单元组成（Hortelano, 2009）。萜类化合物具有抗寄生虫、抗病毒、抗癌、抗炎、降血糖、镇痛等多种治疗作用。各种来源的萜类化合物，如大麻、互生叶白千层、百里香、丹参、柑橘类水果及其他植物来源的萜类化合物有广泛的药用价值（Perry et al., 2000）。

在各种萜烯中，柠檬烯和百里醌是众所周知的抗癌剂。柠檬烯是柑橘类水果（如橘子）中的一种天然活性成分（Jirtle et al., 1993）。根据Jirtle等（1993）的研究，柠檬烯通过诱导TGF-βR、IGF-2和甘露糖-6-磷酸而发挥作用。一项研究发现，石灰石可通过触发程序性细胞死亡来破坏癌细胞（Rabi et al., 2009）。根据结构性研究发现，口服柠檬烯有亲脂性，并具有包含在脂肪组织中的倾向。这意味着，由于柠檬烯可以在体内沉积，其可能是一种很好的癌症化学预防剂（Miller et al., 2011）。已发现百里醌是一种称为黑孜然的一年生草本植物的爆炸性油的能量成分（Majdalawieh et al., 2017）。百里醌通过影响MAPK、NF-κB、STAT3、PPAR、p53和PI3K/AKT来发挥抗肿瘤特性（Majdalawieh et al., 2017）。有研究显示，百里醌在皮肤癌、乳腺癌、脑癌和肺癌中具有抗癌作用。萜类化合物的结构和来源如表4.3所示。

4.11 多糖类

多糖是草药中最具天然活性的化合物，与多种药理学潜能有关，如抗肿瘤、抗氧化、保肝、抗病毒、辐射防护、免疫模拟和抗疲劳活性（Harlev et al., 2012; Thakur et al., 2012; Tian et al., 2011; Jin et al., 2013; Li et al., 2013）。多数草药含有内源性多糖，可以增强机体的防御功能，抑制病毒复制，清除自由基和抑制脂质过氧化（Harhaji Trajkovic et al., 2009; Ke et al., 2011）。大量研究表明，植物多糖具有强大的免疫刺激特性和调节各种防御细胞如NK细胞、T细胞、巨噬细胞、树突状细胞、B细胞、单核细胞等的简单功能（Chen et al., 2009; Thakur et

表4.3 萜类植物化合物的来源[*]

植物化合物	来 源
柠檬烯	柑橘类水果
百里醌	黑种草
大麻	大麻
穿心莲内酯	穿心莲
芳樟醇	薰衣草（薰衣草属）、橙花油（枳壳）、玫瑰（蔷薇属）和罗勒（罗勒属）

al., 2011; Zhang et al., 2011)。越来越多的证据表明，树突状细胞（最有效的抗原呈递细胞）是多糖调节先天性免疫和适应性免疫中的关键免疫刺激成分（Chen et al., 2011; Kim et al., 2009; Li et al., 2010)。植物多糖可以提高MHC Ⅱ类分子及共刺激CD80和CD86的水平。不同多糖可影响树突状细胞形态，增加白细胞介素（如IL-12）和GM-CSF的水平，降低抗原摄取和吞噬作用，促进树突状细胞分化（Jeurissen et al., 2005; Khayrullina et al., 2008)。据报道，多糖类还会触发巨噬细胞产生促炎性细胞因子，如TNF-α、IL-1和IFN-γ（Zheng et al., 2005)，增加NO（Xu et al., 2011)、活性氧（Yang et al., 2004)和髓过氧化物酶的生成，并增强细胞毒性（Choi et al., 2002)、吞噬作用（Zheng et al., 2005)和细胞增殖能力（Su et al., 2011)。针对多糖类对防御系统髓系细胞的影响，有研究表明，多糖类可维持或干扰Th1/Th2平衡（Sun et al., 2009)。多糖类可促进B细胞分化及IgM和IgG的生成（Han et al., 2003; Nose et al., 1998)。下面是多糖类及其靶免疫细胞的一些例子。

4.11.1 岩藻依聚糖和何首乌多糖

现认为，岩藻依聚糖和何首乌多糖具有抗氧化活性，可抑制信号通路如ERK、p38、MAPK等的免疫调节活性，清除自由基（如羟基过氧化物、羟基自由基、超氧阴离子自由基等），抑制活性氮类（reactive nitrogen species，RNS）和ROS的生成，防止蛋白质糖基化和脂质氧化。

4.11.2 果胶和人参多糖

果胶和人参多糖具有抗癌活性，可促进巨噬细胞产生Th1细胞和Th2细胞，抑制DNA氧化，并限制PGE2的发展。

---

[*] 译者注：此表格翻译时删除的萜类植物化合物结构式的内容，读者若有兴趣，可查阅原版英文。

目前已有多种观察性模拟和理论证据来评估治疗性植物与动物和人类免疫调节之间的相关性。已研究了几种植物药物的免疫调节能力，研究显示它们具有显著的抗氧化能力。因此，减少氧化应激或增加内源性抗氧化剂水平有助于疾病管理、免疫发展和提高效率。

4.12　小结

一般情况下，外在或内在因素引起的机体微小缺陷或紊乱，可引起免疫系统的反应，从而导致自身免疫性或免疫相关遗传病等免疫缺陷病的发生。这些疾病绝大多数是由基因决定的。在50年前，由于疾病相关机制和相关分子或基因尚不清楚，患有这种免疫相关缺陷的患者无法生存到成年。然而，新的高端工具或技术带来的最新发展已彻底改变了分子生物学和免疫学领域。用于治疗不同免疫相关疾病的一个重要方法是调节免疫系统。基因操作可调节免疫系统，从中药分离出的成分也可调节免疫系统。历史上，植物化合物或植物化学物一直用于治疗疾病，因为其可与多个靶点相互作用，并在细胞、组织或器官等不同水平上发挥生理或药理作用。在发达国家，各种免疫疾病都通过补充和替代医学来治疗。从草药中分离和开发特定的植物化合物作为免疫调节剂是一个新兴的临床领域，需要更多的了解。需要不同的组学和实验方法来发现和开发植物化合物作为免疫调节剂。

翻译：路　璐　审校：高慧双

参考文献

第 5 章

了解人类病毒性疾病的免疫遗传学

Aarif Ali[1], Mashooq Ahmad Dar[2], Bashir Ahmad Malla[2], Irfan Maqbool[3], Syed Suhail Hamdani[4], Showkeen Muzamil Bashir[5,*] and Showkat Ahmad Ganie[1,*]

[1]*Department of Clinical Biochemistry, School of Biological Sciences, University of Kashmir, Srinagar, India,* [2]*Department of Biochemistry, School of Biological Sciences, University of Kashmir, Srinagar, India,* [3]*Department of Biochemistry, Sher-i-Kashmir Institute of Medical Sciences (SKIMS), Srinagar, India,* [4]*Department of Bioresources, School of Biological Sciences, University of Kashmir, Srinagar, India,* [5]*Biochemistry and Molecular Biology Lab., Division of Veterinary Biochemistry, Faculty of Veterinary Sciences and Animal Husbandry, Sher-e-Kashmir University of Agricultural Sciences and Technology of Kashmir, Srinagar, India*

*通讯作者。

5.1 概述

在临床实践和公共卫生环境中，基因组信息有助于更个性化地护理和预防 (Pashayan et al., 2013)。现在已经很清楚，人类对传染病和自身免疫性疾病的易感性受到宿主遗传变异的影响 (Chapman et al., 2012)。免疫遗传学领域是识别和理解免疫表型或免疫系统疾病与遗传因素之间联系的研究核心 (Geraghty et al., 2002)。随着二代测序和DNA微序列等最新发展的引入，免疫遗传学已经从候选基因方法发展到基因组学。在传染病中，已对具有严重表型的个体进行了全基因组测序，随后的所有基因组关联研究有助于揭示人类易患传染病的遗传基础，以及其发病机制的免疫过程 (Cooke et al., 2001; Trowsdale et al., 2013)。近年来，此类举措 (风险因素筛查、药物基因组学和测序) 主要集中于已知的复杂疾病 (如心脏病、神经退行性疾病、癌症) 和罕见的遗传性疾病。

在全球公共卫生问题中，基因组学领域在传染病和流行病管理中的应用需求日益增加 (Malik, 2013; World Health Organization: World Health Statistics, 2012)。

对于流行疾病的控制，病原体的快速和大规模基因组测序正普遍使用，这些方法为之前已用的方法提供了更好、更精确的支持（Gilmour et al., 2013）。其他应用旨在包括精确预测微生物感染、识别传播模式、识别抗利尿药物的基因组学、确定新的治疗目标和疫苗。大量数据表明，宿主和病原体的遗传成分及它们与寄生虫之间的关系都会影响感染率的变异性（Eisen et al., 2009; Poland et al., 2013）、感染倾向、疾病进展和频率，以及治疗和预防性治疗的有效性（Kaslow et al., 2008; Petrizzo et al., 2012）。

因此，基因组研究扩大了我们对传染病发病机制和免疫反应的理解，也有助于疫苗开发和医疗干预（Chapman et al., 2012; Dandekar et al., 2010; Hill, 2001; Ovsyannikova et al., 2004a; Ovsyannikova et al., 2004b; Ozdemir et al., 2011; Poland et al., 2007; Trautmann et al., 2011; Yang et al., 2008）。传染病在世界范围内很大程度地增加了人们的疾病负担，而且其在生命的各个阶段均有一定的病死率。（World Health Organization: World Health Statistics, 2012）。传染病在病原体类型和传播方式（媒介传播、水传播、人传人、细菌、病毒等）上有很大差异（Malik, 2013）。感染性物质可导致严重疾病（流感病毒或HIV和HPV），慢性疾病在发病之前几乎没有症状。感染的传播方式、毒力、传染性、急性和慢性感染，以及药物都会影响控制传染病的管理程序和健康相关策略。传染病基因组变异可能是一种重要的特征，以此为思路可以有效地控制传染病。

5.2 HLA

人类MHC也称为HLA，是一种高度多态性的基因组合，它编码细胞表面成分，这些成分被优化用于呈现和识别自身和非自身肽（Sabbatino et al., 2020）。人类的免疫系统由某些基因编码的分子包括HLA控制。编码这些分子的基因位于第6号染色体的短臂上，分为3类：HLA Ⅰ类、HLA Ⅱ类和HLA Ⅲ类。HLA Ⅱ类编码HLA-DP、HLA-DR和HLA-DQ成分，这些成分在抗原呈递细胞的免疫细胞亚群中表现出来，这些细胞包括巨噬细胞、活化的B细胞和T细胞、树突状细胞及胸腺上皮细胞（Fernandes et al., 2003）。HLA Ⅲ类分子的结构和功能未知，但与炎症有关。HLA Ⅲ类基因编码必需的炎症分子，如补体蛋白C4和C2、TNF、B因子、淋巴毒素和热休克蛋白，它们位于两类（HLA Ⅰ类和HLA Ⅱ类）分子之间（Deakin et al., 2006; Gruen et al., 2001; Xie et al., 2003）。由于其具有多态性和广泛的连锁失衡，HLA抗原是最有价值和最有趣的遗传区域之一，因此，对疾病与HLA基因的关系理解已经取得了重大进展。现已发现HLA抗原与多种疾病有关（Dendrou et al., 2018; Klein et al., 2000）。

5.3 HLA 与传染病

最近，人们对研究遗传标志物产生了极大的兴趣，这些标志物与一些其他元素一起可用来检测宿主对传染病的反应（Hill, 1998）。一种传染性病原体可以在不同的宿主中引发不同的免疫反应。HLA 系统是导致某些传染病的各种临床症状的主要原因。当传染病的宿主参与触发免疫反应时，HLA 的不同等位基因变异体在抗药性和易感性方面起着至关重要的作用（Alves et al., 2006）。在大多数疾病相关性研究中，HLA 区域是重要部分。该部分在抗原处理和分期中很重要，HLA 是一个非常有趣的区域，它用于确定多种病原微生物的耐药性和易感性。研究发现，其他几种参与调节体液免疫反应的蛋白如细胞因子（IL、IFN-γ），已成为传染病免疫敏感性的候选基因（Clementi et al., 2006）。根据研究，在某些流行病地区，与几种致病因子产生耐药性有关的等位基因很常见。基因组分析研究有助于识别和绘制疾病相关基因座。此外，家族基因组分析研究有助于绘制不同疾病的图谱和鉴定相关基因座。HLA 类基因与大多数自身免疫性疾病有关，特别是强直性脊柱炎和类风湿关节炎。此外，HLA Ⅱ 类基因的变异导致非抗原呈递细胞表面 HLA Ⅱ 类分子水平升高，可通过触发 T 细胞免疫防御反应导致自身免疫。肿瘤的发展与 HLA Ⅱ 类和Ⅲ类分子的失调有关（Garrido et al., 2010）。由于 T 细胞的免疫监测与肿瘤发生密切相关，HLA Ⅰ 类基因变异可导致 HLA Ⅰ 类抗原密度下降或 HLA Ⅰ 类抗原浓度下降。这种过程使肿瘤细胞躲避 $CD8^+$ T 细胞的监视和杀伤，从而导致肿瘤的发生和发展。免疫缺陷与多种感染有关，如果 $CD4^+$ T 和 $CD8^+$ T 细胞难以识别细胞表面的抗原，如 HLA Ⅰ 和 HLA Ⅱ；病原体无法从体内清除，则将导致慢性病毒感染（Blackwell et al., 2009）。许多研究发现，免疫缺陷病与 HLA 序列之间存在联系，尤其是 HLA-C 和 HLA-B。例如，HIV 通过靶向 $CD4^+$ T 细胞诱导人类获得性免疫缺陷综合征，从而导致人类防御障碍（Weber, 2001）。

5.4 病毒感染

5.4.1 HIV/获得性免疫缺陷综合征

HIV 是一种细胞病变逆转录病毒，该病毒可对免疫系统造成破坏，从而使感染者更容易发生机会性感染。根据对猴模型进行的研究，HIV 能够躲避由细胞毒性 T 细胞激发的免疫反应（Carrington et al., 2003; McMichael et al., 2002）。据 WHO 评估，截至 2015 年底，全球有 3 670 万 HIV 感染者，HIV 攻击人体免疫细胞，持续感染导致获得性免疫缺陷综合征的发展，其特征是进行性免疫功能受损，并进一步导致其他危及生命的癌症和感染（Matzaraki et al., 2017）。HIV通过血液、母乳、阴道分泌液和精液传染。在这些体液中，HIV既可以作为游离病毒，也可以在身体受损的防御细胞中获得。HIV感染重要的免疫细胞如CD4⁺T辅助细胞和巨噬细胞，通过不同机制导致T细胞水平降低，甚至T细胞凋亡。HIV影响人体各种免疫系统机制的调节（Kapila et al., 2016），导致病毒、细菌、寄生虫和真菌产生机会性感染，从而产生各种疾病症状，而健康人通常没有这些症状。HLA分子与疾病易感性的某些因素有关。

如果在人群中经常发现某种HLA类型，则可能出现了可逃避免疫应答的变异病毒，这使得具有类似HLA类型的人群感染病毒的机会增加。与具有不同HLA类型的个体相比，具有相同类型HLA的人对HIV的反应可能不令人满意。研究还表明，具有HLA类等位基因的杂合子个体对病毒感染表现出良好的反应。这种对感染的有效反应可反映出其向T细胞呈递病毒抗原的能力（Carrington et al., 2003）。关于HLA类基因在获得性免疫缺陷综合征发展中的作用的大量研究，其中大部分仅限于白人和非洲人群（O'Brien et al., 2004）。*HLA-B14*、*HLA-C8*、*HLA-C14*、*HLA-B27*、*HLA-B57*和*HLA-B27*基因与欧洲血统的白种人中的中度获得性免疫缺陷综合征进展有关，*HLA-A29*、*HLA-B35*和*HLA-B22*基因与获得性免疫缺陷综合征的快速进展有关（Hendel et al., 1999）。与其他HLA Ⅰ类等位基因相比，*HLA-B27*和*HLA-B57*基因已被发现分别在晚期和早期对获得性免疫缺陷综合征过展具有高度的防御作用。*HLA-B35*基因（Gao et al., 2005）是唯一一个与获得性免疫缺陷综合征快速发展相关的等位基因，其在早期感染期间作用明显。现有研究人员已提出用多种机制来证明HLA参与HIV-1的易感性和疾病进展（Just, 1995）。HLA分子呈现HIV-1抗原的差异是HLA与HIV-1易感性和获得性免疫缺陷综合征发病机制相关的一种机制。现已证实，肽结合的精确性和相似性受到HLA分子自然多态性的影响（Choppin et al., 1990），因此，某些HLA分子比其他分子更能有效地结合和呈递HIV-1抗原。HLA与HIV-1抗原的结合效果不仅取决于HLA的基因型，还取决于肽的化学成分。HIV-1的多样性可能在与获得性免疫缺陷综合征相关的HLA基因型的地理差异及可能的时间变化中起作用。尽管已经进行了广泛的研究来阐明HLA类等位基因与HIV/获得性免疫缺陷综合征的关系，但很少有关于获得性免疫缺陷综合征患者对肺结核易感性的研究。

5.4.2 登革病毒

登革病毒属于黄病毒属和黄病毒科。登革病毒是指包含4种血清型抗原的相关病毒，这些病毒进一步被细分为不同基因型。这4种血清型是封闭的直径约为500Å球形病毒颗粒，每个血清型包含一个11 kb的编码10种蛋白质正向ssRNA

基因组。膜蛋白、衣壳蛋白和包膜蛋白是基因组编码的3种结构蛋白，而NS1、NS2A和NS2B是非结构蛋白（Guzman et al., 2016）。

1. 登革热概述

登革热（dengue fever，DF）是一种日益增多的蚊媒病毒感染，主要在热带地区流行。登革病毒感染可以诱发一系列症状，从轻度无症状感染到严重的登革出血热/登革休克综合征（Singh et al., 2017）。目前，登革热是严重的热带疾病之一（Guzman et al., 2015），其发病率在近几十年中增加了30多倍，与伊蚊和登革病毒的地理传播平行（World Health Organization & Special Programme for Research & Training in Tropical Diseases, 2009; World Health Organization, 1997）。登革病毒在东地中海地区、东南亚、美洲、西太平洋地区和非洲传播，甚至出现在欧洲和美国的非流行地区。登革热疫情给受影响国家的医疗保健系统、家庭和经济带来了巨大的损失（Guzman et al., 2015）。任何血清型的登革病毒感染都会引起广泛的临床症状，发病时间是影响感染严重程度和范围的重要因素（Southwood et al., 1972）。登革热可根据症状的严重程度分为轻度、中度或重度。

登革热是一种较严重的、类似流感的发热，所有年龄段的人均易感（Thomas et al., 2007）。埃及伊蚊主要在雨季将疾病传染给人类（Arshad et al., 2011）。病因可能是病毒在巨噬细胞中的复制、病毒引起的不同性质的皮肤感染、由病毒和宿主的相互作用诱导的免疫和化学因素（Bhamarapravati, 1980; Wu et al., 2000）。被感染的蚊子叮咬人后，病毒通过蚊子可咬进入宿主，其发病过程受到细胞、分子和先天水平的宿主免疫反应的影响，在病毒从宿主体内清除时机体会出现严重的临床症状。因此，感染过程中可参考的量化指标与高病毒载量无关（Whitehorn et al., 2011）。血栓调节和内皮微血管通透性的变化导致血浆和蛋白质损失增加。根据提出的理论，血浆的渗漏是由内皮细胞、单核细胞、T细胞、补体系统和其他几种炎症分子的激活介导的。人类造血细胞感染和祖细胞发育受损表明，血小板减少症是由巨核细胞生成的转移引起的。这会导致血小板功能障碍、损伤或耗竭，从而导致大出血（Guzman et al., 2003）。

2. 登革热的临床表现

（1）无明显特征的发热：这一阶段在初次感染期间最为频繁，但也可能在二次感染后发生。临床上通常很难将其与其他病毒性疾病区分开来，因此经常被误诊。

（2）典型登革热的临床表现：是由原发性和继发性感染引起的，常见于成人和青少年。症状开始时出现双相高热，可能持续3天至1周（Ahmed et al., 2001; Narayanan et al., 2002）。报告的其他症状包括严重头痛（原发性眼球后）、乏力、肌肉和关节疼痛、腹泻、恶心和缺氧。登革热也被称为骨折热，因为它与肌肉和关节疼痛有关（Chen et al., 2010）。据报道，50%～82%的登革热患者出现了特殊皮疹（Itoda et al., 2006; Waterman et al., 1989）。由于毛细血管扩张，第一次皮疹出现在发热前1～2天，表现为短暂的面部潮红、红斑；第二次皮疹是在发热后1～3周后出现的无症状斑丘疹或麻疹样皮疹。可表现为单个病变也可以合并表现为大块红色斑块（汇合），带有微小出血斑块并连接成片，形成"深红海洋中的白色岛屿"样（Radakovic-Fijan et al., 2002; Waterman et al., 1989）。皮疹通常无症状，仅有16.27%的病例发生瘙痒（Chadwick et al., 2006; Thomas et al., 2007）。尽管研究显示，牙龈出血、鼻出血、胃肠道出血和瘀斑/紫癜在登革热中并不常见，但仍有可能出现（Ahmed et al., 2001; Halstead et al., 2002; Kabra et al., 1998）。

3. 登革出血热

登革出血热的建议诊断标准包括以下几项。

（1）临床表现：①急性发热期，伴有持续2天至1周的高热。②出血情况，紫癜、鼻出血、胃肠道或感染部位瘀斑和黏膜出血、呕血、大便潜血阳性，肝大是可能的并发症。

（2）实验室参数：血小板计数<100 000 mm^3（<100×10^9/L）。

登革出血热出血的原因是多因素的。登革出血热会导致血管疾病、血小板功能障碍、凝血途径异常等（Chiu et al., 2005）。登革出血热患者出现血小板减少是由于血小板生成减少（La Russa et al., 1995; Rosenfeld et al., 1991）和血小板破坏增加（Phanichyakarn et al., 1977）。血小板功能障碍使血管变得脆弱，导致出血（Geneva：World Health Organization, 2001）。登革出血热的临床症状分为3个阶段，即发热期、漏诊期和恢复期。发热性疾病最开始出现急性发作的高热，以及身体体征和面部红斑（Narayanan et al., 2002），麻疹样皮疹和出血倾向代表发热性疾病的初始阶段（Richards et al., 1997），患者康复后，发热持续1～2周，或发展到血浆渗漏期，然后恢复正常或低于正常水平（Srikiatkhachorn et al., 2007）。出现休克伴低脉压、肝大、发绀、大量心包积液及腹水都是血浆渗漏的表现。在某些病例中还观察到严重的瘀斑和血小板减少性出血，随后发生鼻出血、心动过缓，合并瘀斑、皮疹、红斑和苍白等一系列症状。

4. 登革休克综合征

登革出血热表现出心律不齐、烦躁不安、怕冷、脉压小（20 mmHg）、皮肤潮湿和口周发绀，则为登革休克综合征。登革休克综合征有较高的死亡率，是由休克逐渐恶化、多器官衰竭和弥散性血管内凝血导致。短暂的休克后，患者通过支持性治疗可快速恢复（Gurugama et al., 2010; Shivpuri, 2011）。

5. 登革热与HLA

在一些研究发现，登革热与HLA系统具有关联性，登革热的发生可能存在相关遗传因素（Loke et al., 2001）。无论病毒血清型如何，在第二次感染的泰国患者中，*HLA-A0203*等位基因与登革热相关；血清1型和2型诊断出基因严重出血的*HLA-A0207*。在第二次病毒暴露时，登革出血热检出*HLA-B51*型，在血清1型和2型继发感染的人群中诊断出HLA-B52。HLA-B44、HLA-B76、HLA-B62和HLA-B77抗原量与继发感染后的疾病发展呈负相关（Stephens et al., 2002）。据报道，在墨西哥，与不具有HLA-DR4抗原的个体相比，具有HLA-DR4抗原的个体患登革出血热的风险较低（不具有HLA-DR4抗原个体风险是具有HLA-DR4抗原个体的3.6倍）。在巴西，一项针对首次感染登革热患者的研究表明，HLA-DQ1抗原与该疾病相关，但没有发现与HLA-DR1的显著关联（Alves et al., 2006）。

5.4.3 汉坦病毒

汉坦病毒是一种半径为40～60 nm、具有球形包膜的RNA病毒，属布尼亚病毒科。该病毒由3个不同意义的ssRNA基因组通过一个由30个片段组成的末端序列连接而组成（Schmaljohn et al., 1983）。消毒、加热（60℃ 30分钟）、紫外线照射、有机溶剂和次氯酸盐溶液均能有效灭活汉坦病毒。汉坦病毒通过附着在细胞表面受体上的病毒糖蛋白感染内皮细胞、树突状上皮细胞和淋巴细胞。以前认为，整合素β1与致病性汉坦病毒Gn蛋白结合，而整合素β3与致病汉坦病毒糖蛋白结合（Gavrilovskaya et al., 1998; Mackow et al., 2009）。汉坦病毒的复制发生在细胞质中；并且，糖蛋白被运输到大多数汉坦病毒萌芽的高尔基体中（Vapalahti et al., 2003）。尽管在欧亚大陆和美洲发现的汉坦病毒具有相似的生命周期，但最近的研究表明，这些病毒可能在与宿主细胞机制的特定相互作用中起源不同（Jonsson et al., 2010）。

1. 汉坦病毒发病机制与宿主免疫

研究者通常认为在汉坦病毒感染的患者中，病毒颗粒的主要目标是血管内皮细胞，另外病毒还浸润单核细胞、上皮细胞、吞噬细胞和滤泡树突状细胞（Klingström et al., 2019）。汉坦病毒感染与免疫应答增加有关，免疫应答包括显著的细胞因子（如IL-15R、IL-15、Ⅰ型IFN、IL-12、IL-21、IL-18）活化和细胞毒性淋巴细胞活化。

此外，有研究还报道了汉坦病毒感染的患者体内粒细胞（中性粒细胞）、NK细胞的反应突然增加，尤其是IL-15水平升高，产生抗病毒IFN和促炎性细胞因子（如TNF）激活，出现了CD8[+]T细胞和CD4[+]T细胞反应升高的免疫应答反应（Björkström et al., 2011; Jost et al., 2013; Klingström et al., 2019; Rasmuson et al.,

2013）。更具体地说，IL-6水平的升高不仅与汉坦病毒的感染严重程度有关，还与普马拉病毒和安第斯病毒的感染程度有关（Klingström et al., 2019）。

病毒感染机体后，研究人员观察到机体内作为淋巴细胞功能相关抗原1配体的细胞间黏附分子1（ICAM-1）的水平增加，进一步导致淋巴细胞与内皮细胞的相互作用和NK细胞的活化（组织相容性抗原，即*HLA-E*链充当活化表达CD-57的NK细胞受体NKG2C的配体），并最终导致颗粒释放。然而，目前尚不清楚NK细胞的激活是否影响汉坦病毒疾病的症状；程度如何，目前还未知（Klingström et al., 2019）。汉坦病毒主要通过呼吸道传播，因此，人类呼吸器官的单核细胞衍生细胞和树突状细胞在病毒发病过程中尤为重要。肺功能障碍（汉坦病毒肺综合征）也与肾综合征出血热（hemorrhagic fever with renal syndrom，HFRS）相关（Jost et al., 2013）。

在感染早期，CD8$^+$T细胞比CD4$^+$T细胞（在恢复期恢复正常）水平更高；在急性感染阶段，CD8$^+$T细胞表达Ki67（提示细胞增殖）、CD38（钙信号转导触发颗粒释放所需）和HLA-Dr（由T细胞受体组成的MHC Ⅱ类）（Björkström et al., 2011）。肾综合征出血热与IL-8、IL-6、IL-10、TNF和IFN-γ水平升高有关（Khaiboullina et al., 2017）。

2. 汉坦病毒与HLA

基于疾病严重程度的临床和实验室指标，研究人员发现了肾综合征出血热和汉坦病毒心肺综合征（Hantavirus pulmonary syndrom，HCPS）的危险HLA单倍型。

判定标准包括住院治疗时间、住院期间体重变化（少尿期液体滞留量）、透析需求、最低血压（收缩压）、是否休克、尿素和肌酐水平升高（急性肾损伤严重程度）、血小板减少和白细胞增多（Jonsson et al., 2010）。对于HLA Ⅰ类（*HLA-DRs*）和HLA Ⅱ类（*HLA-DRB*）基因，与汉坦病毒疾病严重程度相关的HLA区域等位基因和单倍型在全球范围内表现出显著差异。在芬兰，具有HLA区域等位基因*HLA-B08*和*HLA-DRB1-0301*的个体更可能发生严重类型的普马拉病毒感染，此类患者肌酐水平较高，血压较低（Mustonen et al., 1996），血液和尿液中存在高浓度的病毒（Plyusnin et al., 1997）。

另外，在斯洛文尼亚，*HLA-B27*等位基因患者具有良性临床病程（Mustonen et al., 1998）。在普马拉病毒所致肾综合征出血热进展严重的患者中，*HLA-DRB115*等位基因单倍型比轻症患者常见（Korva et al., 2011）。

2012年，研究人员发现，中国*HLA-B46*等位基因和*HLA-B46-DRB109*或*HLA-B51*、*HLA-DRB1-09*等位基因单倍型的存在与汉坦病毒引起的严重疾病有关。另外，*HLA-DRB112*等位基因在这种疾病的人群中很常见，但关联性较低（Koster et al., 2001）。在美国，*HLA-B3501*和*HLA-DRB11402*等位基因与严重不明原因引起的HCPS风险升高有关（Kilpatrick et al., 2004; Koster et al., 2001; Terajima et al., 2011）。Manigold等（2010）发现，*HLA-B35*抑制T细胞反应，并与安第斯病毒诱导的HCPS的良性疾病结果相关。Ferrer等（2007）进一步研究发现，*HLA-DRB115*等位基因与智利人群中的中度HCPS相关，但*HLA-B08*等位基因与更严重的疾病程度相关。

5.4.4　COVID-19

冠状病毒是一种可感染多种动物并导致人类严重的呼吸道疾病的病毒。2002年的SARS-CoV和2012年的中东呼吸综合征冠状病毒是两种导致高度人畜共患致命呼吸道疾病的冠状病毒。这两次疫情引入了一种新型冠状病毒，从而引发了21世纪新的公共卫生问题（Cui et al., 2019）。2019年底，在武汉出现了一种名为SARS-CoV-2的新型冠状病毒，该病毒引发了罕见的COVID-19，随后暴发了疫情。这种传染病也被称为COVID-19，其传染性高，并在全球范围内传播（Hui et al., 2020; Wu et al., 2020）。SARS-CoV-2粒子的直径范围为60～140 nm，表面有高度不同的冠状突起物，突起物高度范围为9～12 nm，这使病毒粒子具有太阳日冕的外观。由于基因变异和重组，SARS-CoV-2可以适应并感染新的宿主。虽然人们认为蝙蝠是SARS-CoV-2的天然宿主，但研究表明，SARS-CoV-2可以通过感染穿山甲等中间宿主而将病毒传播给人类（Lam et al., 2020; Lu et al., 2020）。这种病毒通常在打喷嚏和咳嗽时通过飞沫迅速传播。尽管患者在出现症状之前病毒已经开始传播，但当感染者出现症状时，这种疾病具有强传染性。该疾病的症状通常出现在暴露在病毒环境后2～14天，平均为5天。常见症状是咳嗽、发热、打喷嚏和呼吸短促。

该疾病进展下一步即是肺炎、喉咙痛和急性呼吸窘迫综合征。目前没有抗病毒药物或疫苗可用[*]；研究的主要方向集中在治疗症状和寻找新的支持药物上。主要建议的预防措施包括用肥皂洗手、戴口罩、打喷嚏时捂住口鼻；监测和自我隔离14天（怀疑感染时）。该病诊断的"金标准"是从咽喉或鼻咽拭子中采用实时定量聚合酶链反应方法扩增。此外，诊断标准还包括疾病症状、危险因素和显示肺炎样特征的胸部CT扫描（Velavan et al., 2020）。

1. COVID-19 与 HLA

HLA系统主要参与人类的免疫调节功能。因此，针对此项研究应侧重于HLA在激活SARS-CoV-2免疫应答中发挥重要作用的机制。其中还包括HLA单倍型在感染者中的作用（Barquera et al., 2020）。

---

[*]　译者注："目前"指的是截至该书原版英文投稿时。实际在2022年已经有可预防性注射或吸入疫苗。

已知T细胞受体识别HLA分子构象结构中的抗原结合槽，以及与之相关的抗原肽。因此，独特的HLA单倍型与疾病遗传倾向的差异相关（Dutta et al., 2018; Lee et al., 2020）。构成单倍型基因库的HLA分子有助于进化生存。因此，对于某些新病毒如SARS-CoV-2，提高HLA分子对抗原呈递细胞表面病毒肽的结合能力是非常有益的（Horton et al., 2004; Shi et al., 2020; Wieczorek et al., 2017）。由于HLA在对抗病原体和感染发展的免疫反应中起着重要作用，我们猜测人群HLA变异性可能与SARS-CoV-2感染的发病率相关。HLA系统也对SARS的临床结果产生影响（Bardeskar et al., 2016）。对大量人群的研究结果表明，一些HLA区域等位基因与SARS的严重程度之间存在联系（Lin et al., 2003; Wang et al., 2004）。对SARS-CoV-2的易感性与*HLA-B07:03*、*HLA-B46:01*、*HLA-DRB1 03:01*和*HLA-DRB1 12:02*等位基因相关（Ng et al., 2004; Sanchez-Mazas, 2020）。尽管SARS和SARS-CoV-2序列有很多相似之处，但它们也有一些不同之处（Xu et al., 2020）。因此，在分析SARS-CoV-2感染结果时，HLA区域等位基因因素需要另外分析（Nguyen et al., 2020; Sanchez-Mazas, 2020; Severe Covid-19 GWAS Group, 2020）。由进行的分析研究得出结论，在SARS-CoV-2感染患者中未发现与SARS相关的易感性等位基因水平显著不同。社区内对病毒的免疫反应的多样性可以通过宿主遗传变异来解释。了解HLA变异性如何影响SARS-CoV-2感染的进展，可帮助确定哪类人群患病风险较高。Benlyamani、Venet、Coudereau、Gossez和Monneret（2020）在危重患者中进行的一项研究显示，循环单核细胞中HLA-DR分子下调。此外，这种HLA-DR下调与严重的淋巴细胞减少症和其他功能差异相结合，在宿主体内产生免疫抑制状态。

病毒肽MHC Ⅰ类结合亲和力的计算机模拟研究表明，*HLA-A02:02*、*HLA-B15:03*和*HLA-C12:03*等位基因可有效地呈递更多的肽，而*HLA-A25:01*、*HLA-B46:01*和*HLA-C01:02*等位基因的SARS-CoV-2结合肽的呈递效率最低（Nguyen et al., 2020）。Iturrieta等（2020）的研究表明，与SARS-CoV-2结合肽结合能力更高的HLA Ⅰ类分子存在于轻度患者中，与中度和重度患者相比，其复杂程度更高。

因此，MHC分子的遗传变异可以影响SARS-CoV-2的易感性和严重性（Romero-López et al., 2020）。与其他地区相比，非洲存在不同的HLA区域等位基因，这可能是降低非洲SARS-CoV-2发病率的潜在原因之一。HLA区域等位基因MHC Ⅰ是病毒抗原呈递复合物的重要组成部分，已发现它对病毒感染和疾病严重程度具有不同的抵抗力。一些HLA区域基因型可通过调节T细胞介导的抗病毒免疫反应，参与改变疾病症状和传播（COVID-19 Host Genetics Initiative, 2020）。*HLA-B46:01*等位基因预计含有较少的SARS-CoV-2结合肽，这意味着携带该等位基因的人易感染SARS-CoV-2。所有常见的人类冠状病毒都具有呈现高度保守的SARS-CoV-2结合肽的能力。这意味着该等位基因可能允许交叉保护性T细胞依赖性免疫（Nguyen et al., 2020）。HLA 与病毒的关系很复杂。尽管 HLA-B27 似乎有助于 HCV 和 HIV 的虚拟对抗（Neumann-Haefelin et al., 2006），但它也可能导致机体对疟疾易感（Mathieu et al., 2008），HLA-B27 在疟疾流行的非洲人群中的发病率似乎在下降。由于严重的 COVID-19 在疟疾流行社区中罕见，这可能与HLA 靶肽表达方式有关。在一项针对患有中度或重度 COVID-19 的 99 名意大利患者的研究中，检测到 *HLA-DRB1-15:01*、*HLA-DQB1-06:02* 和 *HLA-B27:07* 等位基因之间的强烈关联，但鉴于样本量有限，存在检测结果假阳性的可能性（Novelli et al., 2020）。内质网氨基肽酶（ERAP-1）是甲型流感（流感）中 HLA-B27 相关免疫显性所必需的。HLA-B7 免疫显性可能不是这种情况。HLA-B27 免疫显性流感核蛋白（nucleoprotein，NP）383-391 表位是一个 14 聚体 N 端扩增，直到被 ERAP-1 切断。在排除 ERAP-1 的情况下，在感染流感病毒的 B27/ERAP$^{-/-}$ 小鼠中，CD8$^+$T 细胞对 B27/NP383-391 表位的作用有效降低。由于 ERAP-1 仅在 HLA-B27$^+$ 个体中可见，这表明流感病毒对 HLA-B27 相关免疫显性肽的发育取决于 ERAP-1，而不取决于 HLA-B7（Akram et al., 2014）。目前尚不清楚 ERAP 与 HLA 的关系是否延伸到冠状病毒。我们没有足够的证据表明 HLA-B27$^+$ 强直性脊柱炎患者是否更容易患 COVID-19（Rosenbaum et al., 2021）。COVID-19 的流行情况复杂，变化迅速。关于 COVID-19 的许多担忧仍然是一个谜。

5.5　信号通路

通常，细胞信号通路在调节细胞功能中起着重要作用。在微生物感染期间，各种信号通路被激活，从而激活我们的免疫系统以对抗这些微生物。因此，我们可以使用免疫系统中存在的多种受体来检测感染的性质。在微生物（病毒）感染期间，病毒通过操纵各种分子信号和细胞通路促进其进入体内，并在体内复制和增殖，逃避宿主细胞的免疫反应从而导致病毒性疾病。病毒感染机体后，机体可产生信号，可改变各种细胞因子，产生 IFN 和 TNF，从而导致各种病毒性疾病（如获得性免疫缺陷综合征、登革热、肝炎、COVID-19），同时伴有发热、呼吸道症状、咳嗽、肺炎、腹泻、严重身体疼痛等症状。一系列细胞内信号事件扰乱了受感染细胞的通路，如 TLR/RLR 通路、NF-κB 通路、JAK-STAT 通路、PKC 通路、MAPK 通路、PI3K-AKT 通路。有研究发现，大多数 MAPK 通路被各种病毒用来促进其复制。

5.5.1　TLR/RLR 通路

TLR 是一种跨膜信号蛋白，它包含两个结构域，即 TIR（Toll/IL-1 受体）结构域的胞内结构域和 LRR（富含亮氨酸重复序列）的胞外结构域。视黄酸诱导基因 1（RIG-1）样受体（RLR，又称 RIG-1 样解旋酶）也属于这一类。TLR 通路和 RLR

通路都在先天免疫应答中发挥作用，其中ssRNA病毒刺激TLR，dsRNA病毒刺激RLR。在病毒感染过程中，各种病毒蛋白抑制信号通路（IRF3和NF-κB）的激活，如HCV NS5A蛋白阻止IRAK向MyD88募集并产生IFN抗性，核苷三磷酸水解酶-1（nucleoside triphosphate phosphohydrolase-1，NPH-1）能抑制IFN NS3/4A蛋白酶产生反应从而抑制IFN-β应答。在HIV辅助蛋白（Vif和Vpr）中，IRF3降解，从而抑制IFN产生，HIV蛋白酶降解bcl2并抑制凋亡过程，而Nef辅助蛋白诱导细胞凋亡。流感病毒非结构蛋白-1（non-structural protein-1，NS-1）也抑制宿主IFN应答。RLR的解旋酶结构域检测细胞溶质登革病毒RNA并产生IFN和其他细胞因子。SARS-CoV-2-dsRNA分子刺激IRF3通路。TLR通路的简单过程见图5.1。

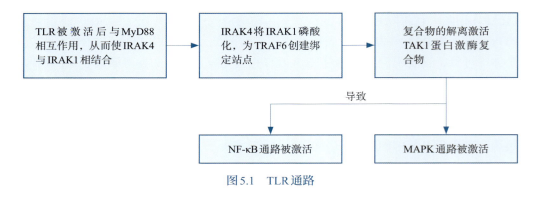

图5.1　TLR通路

5.5.2　NF-κB通路

NF-κB是一种蛋白质复合物。它由两类组成，Ⅰ类（p105和p100）和Ⅱ类（RelA、RelB和c-Rel）。NF-κB作为转录因子，负责控制细胞因子产生和细胞存活等。NF-κB的每个成员由N端DNA结合结构域和二聚结构域组成，而Ⅰ类和Ⅱ类分别包含C端反式抑制结构域和反式激活结构域。正常情况下，NF-κB可与抑制蛋白复合。被称为IκB激酶的蛋白激酶可导致抑制性蛋白降解。NF-κB通路在免疫系统发育、炎症和细胞生存中发挥作用。众所周知，大多数病毒都以该通路为目标。在病毒感染期间，NF-κB被激活并产生IFN-β、TNF-α和IL-8，从而启动宿主免疫应答。登革病毒可导致这一炎症反应通路的激活，如刺激TNF表达和生成一氧化氮。流感病毒的早期蛋白（NS-1）刺激这一通路。据报道，SARS-CoV-2-dsRNA、ssRNA或蛋白质（结构和非结构蛋白，如N、S、nsp1、nsp3a）分子可以刺激NF-κB通路。SARS-CoV E蛋白和ORF3a也可以诱导IL-1β转录这一通路；IL-1β可诱导具有ACE2受体的细胞增殖。HIV Tat蛋白对病毒复制的NF-κB途径依赖性长末端重复序列激活至关重要。汉坦病毒通过利用TLR/RLR通路调节Ⅰ型IFN应答。NF-κB通路的简单过程见图5.2。

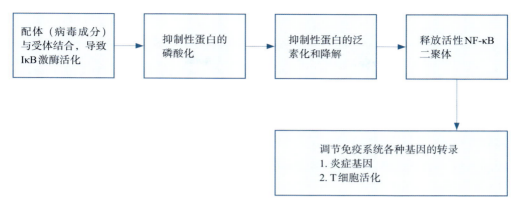

图 5.2 NF-κB 通路

5.5.3 JAK-STAT 通路

JAK-STAT 是一种由 JAK 和 STAT 两种成分组成的细胞膜受体。JAK 是由非胞质配体结合位点和胞质 STAT 结合位点组成的跨膜蛋白，而 STAT 是转录因子。JAK 和 STAT 都以二聚体形式存在。JAK-STAT 通路在巨噬细胞调节、IgG 亚类转换、T 辅助细胞发育等方面发挥作用。细胞因子 I 型和 II 型受体属于该通路。HCV 核心蛋白通过引起 STAT1 降解来抑制该通路从而干扰 IFN 和 IL-6 信号转导。在 COVID-19 期间，由于 STAT1 功能异常或 SARS-CoV-2 NSP-1 和 ORF2 蛋白过度表达 STAT3，IFN（I 型）的产生受到影响。DENV 非结构蛋白（NS5）介导 STAT2 的降解，并逃避宿主的 IFN（I 型）反应。HCV 非结构蛋白（NS5A）和其他病毒蛋白抑制 PKR 激活并产生 IFN 抗性。病毒成分抑制 JAK-STAT 通路并抑制其抗病毒活性，如腺病毒和流感病毒抑制 PKR 的激酶活性。JAK-STAT 通路的简单过程见图 5.3。

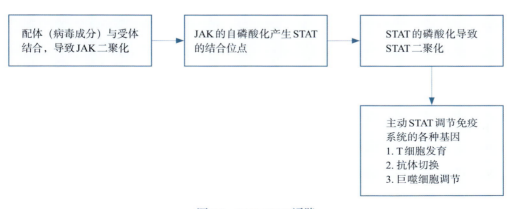

图 5.3 JAK-STAT 通路

5.5.4 PKC通路

蛋白激酶（protein kinase-C，PKC）介导的通路为PKC通路，也称为DAG-IP3通路。PKC是一种蛋白激酶（丝氨酸/苏氨酸），通过与二酰甘油（diacylglycerol，DAG）相互作用而激活。PKC通路被GPCR和RTK（受体酪氨酸激酶）通路激活，因为两者都具有磷脂酶C（phospho lipase，PLC）活性，并由PIP2（磷酸肌醇二磷酸）产生肌醇1, 4, 5-三磷酸（IP3）和DAG。它在T细胞和B细胞分化和激活、基因表达模式的改变等方面发挥作用。病毒利用这一通路进入宿主细胞。流感病毒HA蛋白激活PKC并诱导MAPK和NF-κB信号转导。有研究表明，PKC在磷酸化病毒M1蛋白的同时调节病毒复制。HIV gp120与T细胞受体（CD4C和CR5）的结合导致PKC的各种亚型的激活并调节钙水平。PKC通路的简单过程见图5.4。

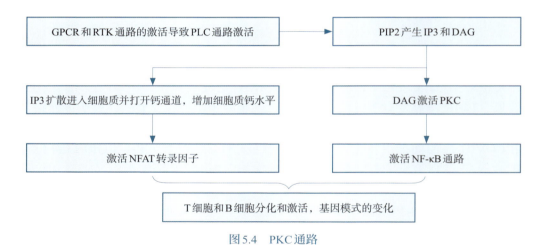

图5.4　PKC通路

5.5.5 Ras-MAPK通路

Ras-MAPK通路被RTK通路激活。该通路的许多成分具有激酶性质和致癌作用。Ras是单体G蛋白，是信号转导通路的重要组成部分。活性Ras蛋白激活MAPK的级联。该通路的功能是T细胞和B细胞活化和分化，病毒利用这一点进入宿主细胞。HIV、肝炎病毒和登革病毒刺激RANTES表达（一种参与嗜酸性粒细胞吸引炎症反应的趋化因子）。机体感染HIV时，RANTES被MAPK激活；机体感染登革病毒时，RANTES被NF-IL-6激活。HIV辅助蛋白（Nef）介导MAPK信号转导至AP1，即刺激HIV复制。流感病毒的早期蛋白（NS1、NP、PB）刺激这一通路。流感病毒调节MAPK通路的4个成员（MAPK可分为4个亚族：ERK、p38、JNK和ERK5，故4个亚族即4个成员。这些通路由它们而得名，如利用JNK

的MAPK通路被称为JNK通路）。有研究发现，SARS-CoV感染刺激MAPK通路JNK亚类，从而通过产生IFN和IL-8来调节先天免疫。HIV-1 Tat蛋白激活MAPK通路，以诱导T细胞中G0到G1的转变。Ras-MAPK通路的简单过程见图5.5。

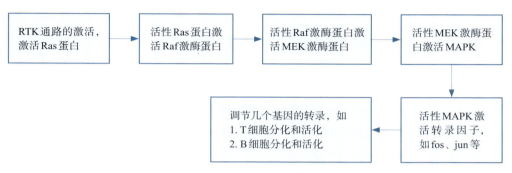

图5.5　Ras-MAPK通路

5.5.6　PI3K-AKT通路

PI3K-AKT通路被G蛋白偶联受体和酪氨酸激酶受体通路激活，因为两者都具有PLC活性并产生IP3与DAG。AKT也被称为蛋白激酶B，是丝氨酸/苏氨酸蛋白激酶。这一通路在细胞存活、细胞生长等方面发挥作用。据报道，许多DNA和RNA病毒可诱导这一途径，促进细胞存活并抑制细胞死亡。HCV NS5A蛋白诱导该通路发展为慢性感染。SARS-CoV和DENV也利用这一通路来获取自身优势，利于病毒进入宿主细胞。流感病毒早期蛋白（NS1、NP）和晚期蛋白（HA、NA、EP）刺激这一通路。已发现SARS-CoV M蛋白可诱导产生破坏因子，从而导致细胞死亡。HIV g-120（糖蛋白120）触发感染可引起该通路的激活。PI3K-AKT通路的简单过程见图5.6。

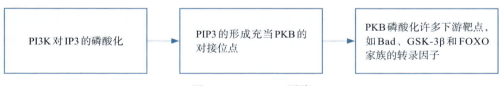

图5.6　PI3K-AKT通路

5.6　疫苗组学和对抗组学：免疫遗传学和疫苗接种反应

尼尔斯·热尔纳（Niels Jerne）于1970年提出"免疫网络假说"，他将适应性免疫系统的工作理论转化为独特型网络，以理解克隆免疫反应的调节（Jerne，1974）。后来，在20世纪80～90年代，杰弗里·霍夫曼（Geoffrey Hoffman）发展了"对称网络理论"，试图解决"I-J悖论"（Hoffmann, 2008）。在最基本的形式中，该理论假设"疫苗的反应是由一系列基因及其相互驱动作用而累积产生的一种机体反应，理论上是可预测的"（Poland et al., 2007）。在该理论中，特定的免疫系统成分（基因、甲基化模式和SNP）及具有个体遗传成分组的通路/网络（基因及其通路/网络和决定免疫应答的其他参数）在个体和群体水平上被识别。免疫应答网络理论是疫苗组学的基础，它将这些元素结合在一起，并使用生物信息学和生物统计学来解码、想象和预测免疫应答，评估和理解定义免疫应答表型的个体和群体的组成部分（中和抗体、先天和细胞介导的免疫应答和细胞因子应答）。疫苗组学是免疫遗传学和免疫基因组学及免疫分析和系统生物学的结合。疫苗组学的重点是开发新一代疫苗，并利用高组学技术和创新的生物信息学方法扩展个体化医疗能力。由于高通量"组学"技术产生的新数据，疫苗像药物和医疗一样，正变得越来越个性化。每个人对疫苗的免疫反应不同。疫苗组学的主要目标是研究能够解释这种变异的重要部分的基因。疫苗组学结合了免疫基因组学和免疫遗传学如SNP、通过系统生物学和免疫标记方法发现功能现象，以识别人类对疫苗免疫反应的差异。这些观察结果可用于开发新的候选疫苗，了解更多不良反应的发展及免疫系统如何反应，并最终在临床疫苗试验中识别潜在的生物标志物。遗传研究报告的麻疹病毒、乙型肝炎表面抗原、风疹病毒和腮腺炎病毒的抗体应答率分别为88%、60%、45%和30%。HLA和非HLA区域基因编码的细胞因子、TLR和细胞表面受体影响疫苗的免疫应答。此外还发现，遗传因素在疫苗保护和导致产生不利组学的有害事件中发挥作用。研究人员发现，疫苗组学在理解个体间对疫苗免疫反应差异方面的重要性，这些差异是在更全面的基础上产生的，以及这些原则该如何应用于新的疫苗设计（Bernstein et al., 2011; Rinaudo et al., 2009; Seib et al., 2009）。此外，一些国家提出利用疫苗组学原理研究和评估疫苗安全性（Joly et al., 2011）。

疫苗组学是一个多学科领域，其科学基础正在逐步发展。免疫应答网络理论帮助疫苗组学领域了解了单个或序列抗原分子的主要免疫应答驱动因素，然后将这一知识扩展到捕获、开发和制造疫苗的实际应用方面。疫苗组学是一种全新的疫苗生产方法。该范例将领域从以前的经验"隔离、灭活/衰减、注入"方法，转向"发现-证实-验证/塑造-应用"，我们将其定义为"发现-证实-验证/塑造-应用"方法（图5.7）。

在系统或网络层面，提高我们对影响疫苗抗原免疫应答的遗传和非遗传因素的认识是非常重要的。疫苗组学有助于候选疫苗的定向生长，提高了个性化医疗或精准医疗的重要作用。随着疫苗组学的发展，很可能会根据识别人类和其他社会群体之间的基因变异信息来设计疫苗，而不是"一刀切"地基于人群的概念（Buonaguro et al., 2011; Nakaya et al., 2012; Pulendran, 2009; Garcia-Cordero et al., 2013）。对于免疫

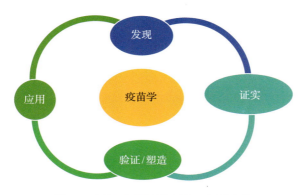

图 5.7　通过疫苗组学方法开发新疫苗

群体，疫苗组学可以通过识别宏基因组和免疫遗传系统中的干扰，在系统水平上阻止防御免疫反应的产生，从而在开发新疫苗中发挥作用（Duraisingham et al., 2012）。图 5.8 显示了疫苗组学和疫苗开发免疫应答理论的流程图。尖端的"组学"技术及先进的建模和生物信息学技术是这一现代模式的关键组成部分。

　　疫苗组学有可能彻底改变个性化疫苗的生产。理解宿主–病原体的遗传关系，特别是宏基因组学和免疫遗传学如何影响疫苗诱导的免疫可变性，可以促进候选疫

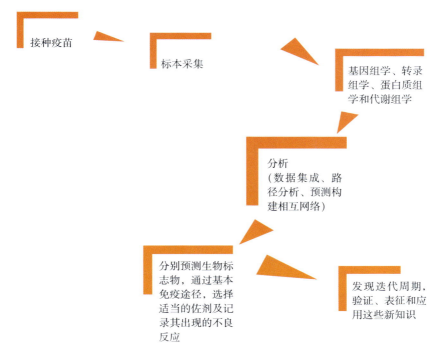

图 5.8　疫苗组学和疫苗开发免疫应答理论的流程图

苗和可能的个体化疫苗的形成。将功能性SNP与免疫遗传学相结合，可为快速变化的个性化疫苗接种理念增添宝贵的知识。高通量技术的最新发展帮助确定个体化疫苗学的新靶点（细胞因子、细胞因子佐剂和拮抗剂、异常甲基化、相关和未知免疫基因、多态性和通路/网络）。了解微生物在疫苗免疫中的反应能力需要来自宏基因组研究的数据及其发展对人类健康的贡献（National Research Council, 2007）。这些进步将产生特定的共同想法，这将有助于产生个性化疫苗接种，并鼓励产生新的疫苗开发模式。基因多态性与乙型肝炎病毒、流感病毒、麻疹病毒、腮腺炎病毒、风疹病毒和HIV的关系已在几项基于人群的疫苗研究中进行了研究（Chen et al., 2011; Haralambieva et al., 2011; Kaslow et al., 2001; Milich et al., 2003; Ovsyannikova et al., 2008; Ovsyannikova et al., 2011; Ovsyannikova et al., 2011b; Poland et al., 2008; Wang et al., 2004; Yucesov et al., 2002）。最近的炭疽疫苗吸附分析揭示了接种疫苗后，炭疽杆菌保护性抗原的疫苗诱导抗体应答中个体间免疫应答差异的遗传成分（Pajewski et al., 2011, 2012）。另一项研究发现了 *CD46* 基因 *rs2724384* 多态性，该多态性与麻疹疫苗诱导（埃德蒙斯顿毒株）的抗体水平下降有关（Dhiman et al., 2007; Ovsyannikova et al., 2011a; Ovsyannikova et al., 2011b）。性别差异也会对个性化疫苗的开发产生影响。几项研究发现，疫苗免疫应答与性别之间有关系（Green et al., 1994; Klein et al., 2010; Mitchell, 1999）。在一项基于疫苗的人群研究中显示，与男性相比，女性对腮腺炎、风疹和天花疫苗的体液（IgG和中和抗体）免疫应答显著增加。（Kennedy et al., 2009; Ovsyannikova, et al., 2004a; Ovsyannikova, Jacobson, Vierkant, Jacobsen, Pankratz, & Poland, 2004b; Ovsyannikova et al., 2008）。

常规免疫已成为20世纪最伟大的公共卫生成就之一（Centers for Disease Control & Prevention CDC, 1999），其风险与收益比例相对较低（Committee to Review Adverse Effects of Vaccines, 2011），并在科学界和医学界广为接受。尽管如此，疫苗接种的不良反应仍然是一个令人担忧的问题，部分原因是覆盖面过大及吸收效果的差异（Salmon et al., 2009），更重要的是，疫苗接种被用作健康人的预防措施而非治疗措施（Ahmed et al., 2011）。然而，在不良反应事件极少发生的情况下，确定因果性无论是在许可前还是在许可后的研究都很困难（Jacobson et al., 2001; Kwok, 2011）。人类对生物制品的免疫反应因人而异，不仅在需求或受益方面，在不良反应上也有很大差异。这种变异性受到与先前暴露、疾病、当前身体和情绪健康以及个体基因组和微生物组的动态关联的影响（Relman, 2008）。就导致疫苗相关不良反应的变异而言，这些不良反应是罕见但显著的。我们生活在一个能够量化和预测疫苗接种相关不良反应或"对抗组学"的复杂相互作用的时代（Poland, 2010; Poland et al., 2009）。最近的几项研究表明，一些研究是很有价值的。Ball 等（2009）给出了一个对抗组学的简单说明，报告了关节炎与莱姆病疫苗接种之间的关联。研究人员比较了27例接种莱姆病疫苗后患关节炎的患者和 162 例配对对照组的 *HLA-DRB1* 等位基因分型、莱姆病蛋白质印迹和 T 细胞反应性，发现 *HLA-DRB1* 等位基因或 T 细胞对外表面蛋白 A 的反应没有变化，但他们确实发现外周蛋白 B 的 IgG 抗体水平较低。研究结果驳斥了莱姆病疫苗在这些关节炎病例中起主要作用的理论（Ball et al., 2009）。美国 FDA 和其他研究人员进行的分析驳斥了关节炎和疫苗接种之间的联系（Poland, 2011）。

显然，基因组学、转录组学、蛋白质组学和其他技术的结合，以及计算能力的最新发展，将开辟新的研究前沿。大规模表型基因型数据库对于开发与疫苗相关不良反应的多基因模型、了解不利组学在生产更安全的疫苗和预测/预防疫苗接受者的严重不良反应方面的潜力非常重要。

总体而言，疫苗组学和对抗组学利用免疫遗传学专业知识来预测疫苗的有效性和安全性，这有助于开发更有效的疫苗。免疫遗传学定义了基因突变导致免疫系统功能不完善的情况，以及对这些情况的安全补救措施。

5.7　小结

HLA 系统与传染病虽然有些已经经过研究了解，具有较强的关联性，但还有一些关联性则是肤浅的，没有太多重要的关系。免疫应答的产生过程中涉及许多因素；然而，在确定疾病演变过程中，遗传因素与这些机制的相互作用又很重要。在个体内，由于基因多态性，免疫反应随感染而变化，从而影响免疫反应。针对传染病，HLA 抗原可以单独或与其他基因组合在一起来提供保护或引起易感。

在流行地区，对于易感性的感染机制和基因保护是疾病控制的重要步骤，研究与其相关的知识也有助于了解致病原理和研究保护措施。在使用生物肽开发未来疫苗的过程中，HLA 区域基因至关重要，因为它们影响免疫反应和耐药性。在疫苗的开发中，其管理和监测、免疫应答理论和疫苗组学领域是主要的决定因素。个性化疫苗学领域可以通过使用这些理念来加强疫苗安全性。使用这些概念可能会减少现有的"反疫苗"和对疫苗的恐惧，这种恐惧在今天似乎很普遍，并对疫苗接种计划产生较大的负面影响。

翻译：刘　肖　审校：高慧双

参考文献

miRNA：潜在的癌症免疫治疗调节剂

Javaid Ahmed Wani[1, 2], Sabhiya Majid[3, *], Muneeb U. Rehman[4], Mosin Saleem Khan[5] and Qadir Jasiya[1]

[1]*Department of Biochemistry, Government Medical College, Srinagar, India,* [2]*Department of Biochemistry, School of Biological Sciences, University of Kashmir, Srinagar, Jammu and Kashmir, India,* [3]*Department of Biochemistry, Government Medical College Srinagar, Research Centre University of Kashmir, Srinagar, India,* [4]*Department of Clinical Pharmacy, College of Pharmacy, King Saud University, Riyadh, Saudi Arabia,* [5]*Department of Biochemistry, Government Medical College (GMC-Srinagar) and Associated Hospitals, Karan Nagar Srinagar, India*

*通讯作者。

6.1 概述

对肿瘤进行免疫性攻击是人体免疫系统的普遍特征。然而，它在肿瘤继续生长的患者中无效，但这种反应提高了患者的生存率。此外，研究人员发现，不同恶性肿瘤患者生存率提高与细胞毒性 T 细胞迁移率升高之间显著相关（Clemente et al., 1996; Haanen et al., 2006; Leffers et al., 2009; Morris et al., 2008; Piersma et al., 2007）。这也是学者在近几十年来，一直致力于研究使用免疫疗法来抗肿瘤的主要原因。但是，这一疗法也受到一些不利因素影响（Hanahan et al., 2000）。例如，一些免疫疗法的普遍特性及这些疗法如何影响人类的免疫系统（Zitvogel et al., 2006）；而且一些免疫疗法的相关产品生产较为困难（如树突状细胞免疫疗法和过继细胞疗法）。免疫治疗辅助原发性癌症的治疗（手术、放疗和化疗），将降低肿瘤负担，增强免疫系统功能，以对抗早期的肿瘤转移。

miRNA 是由 21 ～ 23 个碱基对组成的短非编码 RNA，它通过刺激 mRNA 降解对基因表达进行负调控（Bartel, 2009a, b）。大量证据表明，miRNA 在细胞增殖、代谢、程序性细胞死亡和分化等基本过程中起着重要作用（Sayed et al., 2011）。

除此之外，miRNA还参与癌症的病理生理，如肿瘤的发生、癌变和转移。这在很大程度上引起了学者们对miRNA疗法的兴趣，该疗法专门设计用于恢复肿瘤抑制miRNA的表达或抑制致癌miRNA的功能或表达（Garzon et al., 2010; Ling et al., 2013）。本章讨论了miRNA在癌症免疫治疗中的潜力。

6.2 miRNA生物学特性

Lin-4是1993年发现的第一个调控Lin-14的miRNA，*Lin-14*是秀丽隐杆线虫发育的调控基因（Lee et al., 1993）。巧合的是，伴随着这一发现，2002年发现了一种称为RNA干扰的现象，即miRNA通过这种现象调节mRNA序列。这是一种由RNA聚合酶Ⅱ产生的5'-帽结构和3'-多腺苷酸化修饰的初级miRNA（pri-miRNA）的茎环结构。该初级miRNA（pri-miRNA）被核糖核酸酶复合物（Drosha和DCGR8）修饰，生成一个70～100个碱基对的小茎环结构即miRNA前体（pre-miRNA）。miRNA前体通过核输出蛋白5被带到细胞质中，然后，它被再次修饰以产生18～25个核苷酸，称为成熟miRNA。双链miRNA与RNA诱导的沉默复合物（RNA-induced silencing complex，RISC）结合形成miRISC复合物。这刺激了双链miRNA的解链，其中，过客链被丢弃，其他链保持与RISC连接。连接的链将RISC复合物导向靶mRNA。miRNA链通过完全或部分配对退火至靶mRNA，并通过翻译抑制、降解或切割导致基因沉默（Ha et al., 2014; Kim et al., 2007）。

6.3 miRNA对基因表达的调控

siRNA的完全互补特性使基因表达沉默。这刺激AGO2蛋白在相对于引导链的5'端引物的第10和11位之间切割mRNA链的磷酸二酯键（Elbashir et al., 2001）。释放的mRNA片段被不同的外切核酸酶作用和降解（Valencia-Sanchez et al., 2006）。另外，miRNA靶位的识别更为复杂，因为相同的miRNA靶向不同的mRNA，或相同的mRNA被不同的miRNA靶向，这取决于两个参与者之间的互补程度。mRNA靶点和miRNA之间退火的碱基对位点是mRNA的3'端非翻译区和miRNA的5'端（2～7个核苷酸）。另外还发现了一些其他退火位点，如中心定位位点、3'附加位点和凸出位点（Bartel, 2009a, b; Chi et al., 2012; Shin et al., 2010）。单个miRNA可调控靶mRNA的特征，即具有多靶识别的特性。例如，一项微阵列研究发现，脑组织优先表达的miRNA-124可以靶向174个注释基因（Lim et al., 2005）。miRNA与mRNA靶位之间部分碱基互补的特性不能刺激AGO2-miRISC。然而，基因表达沉默是通过翻译阻断、多腺苷酸尾修剪和退火产生的（Huntzinger et al., 2011）。

6.4 miRNA在癌症免疫治疗中的应用

免疫治疗是一种更好的癌症治疗策略，它具有选择性且更加安全，而经典化疗则是不加区别地针对快速增殖的癌细胞。T细胞过度活化可能会产生一些免疫相关的副作用。有不同的策略可以直接或间接地提供抗恶性肿瘤的免疫成分，如过继性T细胞免疫治疗、细胞因子治疗，或者使用免疫检查点抑制剂促进免疫系统对抗恶性肿瘤。例如，帕博利珠单抗（PD-1特异性抗体）或阿维单抗（PD-L1特异性单抗）主要推荐用于三阴性乳腺癌（triple-negative breast cancer，TNBC）患者。还有针对特异性肿瘤标志物设计的特异性单克隆抗体，它启动了一种称为抗体依赖性细胞毒性的机制。许多研究发现，miRNA调控肿瘤细胞与免疫细胞之间发挥的免疫检查点相互作用；研究还发现，miRNA有调节肿瘤微环境中免疫细胞（巨噬细胞、骨源性抑制细胞、NK细胞）的功能。除此以外，直接使用如miRNA模拟物（功能与miRNA相同的小型合成寡核苷酸）和免疫治疗剂这类基于miRNA的试剂，也有进一步增强其疗效或中和免疫治疗耐药性的可能。

6.4.1 作为T细胞免疫治疗修饰剂的miRNA

（1）提高T细胞受体的灵敏度：研究发现，一些miRNA会通过靶向抑制性磷酸酶（Simpson et al., 2015），积极调节T细胞受体信号阈值来增强T细胞的活化和功能（Stromnes et al., 2010, 2012）。例如，蛋白酪氨酸磷酸酶非受体2型（PTPN2）的表达受到miR-155的抑制，这导致T细胞受体信号增强，因为PTPN2通过靶向LCK和FYN src参与T细胞受体信号抑制酪氨酸激酶家族（Ji et al., 2015; Wiede et al., 2011）。另一种称为miR-21的miRNA靶向双重特异性蛋白磷酸酶10（DUSP10）和靶向软脂酰化磷蛋白（sprouty-1），其具有双重丝氨酸/苏氨酸磷酸酶活性（Chang et al., 2012; Chen et al., 2014）（Jin et al., 2013; Thum et al., 2008）。DUSP10和sprouty-1可直接阻断T细胞受体诱导的JNK和ERK磷酸化，因此它们被miR-21抑制后，可有效提高T细胞受体信号转导效率（Thum et al., 2008; Zhang et al., 2004）。有研究发现，在与同源抗原接触时，miR-181a的上调提高了T细胞受体敏感性和细胞内的钙通量，这导致IL-2显著释放（Li et al., 2007）。

（2）提高T细胞的适应性：T细胞适应性是指抗原激活的T细胞在无抗原环境中持续保持活性，这也正是决定过继性T细胞治疗成功的关键因素之一（Gattinoni et al., 2012）。最近有研究观察到，miR-155通过正调控抑制PI3K/AKT和STAT通路上游细胞因子信号的返流来促进T细胞对维持淋巴细胞群的细胞因子（稳态γc细胞因子）的反应（Ji et al., 2015）。通过基因工程表达特定的miRNA如miR-17-92簇，也有可能增强T细胞的适应性。该miRNA可有效沉默PTEN

（PI3K/AKT抑制剂）和BIM蛋白，从而导致效应T细胞广泛增殖和存活（Khan et al., 2013; Wu et al., 2012）。然而，由于恒定的miR-17-92和AKT活性可导致有缺陷的记忆细胞发育（Hand et al., 2010; Wu et al., 2012），这对于永久性抗肿瘤反应的发展是不利的。最近，大野（Ohno）等提供了一种在T细胞中上调miR-17-92的不同策略，特别是靶向肿瘤。例如，在人源化异种移植小鼠模型中，人为过度表达miR-17-92可使抗EGFRvⅢ CAR-T细胞簇形成针对肿瘤复发的持久免疫（Ohno et al., 2013）。同样，miR-214抑制PTEN肿瘤抑制因子，因此可用于AKT驱动的T细胞增殖，但其在动物模型中的作用尚未评估（Jindra et al., 2010）。还可利用过度表达的miRNA来沉默促凋亡分子，这也是一种治疗途径。例如，实验观察到，miR-15b沉默了含有DNA结合蛋白的死亡效应子结构域，该蛋白可用于促进过继性T细胞治疗的存活（Zhong et al., 2013）。然而，过度表达的miR-15b会抑制T细胞的活化及IL-2和IFN-γ的释放，从而潜在导致抗肿瘤效应子反应的降低（Zhong et al., 2013）。

（3）增强效应器功能：为了有效根除肿瘤，通过T细胞免疫疗法递送的T细胞必须在接近更深的肿瘤组织中释放促炎性细胞因子，从而产生针对肿瘤细胞的强效细胞毒性反应。然而，许多针对细胞和分子机制的免疫抑制障碍阻碍了这种反应（Joyce et al., 2015）。例如，TGF-β是免疫反应中一种有效抑制和调节肿瘤环境的重要的细胞因子（Flavell et al., 2010）。在癌症患者中已经对TGF-β做了广泛的研究。由于TGF-β参与了多种必需的治疗，抗TGF-β治疗可能会对癌症受试者造成不利影响（Flavell et al., 2010）。

在投入临床前的小鼠研究中，TGF-β受体的显性负突变策略展现了理想的结果。由于TGF-β信号与miRNA生物合成有着错综复杂的联系，建议采用一种替代策略，对miRNA水平进行人工修饰。最近发现，肿瘤病变周围TGF-β的释放促进了CD8$^+$T细胞内miR-23a的过表达，进而抑制了Blimp1的表达（Blimp1是一种众所周知的T细胞分化启动子）（Kallies et al., 2009; Lin et al., 2014; Rutishauser et al., 2009; Shin et al., 2009）。这导致CD8$^+$T细胞内的细胞毒性如颗粒酶B和IFN-γ随之降低（Lin et al., 2014）。有研究者制造了miR-23a海绵，它可有效捕获miR-23a，但这又反而会降低免疫效果，并导致颗粒酶B和IFN-γ升高，导致小鼠异种移植模型中CD8$^+$T细胞的抗肿瘤反应增强（Lin et al., 2014）。研究人员已观察到miR-17-92簇通过直接抑制TGF-βⅡ型受体来抑制转移T细胞的抑制性TGF-β信号转导效应。因此，miR-17-92的上调对CD8$^+$T细胞增殖具有积极影响，刺激IFN-γ的释放，并增强抗原激活后的T细胞的细胞毒性（Kosaka et al., 2015）。另外，在T细胞中强制使用miR-21可以抑制TGF-β的耐受性。该miRNA由TGF-β刺激诱导，通过直接下调TGF-βⅡ受体来控制负反馈环中的TGF-β信号（Yu et al., 2012）。同样，另一项研究发现，miR-21的过表达与T细胞耐受的退出和反应性激活直接相关（Schietinger et al., 2012）。与这些发现一致的是，最近的一份报告显示，经刺激后，miR-21过度表达T细胞表现出使IFN-γ和TNF-α生成增多（Ando et al., 2013）。当结合在一起时，这些证据证明基于miRNA的治疗工具在T细胞免疫治疗中对TGF-β介导的免疫抑制具有新的可能。

6.4.2　作为免疫检查点修饰剂的miRNA

T细胞特别是调节性T细胞细胞表面存在一些免疫检查点蛋白质。这些蛋白质与其存在于抗原呈递细胞上的配体相互作用，这种相互作用在T细胞内形成一种负面的功能效应。这种现象是防止免疫系统过度刺激和保护我们的细胞免受炎症和自身免疫而进化产生的。T细胞活化时，CTLA-4和PD-1表面蛋白上调，其分别与抗原呈递细胞细胞膜上的CD80/CD86和PD-L1结合，从而导致显性T细胞免疫反应缓解（Zhanget al., 2019）。

miR-127是癌症中第一个通过表观遗传机制调控的miRNA（Saito et al., 2006）。大多数癌症特征都受miRNA的影响，从而促进研究人员对特定miRNA的治疗癌症方向的研究（Berindan-Neagoe et al., 2014; Kasinski et al., 2011）。有充分证据表明，PD-L1表达与miRNA之间存在显著相关性，miRNA包括miR-34a-5p（Wang et al., 2015）、miR-138-5p（Zhao et al., ）miR-200（Chen et al., 2014）、miR-424（Xu et al., 2016）和miR-513（Gong et al., 2010）家族等。miRNA会破坏PD-1/PD-L1相互作用的稳定性，从而可能增强细胞毒性T细胞针对肿瘤病变的功能（Keir et al., 2008）。除了抑制PD-L1表达外，miR-200家族成员还通过抑制上皮−间充质转化（EMT），阻断ZEB1和ZEB2的表达来抑制肿瘤形成。相反，miR-20b、miR-21和miR-130b通过抑制 *PTEN* 抑癌基因来引起PD-L1的上调（Wu et al., 2019; Zhu et al., 2014）。由于胚胎转录因子（ZEB、SNAIL、SLUG1和TWIST1）是上皮−间充质转化的启动子，miR-200的上调是通过阻断胚胎转录因子来阻止上皮向间充质转化。另外还发现，经历上皮向间充质转化的肿瘤与PD-L1过度表达有关（Chen et al., 2014）。

有一些miRNA直接退火到PD-L1 mRNA的3'位点，并刺激其降解。例如，miR-142-5p通过直接靶向PD-L1促进体内胰腺癌的抗肿瘤防御（Jia et al., 2017）；miR-138-5p是一种肿瘤抑制剂，它在许多癌症特别是结直肠癌中的表达降低，并且与疾病的预后不良有关（Zhao et al., 2016）。在卵巢、甲状腺和头颈部恶性肿瘤中也发现miR-138表达失调（Liu et al., 2009; Yeh et al., 2013），最近还发现其在肾细胞癌中的表达也下调（Ying et al., 2018）。在肾细胞癌中的进一步分析中，将miR-138-5p模拟物传递到肾细胞癌细胞系中抑制了它们的侵袭和增殖能力（Xiong et al., 2019）。这也观察到miR-138-5p是外源诱导的，如由苯并芘诱导，这可能是肺上皮细胞产生的防御反应（Jiang et al., 2018）。

　　上皮－间充质转化驱动的癌症受试者的另一个合适策略是通过基于miRNA的治疗结合免疫检查点抑制剂（immune checkpoint inhibitors，ICI）免疫治疗靶向EMT转录因子。诺曼（Noman）等在恶性乳腺癌细胞中发现靶向ZEB-1的miRNA上存在较大程度的PD-L1表达下调（Noman et al., 2017）。有必要对靶向上皮－间充质转化因子的miRNA模拟物进行更多研究，这肯定会使上皮－间充质转化驱动的癌症受试者受益。这表明当与ICI免疫疗法联合使用时，miRNA疗法可进一步增强针对癌症的免疫保护。

6.4.3　miRNA与细胞因子治疗

　　（1）TNF-α：当我们体内出现任何类型的炎性损伤产生的细胞时，如出现巨噬细胞、B细胞和T细胞等，一些免疫细胞会受到刺激，释放TNF-α，TNF-α是一种强效细胞因子，它可以激活其他免疫细胞或增强相同的免疫细胞的功能。TNF-α最早于1970年在感染产生内毒素的革兰氏阴性菌的患者体内发现（Carswell et al., 1975）。研究人员观察到与未处理的TNBC和MDA-MB-231细胞系相比，TNF-α处理的MDA-MB-231显示miR-145的显著上调可导致细胞程序性死亡（Zheng et al., 2016）。通过免疫共沉淀试验证实，miR-145有利于由TNF-α诱导的RIP1-FADD-caspase-8凋亡复合体的形成，从而形成caspase-8介导的凋亡信号通路。有趣的是，研究人员还观察到，细胞凋亡蛋白-1抑制剂（cIAP）被miR-145靶向，导致细胞凋亡的启动。cIAP通过泛素化促进RIP1降解，并阻止TAK1和NF-κB介导的细胞凋亡。因此，miR-145促进cIAP1下调，稳定caspase-8-FADD复合体的形成，提示miR-145可能调节TNBC TNF-α诱导的细胞凋亡。

　　在结直肠癌患者中进行的另一项研究则显示了相反的结果，即TNF-α与结直肠癌进展相关。肿瘤扩散或转移至淋巴结的结直肠癌患者可检测出TNF-α水平升高。上皮－间充质转化是促使肿瘤细胞扩散或转移到远处的主要因素之一，miRNA在这一过程中也起到调节作用。黄（Huang）等发现miR-19a表达与结直肠癌细胞系转移或迁移潜能之间存在显著关联（Huang et al., 2015），他还发现miR-19a和TNF-α在负反馈环相互作用中发挥作用。然而，他无法解释确切的机制。同一研究还观察到，miR-19a的过度表达会降低钙黏蛋白E标志物的表达，同时促进间质标志物如神经钙黏素、纤维连接蛋白和波形蛋白在结直肠癌细胞中的表达，这些都表明TNF-α在上皮－间充质转化中的显著作用。

　　郑（Zheng）等发现，TNF-α水平的升高促进了miR-765的表达，随着EMP3翻译的阻断和p66Shc的上调，miR-765阻断了HeLa宫颈癌细胞的迁移（Zheng et al., 2017）。同一研究人员在另一项研究中发现，用高剂量TNF-α（100 ng/mL）处理口腔鳞状细胞癌细胞系可显著抑制癌细胞的迁移（Tang et al., 2017）。根据对TNF-α研究的分析，它具有双刃性。充分了解TNF-α与miRNA之间的相互作用及其对不同信号通路的刺激作用，有助于开发抗癌药物。

（2）IL-1：IL-1家族有11名成员。其中7个成员为具有激动剂活性的配体，即IL-1（a、b）、IL-33、IL-18、IL-36（α、β、γ）*。在一项研究中，IL-1b可上调胃癌细胞中由NF-κB介导的miR-425的表达，而上调的miR-425通过抑制PTEN肿瘤抑制因子的表达，从而导致胃癌。IL-1b在黑色素瘤细胞中诱导miR-155的表达，其中miR-155介导了MITF-M（小眼畸形相关转录因子）的下调（Arts et al., 2015）。有研究观察到，二氧化硅颗粒诱导的IL-1b分泌可下调miR-101，随后增加了zeste同系物2（EZH2）增强子的表达，在云南省宣威市肺癌细胞系中引起癌细胞的转移和增殖。相反，miR-101抑制EZH2的翻译，减弱细胞生长和迁移（Lei et al., 2015）。同样，在另一项研究中，王（Wang）等观察到非小细胞肺癌（NSCLC）患者的IL-1b水平高度升高（Wang et al., 2014），IL-1b抑制miR101的表达，并引起miR-101靶基因 *Lin28B* 的上调，*Lin28B* 是miRNA肿瘤抑制let-7家族的负调控基因。IL-1b/miR-101/Lin28B通路依赖环氧化酶-2的活性，它可促进非小细胞肺癌细胞的增殖和迁移。总之，该通路将炎症信号与非小细胞肺癌中的癌细胞增殖和迁移联系起来，因此可以部分解释炎症促进肿瘤发生的机制。

（3）IL-6：是一种多功能的细胞因子，它是由辅助性T细胞、巨噬细胞和单核细胞释放（Kishimoto, 2006）。通过不同的研究发现，IL-6在IgG的生物合成和抗体生成细胞（浆细胞）分化等许多免疫相关过程中起关键作用（Hunter et al., 2015）。IL-6与miR-21相互作用，可抑制原癌基因因子的表达。例如，董（Dong）等在前列腺癌恶性细胞株（PC-3和LNCD4）中观察到IL-6和miR-21对肿瘤抑制基因 *PDCD4*（程序性细胞死亡4）的联合作用（Dong et al., 2015）。同一研究发现，miR-21通过上调IL-6细胞因子来抑制 *PDCD4* 基因（Dong et al., 2015）。*PDCD4* 基因实际上通过螯合eIF4G和eIF4A等众所周知的促癌因子来阻止致癌过程。

琼斯（Jones）等观察到，miR-26与IL-6的3'UTR碱基直接配对，并在恶性肺癌细胞（A549）中抑制IL-6表达（Jones et al., 2009）。然而，陈（Chen）等发现，miR-26是IL-6信号的间接调节因子。在A549细胞系中可观察到作为IL-6信号转导启动子的肿瘤因子如HMGA1和MALT1，miR-26可抑制它们的表达（Chen et al., 2016）。这些研究表明，miRNA通过直接作用或通过下调其共增强因子的间接作用，充当细胞因子信号转导的调节因子。而对肝细胞癌进行的研究显示了miR-26a和IL-6的不同情况。IL-6过表达导致miR-26a在肝细胞癌细胞中表达下调（Zhang et al., 2016）。此外，已经观察到上调的miR-26a的肿瘤抑制作用等同于遗传抑制IL-6细胞因子（Yang et al., 2013）。假设IL-6实际上会促进c-myc转录因子的表达，该因子是miR-26a转录的有效抑制剂。此外还发现，miR-26a可抑制STAT3信号转

---

* 译者注：原版英文为a、b、g。

导，STAT3信号通路可导致肝细胞癌细胞中抗凋亡基因（*Bcl-2*、*Mcl-1*、*Cyclin D1*、*MMP2*）的表达显著降低，促进细胞凋亡并阻断间期细胞周期转换（G1/S转换）。然而，miR-26a用来阻止肝细胞癌发展的分子机制仍有待阐明（Yang et al., 2013）。

6.5 作为免疫治疗靶标或试剂的miRNA

针对miRNA作为免疫治疗剂的作用已经进行了几项基于动物和细胞系的研究。miRNA作为免疫治疗剂来促进免疫系统对抗肿瘤，有两种类型：miRNA模拟物和miRNA拮抗剂。miRNA模拟物实际上是经修饰合成寡核苷酸，它具有恢复肿瘤抑制miRNA功能的特性，而miRNA拮抗剂则通过多种机制阻断肿瘤增强子miRNA的功能（Bader et al., 2011）。这些基于临床前miRNA的研究发现，对癌症受试者有多种有益作用，如提高肿瘤对常规治疗策略的敏感性，或直接增强肿瘤对免疫原性攻击的易感性。

miR-34a是第一种用作治疗人类癌症的miRNA模拟物（mrx 34）（Bader, 2012; Bouchie, 2013）。有研究发现，miR-34a在急性髓系白血病中可显著下调PD-L1 mRNA的表达（Ferrajoli et al., 2002）。在进一步研究中发现，miR-34a还可控制免疫细胞向肿瘤组织的迁移。例如，在非小细胞肺癌小鼠模型里观察到，体内递送mrx 34时，除了减少PD-L1表达外，CD8$^+$细胞毒性T细胞迁移显著增强，同时减少CD8$^+$ PD1$^+$T细胞浸润（Cortez et al., 2015）。当mrx 34免疫疗法与放射疗法联合使用时，CD8$^+$T细胞迁移进一步改善，同时抑制放射诱导的巨噬细胞和调节性T细胞增殖（Cortez et al., 2015）。无疑这些结果证明了当mrx 34与放射疗法联合使用时，疗效会有所提高。在mrx 34治疗前使用地塞米松可抑制不良免疫原性攻击并提高其安全性（Beg et al., 2017）。

目前，学者们正在癌症模型中研究新的miRNA模拟靶点。例如，miR-124直接靶向STAT3，STAT3是肿瘤微环境中发生的免疫抑制效应的关键调节因子。实验发现，miR-124模拟物的呈递显著促进IFN-γ、TNF-α和IL-2等免疫原性细胞因子的分泌，这在胶质瘤模型中显示出积极的治疗效果（Wei et al., 2013）。miR-424可抑制PD-L1和CD80的表达。体内研究进一步观察到ICI与miR-424模拟物同时递送抑制了肿瘤的耐药性，促进了CD8$^+$细胞毒性T细胞的增殖能力，同时阻断了髓源性抑制性T细胞和调节性T细胞的增殖，这增加了卵巢癌小鼠模型的存活率（Xu et al., 2016）。

通过多种机制直接或间接阻断miRNA功能的miRNA抑制剂是促进针对癌症的免疫原性攻击的另一个重要策略。这些miRNA大多是肿瘤增强子miRNA。其中一些miRNA已达到临床试验阶段，如Cobomarsen（MRG105）用于抑制miR-155引发的肿瘤。系统性地输入miR-155"海绵"（专门用于捕获它的工具），在实验中已显示出miR-155抑制肿瘤生长的效果（Van Roosbroeck et al., 2017）。然而，miR-155的表达对于肿瘤的治疗具有一些不良影响，如免疫细胞内的功能被阻断，这进一步被具有miR-155遗传诱导缺陷的免疫细胞的功能障碍所证实（Mashima, 2015）。部分miRNA可降低免疫细胞的细胞毒性，其中一个例子是miR-23a，它通过下调BLIMP-1（一种细胞毒性T细胞分化及其细胞毒性的一个重要因子）来延缓CD8$^+$细胞毒性T细胞的功能。此外，研究人员还观察到，当使用细胞毒性T细胞免疫疗法治疗时，miR-23a抑制剂预处理的黑色素瘤小鼠模型显示出显著的肿瘤进展延缓（Lin et al., 2014）。这些研究表明，对效应免疫细胞具有抑制作用的miRNA表达的阻断，引起抗体强有力的抗肿瘤免疫应答（图6.1和表6.1）。

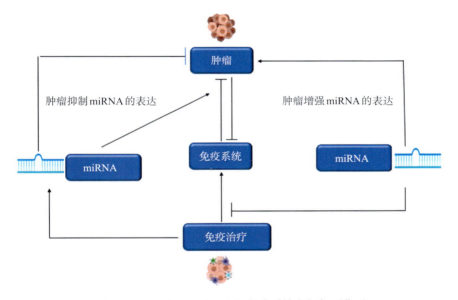

图6.1　免疫治疗、miRNA和免疫系统之间相互作用

表6.1　在免疫治疗调节中具有显著作用的miRNA

miRNA	作用机制	免疫治疗意义	参考文献
miR-155, miR-21	抑制T细胞受体信号转导的抑制性磷酸酶的表达	增强T细胞免疫疗法	Thum et al. (2008); Wiede et al. (2011); Jin et al. (2013)
miR-181a	刺激T细胞中IL-2和细胞内钙的释放	提高T细胞免疫疗法的敏感性	Li et al. (2007)
miR-17-92	抑制PTEN和BIM蛋白的表达	通过促进效应T细胞的增殖和存活加强T细胞免疫治疗	Wu et al. (2012); Khan et al. (2013)
miR-200家族, miR-34家族	通过下调ZEB1和ZEB2抑制上皮-间充质转化	促进PD-L1抑制剂的活性	Chen et al. (2014); Noman et al. (2017)

（续表）

miRNA	作用机制	免疫治疗意义	参考文献
miR-142-5p	直接抑制 PD-L1 蛋白的活性	促进 PD-L1 抑制剂的活性	Jia et al. (2017)
miR-138-5p	直接降低 PD-L1 蛋白的表达	通过抑制恶性细胞增殖和存活来促进 PD-L1 抑制剂的活性	Liu et al. (2009); Yeh et al. (2013)
miR-145	促进 RIP1-FADD-caspase-8 凋亡复合物的组装	刺激 TNF-α 诱导的恶性细胞凋亡	Zheng et al. (2016)
miR-26	抑制促炎信号转导，如 IL-6 和 NF-κB	调节肿瘤微环境使其不适于癌变	Jones et al. (2009); Chen et al. (2016)
miR-424	直接靶向 PD-L1 和 CD80 的表达	促进细胞毒性 T 细胞的功能	Xu, Xu, Li, and Zhang (2017)
miR-124	直接靶向 STAT3 蛋白	促进抑制恶性肿瘤的前免疫原性细胞因子的释放	Wei et al. (2013)

6.6 小结

考虑到 miRNA 的双重性质，miRNA 不仅能促进 T 细胞的增殖和功能，还可能会对肿瘤细胞有相同的影响。miRNA 作为抗癌疗法的角色，我们要深入全面地理解细胞内的生物相互作用。大量基于动物模型和细胞系的研究正在探讨 miRNA 模拟剂和抑制剂的治疗潜力，初步研究结果是振奋人心的，而且我们还需要进一步学习 miRNA 在癌症和免疫治疗中的作用。考虑到它们的潜力，我们有足够的理由持续探索 miRNA 及它作为抗癌免疫治疗剂的能力。

翻译：高慧双　审校：宁永忠

参考文献

第 7 章

炎症性疾病的免疫遗传学观点

Geeta Rai[*], Hiral Thacker, Doli Das and Khushbu Priya

Department of Molecular and Human Genetics, Banaras Hindu University, Varanasi, India

*通讯作者。

7.1 概述

免疫系统以其显著的、多方面的防御机制保护个体免受病原体、细菌、细胞变化或有害刺激的侵袭。细胞和分子的复杂网络能够识别入侵者,并对其做出特定的反应。为了维持健康的内部环境,免疫效应细胞抵御外来分子并产生的局部免疫反应,称为炎症,表现为发红、发热、肿胀、疼痛和功能丧失 (Hannoodee et al., 2020)。因此,炎症是由急性和慢性有害因素触发的免疫系统的生理反应 (Michels Da Silva et al., 2019)。急性炎症持续时间相对较短,通常持续几个小时到几天,具体取决于受损伤的程度,由针对自身分子引起的一些不适当的免疫变化而导致的炎症反应持续时间较长,在某些情况下会引起慢性致命性损伤 (Germolec et al., 2018)。

个体间的遗传变异导致不同的免疫反应模式。免疫信号通路的协同激活对于调节炎症反应至关重要。因此,了解参与各种炎症性疾病发病机制的信号通路和相关基因、分子可以为影响疾病进展提供潜在的治疗靶点。因此,缺乏与各种免疫介导的炎症性疾病 (COVID-19、类风湿关节炎、银屑病、炎性肠病或相关疾病) 相关的确切病因和基因信息可能会导致危及生命的情况。基因组学和遗传学的快速发展促进了与疾病发病机制相关的几个易感基因的鉴定,并进一步指导精准用药。

7.2 炎症介质

细胞因子是一个多样化的可溶性免疫调节蛋白和糖蛋白家族,是炎症过程的主要调节剂。循环系统、先天性免疫系统和适应性免疫系统细胞及受损组织释放的多种化学介质可增强和调节特定的炎症（Halliwell et al., 2015）。除此之外，凝血系统、纤溶系统和补体系统也有助于炎症的形成。以上这些系统释放的化学介质包括：①血管活性胺（如组胺和血清素）；②肽（如缓激肽）；③二十烷类（如血栓素、白三烯和前列腺素）；④促炎性细胞因子；⑤趋化因子。

7.2.1 血管活性胺和肽

组胺这种物质储存在嗜碱性粒细胞和肥大细胞的颗粒中，并在包括急性和迟发性过敏反应在内的许多过敏和炎症进程中起重要作用（Benly, 2015）。急性炎症期间组胺的释放增加了血管对某些蛋白质的通透性，从而在白细胞的作用下，使它们能够在感染组织中遇到病原体。

5-羟色胺（5-hydroxytryptamine，5-HT）在一种称为肠嗜铬细胞（enterochromaffin cell，EC cell）的内分泌细胞中合成，并储存在血小板中。免疫细胞表达5-HT1、5-HT2、5-HT3、5-HT4和5-HT7的5-羟色胺受体、5-羟色胺转运体（serotonin transporter，SERT），以及5-羟色胺合成（TPH）和5-羟色胺降解的关键产物〔单胺氧化酶（monoamine oxidase，MAO）〕（Herr et al., 2017）。5-羟色胺的免疫调节作用包括募集中性粒细胞到急性炎症部位，增强T细胞细胞因子的产生、T细胞分化和增殖以及其他基础免疫过程（Arreola et al., 2015）。

缓激肽是一种由9个氨基酸组成的小的血管活性肽，是一种有效的促炎性介质，是激肽释放酶-激肽系统（kallikrein-kinin system，KKS）的成员。激肽的生物学效应是由被称作B_1和B_2的特定受体介导的（Golias et al., 2007）。缓激肽激活的受体导致血管通透性增加，并产生一氧化氮，以及释放白细胞和各种细胞类型的类色素细胞因子。

7.2.2 二十烷类

二十碳烷是由环氧化酶（前列腺素和血栓烷）氧化花生四烯酸和相关多不饱和脂肪酸得到的类花生酸（Smith et al., 2000）、5-脂氧合酶（白三烯和5-羟基二十碳四烯酸）（Kuhn et al., 2006）和细胞色素P450（CYP450）酶氧化而衍生的，或通过非酶自由基机制氧化产生。

脂氧合酶主要产生于髓系起源的免疫细胞，即单个核细胞（如粒细胞、坏死细胞和淋巴细胞）（Inoki et al., 1990）和多形核白细胞（如嗜中性粒细胞和嗜酸性粒细胞）（Bailey, 1991）。

环氧化酶是一种参与类蛋白合成的酶，如可参与血栓烷和前列腺素类物质如前列腺环素的合成，以及花生四烯酸的代谢，它至少存在两种异构体：COX-1和COX-2。COX-1在大多数哺乳类动物细胞和血小板中产生。在血管内皮、胃、前脑、子宫上皮和肾脏中也有分泌。此外，COX-1（不仅是COX-2）在动物体内具有病理作用，也可在炎症部位受到刺激（Zhong et al., 2012）。两种环氧化酶异构体COX-1和COX-2是非甾体抗炎药（nonsteroidal anti-inflammatory drug，NSAID）的靶标（Mahboubi Rabbani et al., 2019）。由于COX-2参与了SARS-CoV-2进入宿主细胞的过程，获得了广泛的关注。

前列腺素的产生是由一些前列腺素酶决定的。这些酶存在于炎症部位，通过炎症刺激、激素表达、生长因子和细胞活化等促进前列腺素产生（Tilley et al., 2001）。前列腺素的产生是普遍的，并且它们的产生水平在白细胞募集和免疫细胞浸润之前的急性炎症过程中增加（Ricciotti et al., 2011）。前列腺素（PGE_2和PGb）通过增加血管通透性和加强其他炎症介质如激肽、5-羟色胺和组胺，从而导致急性炎症区域的发红、血流量增加和血浆渗出，甚至导致水肿（Johnson, 2018）。

7.2.3　细胞因子

细胞因子是一类具有广泛生物学活性的免疫调节蛋白和多肽家族，是多种免疫反应的调节器。促炎性细胞因子如IL-1、IL-6、IL-8、IL-12和TNF-α在炎症反应中起主要作用（Medzhitov, 2008）。这些细胞因子通过激活局部和全身炎症反应来解决炎症问题。然而，促炎性细胞因子和抗炎细胞因子之间的平衡是至关重要的（Petricevich, 2006）。抗炎细胞因子，特别是IL-10，抑制促炎性细胞因子的合成和黏附分子的表达，同时增加特定细胞因子抑制剂的水平。

在由SARS-CoV-2引起的COVID-19中，细胞因子风暴是最常见的炎症反应。据报道，在COVID-19患者中，IL-6水平升高，并且IL-6是疾病进展的生物标志物（Ulhaq et al., 2020）。在各种慢性炎症和自身免疫性疾病，如1型糖尿病、类风湿关节炎、狼疮性肾炎、银屑病和系统性硬化等中，都能观察到IL-1和IL-6上调（Brugos et al., 2012; Park et al., 2007; Portugal-Cohen et al., 2012; Rosa et al., 2008）。表7.1列出了促炎性细胞因子及其在炎症过程中的作用。

表7.1　促炎性细胞因子及其在炎症过程中的作用

促炎性细胞因子	在炎症过程中的主要作用
IL-1	通过刺激诱导型一氧化氮合酶（iNOS）和COX-2的合成，使NO、血小板活化因子及PGE_2的产生增多，血管舒张、低血压、发热和疼痛敏感性增强，提高免疫细胞的系统扩散和渗透，上调趋化因子的产生及间充质干细胞中细胞间黏附分子-1（ICAM-1）和血管细胞黏附分子-1（VCAM-1）的表达
IL-6	促进巨噬细胞集落刺激因子（macrophage-colony stimulating factor，M-CSF）受体表达、T细胞分化、可作为疾病进展的生物标志物、增加血管通透性，从而加速单核细胞向巨噬细胞的分化

（续表）

促炎性细胞因子	在炎症过程中的主要作用
IL-8	作为中性粒细胞的有效化学吸引剂和激活剂，参与许多伤口的愈合过程，刺激成纤维细胞分化为肌成纤维细胞并促进血管生成，IL-8也可能是不同炎症过程的标志
IL-12	刺激来自T细胞和NK细胞的IFN-γ和TNF-α的产生，减弱IL-4介导的IFN-γ抑制，增强NK细胞和CD8$^+$细胞毒性T细胞的细胞毒性，下调IFN-γ的释放，以及减轻过敏性炎症反应

7.2.4 趋化因子

趋化因子是一个小多肽超家族，其特征在于成熟蛋白质结构中存在保守的半胱氨酸基序，主要参与炎症过程（Turner et al., 2014）。根据半胱氨酸基序的特殊性质，趋化因子分为CC、CXC、XC和CX3C亚家族。

趋化因子参与了损伤部位免疫效应细胞（中性粒细胞、嗜碱性粒细胞、单核细胞、巨噬细胞和内皮细胞）的趋化性，以应对急性炎症（Sokol et al., 2015）。它主要调节白细胞的转运。此外，趋化因子还参与黏附分子的表达、蛋白酶的分泌、细胞凋亡的抑制、造血和血管生成（Proost et al., 1996）。

7.3 参与炎症反应的信号通路

感染或组织损伤会诱发一连串的事件如调节炎症的信号通路的激活，并通过分泌某些化学介质和在损伤部位募集免疫细胞来做出反应（Lawrence, 2009）。这种反应可能是局部的也可能是全身的。参与炎症反应的不同信号通路见图7.1。尽管最初刺激的性质和感染的部位决定了炎症反应的通路，但多数是一些共有的常见的机制，包括：①通过细胞表面模式识别受体识别有害刺激；②炎症的下游激活通路；③炎症介质的释放；④炎症细胞、炎症介质的募集。

1. 通过细胞表面模式识别受体识别有害刺激

先天性免疫系统构成了防御感染的第一道防线，随后，微生物的病原体相关分子模式（pathogen associated molecular pattern，PAMP）的结构通过激活生殖细胞编码引发促炎反应。在免疫和非免疫细胞中表达模式识别受体（Akira et al., 2006; Jang et al., 2015）。一些模式识别受体还能识别受损或垂死细胞中释放的内源性危险分子，并激活先天性免疫系统（Roh et al., 2018）。模式识别受体的4个主要亚家族包括：①TLR；②核苷酸结合寡聚化结构域（NOD）-富含亮氨酸重复序列的受

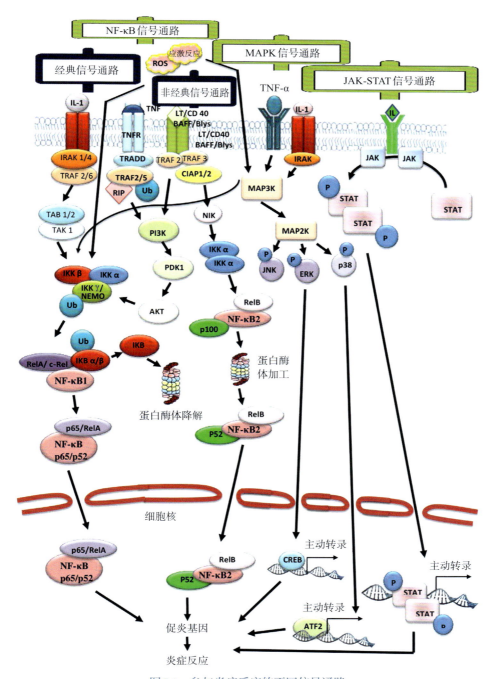

图 7.1 参与炎症反应的不同信号通路

NF-κB 信号通路可分为经典信号通路和非经典信号通路。MAPK 信号通路被许多刺激物及炎性细胞因子如 IL-1、TNF-α、IL-6 所触发。MAPK 信号通路也参与重要的细胞过程和炎症反应。JAK 是酪氨酸激酶家族的成员，与炎症和自身免疫性疾病的发病有关

体（NLR）；③RLR；④C型凝集素受体（Walsh et al., 2013）。其中，TLR发现较早，并已被研究。

TLR是一类模式识别受体，通过感知病原体早期识别的模式分子来启动免疫应答。已经在人类鉴定出TLR家族的10个成员（TLR1～TLR10），而小鼠TLR家族有12个成员（TLR1～TLR9，TLR11～TLR13）（Kawasaki et al., 2014; Wallet et al., 2018）。TLR传感器通过募集特定的衔接分子来转导下游信号，导致炎症性疾病转录因子NF-κB和干扰素调节因子（interferon regulatory factor, IRF）的激活。TLR诱导的信号转导主要是基于对不同衔接分子的利用，这些衔接分子包括MyD88（髓样分化初级反应88）、MyD88衔接子样蛋白（Horng et al., 2002）、TIR（Toll/IL-1受体结构域）以及含结构域的衔接子诱导IFN-β（Oshiumi et al., 2003）、TRIF相关衔接分子（Yamamoto et al., 2003）和无菌的含有α基序和armaclillo基序蛋白质（Carty et al., 2006）。

2. 炎症信号通路的激活

炎症信号通路是一个很好的协调激活各种信号通路所触发的路径。它主要涉及炎症刺激及调节常驻组织细胞促炎和抗炎介质的表达。主要的炎症刺激因子有微生物诱导的相关受体模式（病原体相关分子模式和损伤相关分子模式）和细胞因子如IL-1β、IL-6和TNF-α，它们通过与TLR、IL-1R、IL-6R和肿瘤坏死因子受体等炎症受体相互作用（Kaminska, 2005），触发激活重要的细胞内信号通路，参与炎症反应的信号通路包括MAPK信号通路、NF-κB信号通路和JAK-STAT信号通路（Hendrayani et al., 2016; Henriquez-Olguin et al., 2015）。

7.3.1 NF-κB信号通路

转录因子NF-κB调节先天性免疫和适应性免疫功能的多个方面，并且作为炎症反应、生存和凋亡过程的重要介质。NF-κB家族包括五个相关的转录因子：p50、p52、RelA（p65）、RelB和c-Rel（Hoffmann et al., 2006; Moynagh, 2005）。NF-κB的信号转导机制可分为经典信号通路和非经典信号通路。在生理条件的经典信号通路下，NF-κB被抑制性蛋白IκB隔离在细胞质中，IκB由两个激酶亚基（IKKα和IKKβ）及一个调节亚基组成，这个调节亚基可以是NF-κB关键调节因子IKKγ（Sun et al., 2008）。在细胞因子、生长因子、有丝分裂原、微生物成分和应激因子（Israel, 2010）等不同因子的激活下，通过磷酸化IKKα并触发其蛋白酶体降解，导致NF-κB成员快速和短暂的核转位，其主要改变p50/RelA和p50/c-Rel二聚体（Hayden et al., 2008）。核转位后NF-κB介导各种促炎基因的转录诱导。

非经典通路是缓慢的，并涉及有限的细胞反应。它只对一组特定的刺激如B细胞激活因子、淋巴毒素-β、CD40配体和NF-κB受体激活剂配体做出反应

（Kong et al., 2012; Luo et al., 2019; Su et al., 2012）。一旦受到刺激，NF-κB 特异性激活 IKKα，IKKα 又将 p52 前体 p100 加工成 p52，成熟的 p52 随后通过与 RelB 的二聚体转移到细胞核中（Zhou et al., 2020）。

　　除了在炎症反应的调节中起作用，NF-κB 还在炎症小体的活化中起作用（Sutterwala et al., 2014）。因此，NF-κB 激活失调是慢性炎症性疾病的标志。除此之外，NF-κB 还调节炎性 T 细胞的活化、分化和效应功能（Lawrence, 2009）。此外，NF-κB 的激活增加了黏附分子 E- 选择素、VCAM-1 和 ICAM-1 的表达，而减少了白细胞的黏附和迁移。

7.3.2　MAPK 信号通路

　　MAPK 属于高度保守的丝氨酸/苏氨酸蛋白激酶家族，参与基因诱导、细胞存活/凋亡、细胞增殖和分化、细胞应激和炎症反应等关键的细胞过程。多种刺激，包括渗透压、丝裂原、热休克和炎性细胞因子（如 IL-1、TNF-α 和 IL-6）可触发 MAPK 信号通路。哺乳动物中有三类 MAPK：ERK 和两种应激激活蛋白激酶家族（JNK 和 p38）（Kim et al., 2010）。一般来说，ERK 由有丝分裂原和分化信号激活，而 JNK 和 p38 MAPK 由应激刺激激活。

　　MAPK 刺激需要在上游激活的酶为 MAPK 激酶（MAP2K、MEK 或 MKK）和 MAPK 激酶激酶（MAP3K、MEKK 或 MKKK）。MKKK 是丝氨酸/苏氨酸蛋白激酶磷酸化和激活后产生的酶，而 MKK 是双特异性蛋白激酶，它们能磷酸化活性丝氨酸/酪氨酸激酶中一个保守的苏氨酸-谷氨酸/天冬氨酸-酪氨酸（T-X-Y）基序的丝氨酸和酪氨酸残基。每类 MAPK 中的 X 残基不同：ERK 具有苏氨酸-谷氨酸-酪氨酸（T-E-Y）基序，JNK 具有苏氨酸-脯氨酸-酪氨酸（T-P-Y）基序，p38 具有苏氨酸-甘氨酸-酪氨酸（T-G-Y）基序（Thalhamer et al., 2008）。MAP2K 和 MAP3K 的底物特异性、对接相互作用和支架蛋白定义了不同的 MAPK 信号通路（Kyriakis et al., 2012; Morrison et al., 2003）。

7.3.3　JAK-STAT 信号通路

　　高度保守的 JAK-STAT 信号通路与炎症和自身免疫性疾病（包括类风湿关节炎、银屑病和炎性肠病）的发病机制有关。JAK 属于酪氨酸激酶（TYK）家族。所有 JAK 的基本结构由四个结构域组成，这些结构域由七个同源区域组成（JH1 ~ 7）。JAK 共有四种，分别是 JAK1、JAK2、JAK3 和 TYK2（Clark et al., 2014）。STAT 是转导 JAK 下游信号的转录因子。STAT 蛋白包含一个氨基末端、卷曲螺旋、DNA 结构域、连接子、一个 Src 同源体 2 和一个转录激活结构域（Lim et al., 2006）。细胞质 STAT 无活性，主要以单体或预形成的二聚体形式存在（Babon et al., 2014）。

JAK-STAT通路涉及多种细胞因子、生长因子、IFN和相关分子，如瘦素蛋白和生长激素，JAK-STAT通路是细胞外因子控制基因表达的信号转导机制（O'shea et al., 2015）。当配体与其同源受体结合时，经典JAK-STAT信号转导开始。当受体以不同链的形式存在时，配体结合导致受体的寡聚化。受体相关的JAK被激活并相互磷酸化，并作为细胞质STAT的对接位点（Schwartz et al., 2016）。募集到这些位点的细胞质STAT经历磷酸化和随后的二聚化。然后，激活的STAT可以转位到细胞核中，作为转录因子调节基因表达（O 'shea et al., 2013; O 'shea et al., 2013）。哺乳动物STAT家族有七个成员：STAT1、STAT2、STAT3、STAT4、STAT5A、STAT5B和STAT6。STAT家族的每个成员都可以被多种细胞因子及其相关的JAK激活（O 'shea et al., 2015），在某些情况下，一种STAT蛋白可以传递由不同STAT转导的信号。

使用JAK抑制剂是类风湿关节炎的有效治疗方法，目前正在研究将JAK抑制剂用于许多其他免疫介导的疾病，包括银屑病、系统性红斑狼疮、炎性肠病和罕见的具有1型IFN特征的自身炎症性疾病的治疗。信号通路失调会导致炎症性疾病（包括类风湿关节炎、银屑病、系统性红斑狼疮、硬化症和炎性肠病等）。转录因子进入细胞核可导致多种炎症基因表达，包括促炎性细胞因子基因的表达。分泌IL-1、IL-6、IL-12、TNF-α等细胞因子，也可以反过来调节相应疾病的致病性。

1. 炎症介质的释放

循环炎症介质可被用作临床标记来评估致病的生物学过程及对治疗结果的反应。如上所述，几种不同的促炎性细胞因子，包括趋化因子、血管活性胺和肽作为炎症反应的介质。此外，包括C反应蛋白、氧化应激、结合珠蛋白、血清淀粉样蛋白A、纤维蛋白原、电离辐射和化学物质在内的几个其他因素可导致慢性炎症。升高的氧化应激可诱导活性氧（ROS）、丙二醛、8-羟基-2脱氧鸟嘌呤核苷和异丙肾上腺素的产生（Lopresti et al., 2014; Park et al., 2015），其中每一种都进一步激活各种转录因子，包括NF-κB、p53和STAT，导致编码生长因子、炎性细胞因子和趋化因子的基因表达增加（Reuter et al., 2010）。

2. 炎症细胞的募集

中性粒细胞、巨噬细胞、NK细胞、单核细胞、淋巴细胞等免疫细胞趋化后聚集在感染部位，通过分泌自由基、过氧化物或超氧化物来影响机体的损伤。中性粒细胞是炎症免疫反应的关键介质，通过释放局部因子进一步吸引单核细胞和树突状细胞。巨噬细胞通过分泌细胞因子和生长因子，将抗原呈递给T细胞，进行吞噬和调节免疫应答。肥大细胞的活化和脱颗粒触发免疫反应并调节包括血管稳态在内的许多生理功能。在此过程中，募集产生的炎症介质的免疫细胞可监视免疫反应由急性到慢性的进展。然而，这种级联反应任何步骤的失调都会导致无法控制的慢性感染。

7.4　网状组织增生、炎症和自身免疫：一种三角关系

Takei、Araki、Watanabe、Ichinose 和 Sendo（1996）首先观察到的一种新现象，即一种独特的中性粒细胞诱捕并杀死微生物的抗菌机制，称为网状组织增生的形成。美国学者 Brinkmann（2004）进一步详细描述了这一过程，并将其命名为"NETosis"。"专业的"吞噬细胞，即中性粒细胞，在诱导抗原肽的作用下，分泌大量染色质和抗菌肽，如中性粒细胞弹性蛋白酶和 MPO，从而杀灭病原体。这种形式引起的细胞死亡始于通过识别刺激激活中性粒细胞，导致中性粒细胞通过蛋白激酶 C/Raf/MERK/ERK 来激活 NADPH 氧化-dase 复合体，升高细胞质 Ca^{2+} 水平；这种 NADPH 氧化-dase 复合体是一种肽基精氨酸酶的辅助因子，脱氨酶 4 也是一种促进组蛋白脱氨的核酶（Li et al., 2010）。中性粒细胞胞外陷阱就像一把双刃剑。一方面，它保护宿主免受感染；另一方面，它也引起病理改变，如自身免疫性疾病和自身炎症性疾病。中性粒细胞胞外陷阱是类风湿关节炎、系统性红斑狼疮、银屑病等自身免疫性疾病自身抗原的主要来源。ACPA 可作为类风湿关节炎患者的自身抗体，而泛素化 MPO 的自身抗体也见于系统性红斑狼疮患者（Rai, 2019）。即使在大规模持续的疫情中，COVID-19 中也显示中性粒细胞胞外陷阱有实质性的参与（Veras et al., 2020）。中性粒细胞胞外陷阱还可刺激炎症反应，使黏附分子、细胞因子和趋化因子的表达升高。此外，中性粒细胞胞外陷阱相关成分的清除缺陷会导致炎症反应，从而导致疾病。因此，中性粒细胞胞外陷阱成分在诱导自身免疫性疾病和炎症相关反应中发挥重要作用。网状组织、炎症和自身免疫之间的关系见图7.2。

7.5　炎症性疾病的免疫遗传学

免疫系统功能失调导致过多的炎症反应被放大，从而形成了疾病。由免疫失调引起的不同性质的疾病，包括 COVID-19、炎性肠病、硬化症、类风湿关节炎、系统性红斑狼疮、1型糖尿病，均影响器官，导致发病率升高、生活质量下降和过早死亡。个体间的遗传变异性已表明，不同机体对同一感染原的炎症反应存在差异。免疫系统相关基因及其调控与疾病易感性之间的关系至关重要。免疫遗传学旨在涵盖 HLA 和非 HLA 对上述疾病的影响。HLA 在免疫介导的炎症性疾病中起着重要作用。

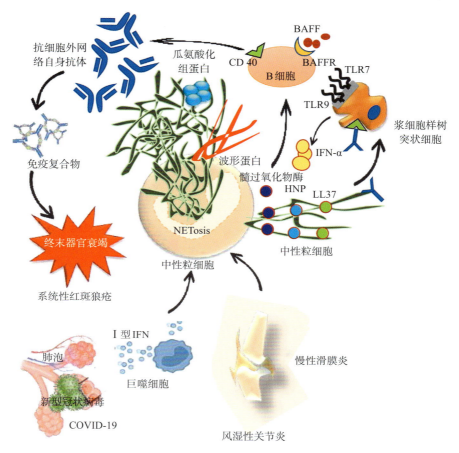

图7.2 网状组织、炎症和自身免疫之间的关系

网状组织通过网络形成、促炎性细胞因子合成和终末器官损伤导致免疫失调，从而与许多自身免疫性疾病的发病机制有关；NETosis表示一种中性粒细胞死亡方式

MHC或HLA位于人类第6号染色体的短臂上，在遗传上是一个多态系统。它涵盖了大约3 600 kb的DNA（Beck et al., 2000），并分为三个区域或类别：MHC Ⅰ类、MHC Ⅱ类和MHC Ⅲ类。MHC Ⅰ类包含经典*HLA-A*、*HLA-B*和*HLA-C*基因的区域，编码MHC Ⅰ类分子的重链。MHC Ⅰ类分子的结构包含一个额外的非共价结合的细胞外β2-微球蛋白。人β2-微球蛋白具有不变性，其基因定位于第15号染色体。MHC Ⅱ类包含经典的*HLA-DP*、*HLA-DQ*和*HLA-DR*基因。将Ⅱ类区域进一步划分为子区域，每个子区域都包含分别编码α链和β链的基因（Marsh et al., 2005）。*HLA-DRA*基因编码一个不变的α链，并结合由*HLA-DRB*基因编码的各种β链。*HLA-DP*和*HLA-DQ*家族均有一个表达α链和β链的基因，以及其他未

表达的伪基因。*HLA-DQA1* 和 *HLA-DQB1* 基因产物联合形成DQ分子，*HLA-DPA1* 和 *HLA-DPB1* 基因产物形成DP分子。因此，MHC Ⅱ类分子是由两个非共价组成的异二聚体相关糖基化多肽链α和β。MHC Ⅲ类不编码MHC分子，但含有补体成分（C2、C4、B因子）、21-羟化酶、TNF和其他一些基因（Beck et al., 2000）。MHC Ⅰ类分子在几乎所有有核细胞表面表达，而MHC Ⅱ类分子在专职性抗原提呈细胞（巨噬细胞、B细胞、树突状细胞）表面表达，并呈递给抗原特异性T细胞。MHC类基因聚集在一起，紧密相连，整个MHC以孟德尔的方式进行单倍体遗传（Choo, 2007）。

7.5.1 COVID-19

病原体SARS-CoV-2是疫情暴发的原因。临床发现提示，这种单链包膜RNA病毒导致免疫系统的过度应答，从而介导致死性急性呼吸窘迫综合征，发展为多器官功能障碍，导致死亡。然而，死亡率取决于患者的临床特征和其他合并症的存在。截至2020年12月底，已报告有110万人死亡（来源：世卫组织COVID-19疫情报告）。在没有绝对治愈手段的情况下，个人可以通过采取必要的预防措施来保护自己。

机体潜在的细胞因子风暴和免疫细胞表达的改变是促进疾病进展的关键因素。在感染早期，细胞因子和趋化因子（IL-6、TNF-α、IL-8、MCP-1、IL-1 β、CCL2、CCL5、IFN）的分泌存在延迟。随着疾病的发展，促炎性细胞因子的激增导致中性粒细胞和单核细胞在肺组织的炎症浸润，引起肺损伤。增强的促炎性细胞因子反应刺激T细胞凋亡并延缓病毒清除。在重症COVID-19患者血清中发现细胞因子水平升高（图7.3），尤其是IL-6、IL-1和TNF-α（Huang et al., 2020）。

IL-6水平的增加与疾病严重程度呈正相关（Liu et al., 2020; Wan et al., 2020）。中性粒细胞和巨噬细胞在损伤部位的募集，伴随着促炎性细胞因子的激增，导致过度的炎症反应。

COVID-19的发病率和死亡率在很大程度上取决于宿主遗传变异。HLA在调节不同的病毒易感性、T细胞的差异调节和活化及疾病传播和持续时间方面发挥着重要作用（Nguyen et al., 2020）。Nguyen等（2020）进行了计算机模拟分析，以检查病毒肽-MHC Ⅰ类分子在145种不同HLA类型中的结合亲和力。3个主要的MHC Ⅰ类基因 *HLA-A*、*HLA-B* 和 *HLA-C* 在整个SARS-CoV-2蛋白质组中呈现出相似的肽段呈递，并且与肽段呈现的阶段（早期或晚期）及其产生时间无关。因此，HLA区域基因分型有助于确定个体对SARS-CoV-2感染的反应。到目前为止，还没有有效的治疗方法来阻止这种疾病的传播。然而，瑞德西韦、洛匹那韦/利托那韦、乌米诺韦、三氮唑韦林和其他几种抗病毒药物目前临床都被用来控制这种疾病。截至2020年12月，有51种候选疫苗正在接受临床评估

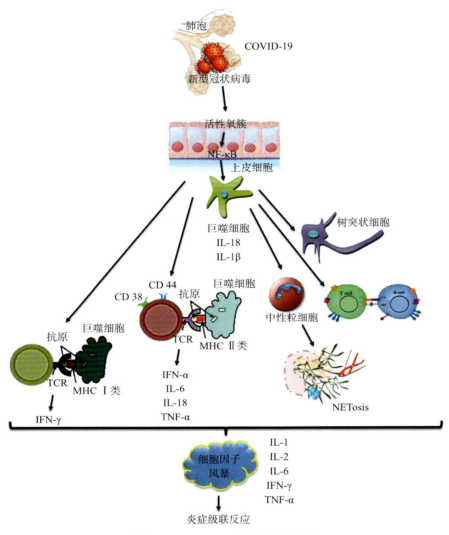

图7.3　COVID-19涉及的免疫途径

COVID-19导致先天性和适应性宿主免疫反应受损，导致细胞因子和趋化因子过量释放，也称为"细胞因子风暴"

（WHO报告）。在采取有效治疗之前，预防和限制行动是减少进一步传播的有效方法。

7.5.2　系统性红斑狼疮

系统性红斑狼疮是一种严重的、慢性的、多因素影响多器官的自身免疫性疾病。该疾病的主要标志是会产生针对核抗原、系统性炎症和Ⅰ型IFN的自身抗体

（Rodero et al., 2017）。先天性免疫系统和适应性免疫系统的失调引起系统性红斑狼疮的自我耐受性丧失。通过基因研究已经确定了大约100个风险位点，其中许多与免疫系统的关键途径相关（Buuniello et al., 2019）。细胞凋亡增加和凋亡物质清除缺陷与疾病易感性相关（Herrmann et al., 1998）。网状组织的形成以及针对核抗原形成的免疫复合物触发浆细胞样树突状细胞产生Ⅰ型IFN。虽然Ⅰ型IFN（尤其是IFN-α）在病毒防御中发挥着重要作用，但它在摄取自身物质后，通过激活抗原呈递细胞，具有打破自身耐受的潜力（图7.4）。IFN-α作为一种佐剂，通过刺激B细胞和T细胞的分化和成熟，以及促进树突状细胞成熟为抗原呈递细胞

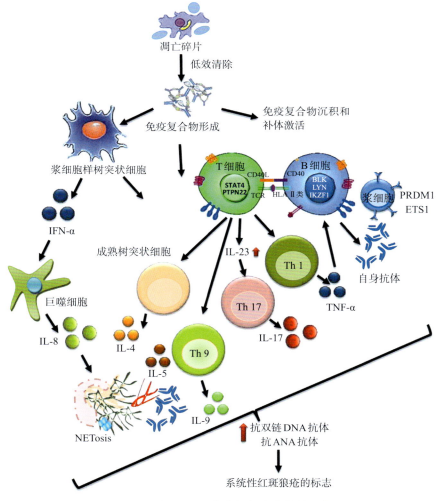

图7.4　系统性红斑狼疮的免疫遗传学观点
系统性红斑狼疮是免疫自身耐受不可逆破坏的结果，引起多种炎症途径，并以广泛自身抗体的存在为标志

来强烈激活免疫应答。结果导致了过度的免疫反应。

抗原识别在人类自身免疫性疾病中具有重要意义。多项研究发现，MHC 与系统性红斑狼疮发病机制存在正相关。尤其 MHC Ⅱ 类等位基因 *HLA-DR2* 和 *HLA-DR3* 是狼疮易感位点（Eroglu, 2002）。通过高通量技术筛选，已经确定了系统性红斑狼疮相关的 MHC 区域的数千个 SNP 的基因分型。中国学者 Chung 等（2011）描述了抗双链 DNA 自身抗体和 *HLA-DR3 rs2187668* 位点之间的强相关性，进一步证实了 HLA 在系统性红斑狼疮发病机制中的作用。

一项针对欧洲或亚洲血统人群的研究表明，系统性红斑狼疮与 *STAT4* 之间存在很强的相关性。在系统性红斑狼疮患者中，*STAT4* 的风险变异（*rs7574865*）与 IFN-α 信号的敏感性增加有关，这可以从其同时与血清 IFN-α 活性降低和外周血单个核细胞中 IFN-α 诱导的基因表达增加相关得到证明（Kariuki et al., 2009）。此外，一些基因包括 *TNFAIP3*（编码 TNF-α 诱导蛋白 3）、*TNIP1*（编码 *TNFAIP3* 相互作用蛋白 1）、*BLK*（编码 B 细胞特异性酪氨酸激酶）、*ETS1* 和 *PRDM1*（PR 结构域锌指蛋白 1）、*IKZF1*（编码 DNA 结合蛋白 Ikaros）的调节变异也与系统性红斑狼疮易感性相关（Ghodke-Puranik et al., 2015）。在 Rai、Chauhan 和 Singh（2015）的另一项研究中，表明凋亡标志物（Caspase 3 和 PARP）在抗 ENA 自身抗体阳性和抗双链 DNA 自身抗体阳性系统性红斑狼疮组中显著升高，而 HSP27（热休克蛋白 27）在抗 ENA 自身抗体阳性的系统性红斑狼疮患者中下调，但在抗双链 DNA 自身抗体单独阳性的系统性红斑狼疮患者中没有下调。由于 HSP27 具有抗凋亡的特性，进一步表明了 HSP 和凋亡在系统性红斑狼疮发病中的作用。最近的研究发现了一些与系统性红斑狼疮发病相关的基因位点。主要包括免疫检查点受体 CTLA-4[+]、TNF 受体相关因子 TRAF3 和 9p21 上的 Ⅰ 型 IFN 基因簇（Wang et al., 2021）。因此，广泛多样的遗传风险因素调节了系统性红斑狼疮的发病机制或促进了系统性红斑狼疮的发病。了解遗传相关的风险因素将有助于确定潜在的治疗靶点。

7.5.3 类风湿关节炎

类风湿关节炎是一种主要累及滑膜关节的慢性全身性炎症性疾病。虽然类风湿关节炎不致命，但如果不治疗会显著降低患者的生活质量和预期寿命。细胞因子等免疫调节因子对疾病的发病机制有重要影响。在疾病开始时，机体产生自身抗体，包括类风湿因子、ACPA，且可持续数年（Willemze et al., 2012）。目前已发现超过 100 个风险位点与疾病易感性呈正相关。根据共享表位学说，MHC Ⅱ 类位点包含最重要的风险等位基因。该区域存在的变异体占血清阳性类风湿关节炎已知遗传度的 60% 以上（Lenz et al., 2015; Okada et al., 2012）。*HLA-DRB1* 等位基因的变异与 ACPA 阳性类风湿关节炎的病程和关节外表现显著相关。通过大量的荟萃分析和全基因组关联分析，在 HLA 区域以外的 100 多个 SNP 位点已确定与类风湿关节炎相关（Okada et al., 2014）。尽管单个SNP对该疾病的发生风险有一定的相关性，但遗传变异的组合可显著增加类风湿关节炎风险。例如，HLA-DR、PTPN22和TRAF1-C5 SNP的组合使患病风险增加了40倍以上（Stahl et al., 2010）。

　　在100个与类风湿关节炎相关的风险位点中，已经确定了377个候选基因（Pers et al., 2015）。这些基因富集的信号通路有3种：T细胞受体信号、JAK-STAT信号和NF-κB信号级联，因此针对这些信号通路的药物被用于临床治疗类风湿关节炎。类风湿关节炎发病的免疫通路具体见图7.5。有趣的是，目前有数种JAK抑制药物正在开发中，其中一种药物托法替尼已被批准用于治疗类风湿关节炎（Nishimura et al., 2015）。近年来，非编码RNA引起了人们的极大兴趣。lncRNA

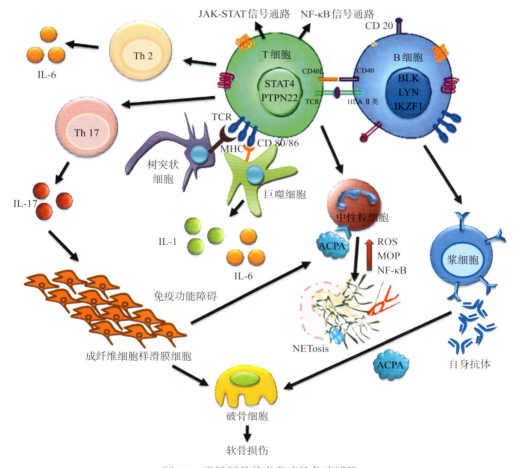

图7.5　类风湿关节炎发病的免疫通路

类风湿关节炎是一种主要影响滑膜关节的自身免疫性炎症性疾病。它涉及自身抗体的产生，这些自身抗体包括类风湿因子、ACPA，这些抗体决定了疾病的严重性

信号通路的差异调控已被发现与类风湿关节炎相关。多项研究发现，特异性免疫刺激后lncRNA表达上调或下调。具体来说，一项研究评估了类风湿关节炎患者在抗TNF-α或抗IL-6治疗前后CD14$^+$单核细胞中lncRNA的表达（Muller et al., 2014）。在TNF-α抑制作用下，约有55个lncRNA表达差异；而在抗IL-6作用下，有25个不同的非重叠lncRNA表达差异，这表明lncRNA可能是类风湿关节炎发病的风险因素。

HLA和非HLA因素在类风湿关节炎发病中起着重要作用，从遗传因素转向免疫功能因素。除此之外，特异性的CD4$^+$ T细胞、B细胞及JAK-STAT信号通路发挥的作用已经确定。除了这些遗传因素外，微环境也影响滑膜组织的结构和功能，并揭示了细胞外线索在组织各种细胞网络和指导特定生态位细胞行为方面发挥重要作用（Buckley et al., 2021）。此外，随着人类单克隆抗体的开发，各种细胞因子抑制剂已常规用于治疗类风湿关节炎。

7.5.4 银屑病

银屑病是一种慢性、复发性T细胞介导的自身炎症性疾病，其特征表现是隆起的红色鳞屑斑块。角化细胞的不完全角化，包括过早、过度增生的表皮和角质层保留的细胞核（角化不全），导致皮肤表面出现干燥的银色鳞屑。由于缺乏明确的病因，银屑病的发病机制尚不清楚。然而，表皮生长因子、神经生长因子、黏附分子、趋化因子、神经肽和T细胞受体与疾病易感性有关。导致并发症的重要因素之一是免疫遗传因素。与许多免疫介导的疾病一样，银屑病的遗传学是复杂和多因素的。早期研究发现，该病与TNF介导的Th1型免疫反应有关。但是，后来研究发现，免疫反应的细胞和分子贡献被过度夸大了。人们对银屑病患者皮肤的编码细胞因子Th1、Th2和Th17进行了广泛评估，发现Th1和Th22细胞可产生大量的银屑病细胞因子，如IL-17、IFN-γ、TNF和IL-22，介导角质形成细胞对银屑病炎症的作用增强，证实了这些细胞因子在银屑病发病机制中的作用（Harden et al., 2015）。最近的研究表明，CD8$^+$ T细胞表面的程序性细胞凋亡受体-1通过IL-6在银屑病样皮炎的发病中起着重要的调控作用。这表明IL-6可能在疾病的发生发展中起重要作用，并可能成为治疗分子（Tanaka et al., 2020）。

含有银屑病基因的染色体区域，称为银屑病易感位点，目前已知至少15个不同的银屑病易感位点，这些位点主要是通过对银屑病家族多个成员的链式分析连接起来的。目前已发现超过40个与银屑病相关的基因区域（Mahil et al., 2015），如*HLA-Cw6*、*IL-12B*、*IL-23R*、*LCE3A*、*LCE3D*和*STAT3C*。*HLA-Cw6*基因是第一个被确定为银屑病易感基因，位于PSORS1，染色体6p21.3。*HLA-Cw6*基因编码一个主要的MHC Ⅰ类等位基因。HLA-C在CD8$^+$T细胞的抗原呈递中发挥作用，从而证实了T细胞在银屑病中的作用。

有趣的是，其中一项临床研究强调了IFN-α作为银屑病诱导剂的重要性（Tas et al., 2016）。免疫通路如NF-κB在银屑病皮损中被激活，是药物再利用的重要靶点（Wang et al., 2017）。此外，IL-12/IL-23信号转导通路可能在银屑病的发病中起重要作用。除信号通路、细胞因子和免疫细胞外，皮肤屏障在非特异性免疫中起主导作用，构成机体的第一道免疫屏障，形成的一种高度不溶性的蛋白质－脂质结构，称为角化包膜。任何编码包膜结构部分的基因或参与酶促过程的蛋白质的表达异常都可能导致表皮屏障功能障碍（Stawczyk-Macieja et al., 2015）。虽然T细胞在银屑病的发生发展中起着至关重要的作用，但调节性免疫细胞（如Bregs）的作用可能有助于更好地理解银屑病的发病机制，并进一步改进银屑病的治疗策略。

7.5.5 炎性肠病

炎性肠病是一种累及胃肠道的慢性炎症性疾病，可分为克罗恩病（Crohn's disease，CD）和溃疡性结肠炎（ulcerative colitis，UC）两种临床类型。致病因素包括环境变化、基因变异、肠道微生物异常和免疫反应失调等，但其确切特征尚不清楚。克罗恩病和溃疡性结肠炎并不致命，但能令患者身体衰弱：患者会出现各种与肠道炎症相关的症状，包括腹痛、发热、呕吐、腹泻、直肠出血、贫血和体重减轻。目前，炎性肠病还没有公认的治愈方法，但可以通过抗炎的类固醇类药物或免疫抑制剂来减轻炎症，通过改变饮食以尝试消除环境因素，以及（在严重情况下）通过手术去除肠道受损部分来控制症状。通过全基因组关联分析和二代测序，已经确定了240个非重叠的遗传风险位点，其中约30个基因位点是克罗恩病和溃疡性结肠炎的共同遗传风险位点（Mirkov et al., 2017; Peters et al., 2017）。与此同时，最近的一项研究发现，系统性硬化和克罗恩病有4个遗传风险位点：$IL-12Rβ2^*$，$IRF1/SLC22A5$，$STAT3$ 和位于6p21.31的基因间位点。这种基因重叠提示系统性硬化和克罗恩病可能具有共同的疾病病理机制（González-Serna et al., 2020）。

核苷酸结合寡聚化结构域2（NOD2）与克罗恩病相关，1/3的克罗恩病患者存在$NOD2$基因突变的现象（Kucharzik et al., 2006）。$NOD2$基因编码的蛋白质作为细胞内受体，识别肽聚糖的生物活性片段，称为胞壁酰二肽（muramyl dipeptide，MDP），在革兰氏阳性菌和革兰氏阴性菌中都有发现（Strober et al., 2011）。在与配体结合时，NOD2的结构变化诱导了衔接蛋白RIP2的募集（Yamamoto et al., 2009）。然后，RIP2引起NF-κB关键支架蛋白Iκκγ的多泛素化。这又激活了NF-κB通路，导致一些促炎性细胞因子的分泌，如IL-12。它还可以激活MAPK信号通路（Yamamoto et al., 2009）。

---

* 译者注：原版英文为$IL-12RB2$。

NOD2还在自噬中发挥作用，自噬是一种高度保守的细胞再循环过程，可以清除所有细胞碎片并抵抗微生物感染。在细菌识别之后，NOD2通过与ATG16L1相互作用，成为自噬机制成核的分子支架（Magalhaes et al., 2011），这对所有形式的自噬都至关重要。ATG16L1的T300A替换导致其裂解功能降低（Cohen et al., 2019）。在克罗恩病患者中，*T300A*基因替换了原有的纯合子基因时，体内有异常的TLR信号转导和潘氏细胞功能（Cohen et al., 2019）。

异常肠道炎症反应以上皮损伤（黏液生成异常、修复缺陷）为特征；肠道菌群和大量浸润到固有层的细胞（包括T细胞、B细胞、巨噬细胞、树突状细胞和中性粒细胞）导致过度的炎症（Choy et al., 2017）。活化的固有层细胞导致局部组织产生高水平的促炎性细胞因子，包括TNF、IL-1β、IFN-γ和IL-23/Th17通路的细胞因子（Abraham et al., 2009; Choy et al., 2017）。影响炎性肠病发生发展的环境因素包括吸烟、生理应激、饮食不当和空气污染。目前的常规治疗包括糖皮质激素、氨基水杨酸盐和免疫抑制剂（如硫唑嘌呤）等药物，对于治疗的进一步发展包括人类单克隆抗体的开发，显示出比较乐观的前景，并可能最终提供一种替代传统治疗的方法，以解决受影响的生化炎症途径（Pithadia et al., 2011）。

7.5.6 系统性硬化

系统性硬化或硬皮病是一种复杂的高度失能的自身免疫性疾病，以炎症、血管病变和广泛的纤维化为特征。系统性硬化的发病机制见图7.6。免疫功能紊乱是由于免疫细胞的激活和募集，以及自身抗体（抗拓扑异构酶Ⅰ、抗着丝点抗体和抗RNA聚合酶Ⅲ）和细胞因子的产生。有研究表明，这些抗体可产生ROS，并刺激肌成纤维细胞的分化和1型胶原的生成。过量的胶原蛋白和其他基质成分沉积在皮肤和内脏器官上导致纤维化。主要的纤维化细胞因子包括IL-4、IL-6和TGF-β，在系统性硬化患者中发现这些细胞因子升高。TGF-β是一种有效的纤维化诱导因子，而IL-4通过增强胶原蛋白的生成来促进纤维化（Sempowski et al., 1996）。系统性硬化易感基因包括*MHC*、*PTPN22*、*IRF5*、*STAT4*（信号传感器和转录激活因子4）、*BANK1*（带有锚定蛋白重复序列的b细胞支架蛋白）、*TNFSF4*(TNF配体超家族4)等。

与许多其他自身免疫性疾病一样，HLA在系统性硬化发病机制中起主导作用。HLA Ⅱ类是与系统性硬化相关的最重要区域。不同HLA Ⅱ类等位基因和单倍型影响自身抗体抗拓扑异构酶（Topo）抗体和抗心磷脂抗体（ACA）的表达。事实上，*HLA-DRB1 * 11*、*DQB1*0301*单倍型与抗Topo抗体阳性相关，而*HLA-DRB1* 01*、*DQB1 *0501*单倍型在抗心磷脂抗体阳性系统性硬化患者中更常见（Gregersen et al., 2009）。已鉴定出一些*IRF5*基因风险变异体（*rs2004640*、*rs10954213*和*rs2280714*），其中*rs2280714*显示出与系统性硬化的强关联性（Ito

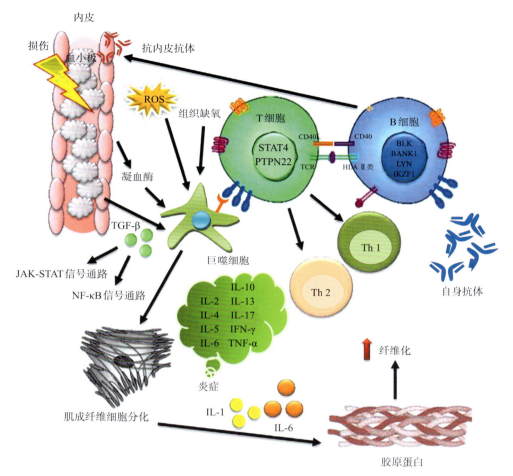

图7.6 系统性硬化的发病机制

系统性硬化是一种与导致免疫功能障碍的炎症反应相关的自身免疫性疾病。其发病机制涉及免疫细胞的激活和募集以及自身抗体的产生

et al., 2009）。*IRF5*基因优先在弥漫性皮肤系统性硬化和抗Topo抗体阳性的患者亚群中观察到。*IRF5*基因和IFN信号作为先天性免疫的中心调节因子，促进系统性硬化特异性的纤维化表型。在一项基于中国队列的研究中，Yi等（2013）发现*STAT4*基因是系统性硬化发病的遗传风险因素。SNP *rs7574865*与局限性皮肤系统性硬化和抗心磷脂抗体阳性相关，SNP *rs7574865*和*rs10168266*与弥漫性皮肤系统性硬化、抗甲状腺微粒体抗体阳性、肺纤维化相关。*PTPN22*基因编码蛋白酪氨酸磷酸酶非受体22，这是一种淋巴样特异性磷酸酶，通过底物的脱磷酸化抑制T细胞信号通路。在系统性硬化患者中的各种研究已经证实，*PTPN22* Ct/TT基因型与抗甲状腺微粒体抗体和抗心磷脂抗体阳性相关。T等位基因与抗甲状腺微粒

体抗体阳性相关，CC基因型与抗心磷脂抗体和抗甲状腺微粒体抗体同时阳性相关（Gourh et al., 2006）。

因此，系统性硬化是一种多系统自身免疫性疾病，其广泛的炎症相关反应使进一步了解每个患者的临床表现和疾病活动水平以决定适当的治疗变得困难。然而，某些特定的免疫抑制治疗、血管作用疗法目前已用于治疗系统性硬化（Hughes et al., 2020）。

7.5.7 1型糖尿病

1型糖尿病是由产生胰岛素的胰岛 β 细胞自身免疫破坏引起的一种慢性疾病。胰岛的炎症表现为浸润性适应性免疫和先天性免疫。1型糖尿病通常被认为是一种T细胞驱动的自身免疫性疾病，与成人相比，1型糖尿病在儿童和青少年中更为普遍和具有侵袭性（Arif et al., 2017）。1型糖尿病也存在一种T细胞独立亚型，这种独立亚型目前被认为主要是由先天免疫效应物介导（Skog et al., 2013）。除环境因素外，胰岛 β 细胞固有的一些遗传变异对胰岛产生有害影响，从而导致炎症。胸腺中抗自身单阳性（SP）胸腺细胞的低效阴性选择导致自身反应性T细胞受体的产生。如前所述，PTPN22是T细胞受体信号转导的负调节因子。在SP胸腺细胞中，磷酸酶活性的增加会降低T细胞受体信号强度并减少细胞凋亡的诱导（Vang et al., 2005）。此外，表达FOXP3的CD4$^+$T细胞（FOXP3$^+$ Treg）在胸腺的发育中也将受到限制，而FOXP3$^+$Treg依赖于对自身肽的高亲和力识别。11p15.5染色体上 INS 基因的5'调控区与10%的易感性有关。INS 基因中可变数目串联重复序列（VNTR）的存在对糖尿病的发生至关重要，Ⅰ类重复DNA小序列（VNTR）决定了糖尿病的高风险，而Ⅲ类 VNTR 则对抗体提供了主要的保护作用（Desai et al., 2006）。

对1型糖尿病的易感性包括具有最强风险相关等位基因的强遗传因素。高风险基因的遗传筛选涉及 HLA。HLA Ⅱ类单倍型 HLA-DR 和 HLA-DQ 编码位点与1型糖尿病呈正相关。除了单倍型相关性外，基因型也是一个重要的风险因素，如 HLA-DR3/HLA-DR4 杂合子的极端风险基因型（其中 HLA-DR4 单倍型不包括保护性 HLA-DRB1*04:03 或 HLA-DQB1*03:01 等位基因），其个体所携带的风险性要高于 HLA-DR3 和 HLA-DR4 的组合基因型。一方面，HLA 是1型糖尿病的关键遗传风险因素，其他免疫相关基因关联程度较低，但也参与了1型糖尿病的自身免疫。MHC Ⅲ类编码基因包括 TNFA、MIC-A，编码补体蛋白的基因与1型糖尿病易感性相关。除此之外还有一个相关说法，人们认为，NK 细胞抑制性受体基因也与1型糖尿病相关，因为HLA Ⅰ类分子是NK细胞抑制性受体的配体，而HLA Ⅰ类分子与1型糖尿病相关（Noble, 2015）。一些非MHC基因座，如 IFIH1、IL-2RA、PTPN22 和 CTLA-4 基因（Giwa et al., 2020）也在一定程度上与1型糖尿病相关。基于非肥胖糖尿病小鼠研究，一些细胞因子会引起胰岛炎症，这些细胞因子包括IFN-γ（Walker et al., 2016）、IL-21（Vinuesa et al., 2005）和IL-2（Lowe et al., 2007）。在1型糖尿病病理机制中，产生抗胰岛β细胞的自身抗体也很普遍。T细胞介导的免疫抑制是短暂的，只会延迟炎症反应，因此，对目前正在进行的各种治疗应该旨在保护胰岛β细胞不被破坏，并根据T细胞受体来调节胸腺的阴性选择。

7.5.8　牙周炎

牙周炎是一种以口腔矿化和非矿化结缔组织破坏为特征的慢性多因素炎症性疾病。牙周炎有两种主要形式：慢性牙周炎和侵袭性牙周炎。牙菌斑中存在的细菌与宿主免疫反应之间的相互作用是导致疾病进展和出现一些临床表现的原因（Laddha et al., 2015）。然而，在病因学上，其他局部和全身免疫反应，以及环境因素（如吸烟）和遗传因素也推动疾病的进展。炎症反应是由中性粒细胞、单核/巨噬细胞、T细胞和B细胞介导的。通过TLR初步识别细菌，然后对细菌进行加工并将其呈递给T细胞受体，由MHC进行早期识别。适应性免疫的参与导致T细胞的分化和细胞因子（如IL-4、IL-5、IL-13、IL-17A、IL-17F、IL-21和IL-22）的产生，从而缓解炎症。

学者们针对免疫应答异常与疾病易感性的关联进行了遗传分析，并考虑了一些候选基因。补体基因的多态性，特别是C5的多态性导致炎症反应，可导致牙周炎的破坏（Hajishengallis et al., 2013）。一些研究表明，模式识别受体（这些受体包括TLR、NLR、甲酰肽受体和Fc受体）突变，导致了微生物成分的改变或错误识别，从而改变了对微生物的反应。在牙周炎相关病例中，IL-1基因簇的多态性在不同地区人群中得到广泛研究。除此之外，研究较为广泛的还有其他一些细胞因子基因多态性如TNF-α。在牙周感染基因组学的背景下，相关人员也研究了参与牙周炎发病机制的HLA-Ⅱ、NF-κB、维生素D受体、T-bet、MMP8、ApoE和过氧化物酶体增殖物激活受体γ（Kaur et al., 2018）。IL-6的基因多态性则在侵袭性牙周炎中的研究较为广泛。有趣的是，在其中一项研究中观察到，心血管疾病与牙周炎之间存在一些共同的遗传变异，提示两者之间可能存在一些免疫共性或机制联系（Loos et al., 2020）。

根据对印度人口进行的调查发现，IL-6-174多态性存在于细菌、放线菌和生痰二氧化碳嗜纤维菌（牙周炎患者牙周分泌脓液中分离）中（Nibali et al., 2011）。有趣的是，通过全基因组关联分析研究，包括KCNK1、FBXO38、UHRF2、IL-33、RUNX2、TRPS1、CAMTA1和VAMP3在内的13个基因座为红色和橙色复杂微生物群提供了关联的证据（Divaris et al., 2012）。进一步用MAGENTA的方法研究了6个基因的统计相关性，结果显示4个基因与重度牙周炎有关（*NIN*、

ABHD12B、*WHAMM*、*AP3B2*），2个基因与重度牙周炎病原菌定植有关（*KCNK1*、*DAB2IP*）。

功能基因组学在分析牙周炎发病机制中的宿主-病原体相互作用中起到了重要的作用。需要更多的遗传学研究以揭示宿主与微生物共生的途径和机制。

7.5.9 结节病

结节病是一种多系统炎症性疾病，其特征是肺中非坏死性上皮样细胞肉芽肿的形成和积聚。尽管在过去25年里进行了广泛的研究，已经考虑了环境（微量微粒子和纳米粒子）、感染和遗传因素的影响，但结节病的病因在很大程度上是未知的。遗传易感在结节病的发病机制中起着重要的作用，作为最大的多中心研究，结节病的病例对照病因学研究证实了结节病家族聚集性的可能性（Iannuzzi et al., 2007）。通过全基因组关联分析，最重要的遗传风险因素已确定为HLA和跨膜免疫调节蛋白2（BTNL-2），BTNL-2是CD80/CD86的辅助因子，在抗原呈递细胞呈递抗体时充当T细胞活化的负调节因子。在三类HLA中，HLA Ⅱ类基因（*HLA-DRB1*、*HLA-DQB1*）与高风险因素相关。除此之外，还有一些学界公认的、已被确认的其他易感基因，如*NOTCH4*（神经源性位点同源物4）、*TAP2*（转运蛋白2）、TNF-α、*LTA*（淋巴素α）、*HSPA1L*等（Fischer et al., 2015; Wolin et al., 2017）。上述基因的多态性变异对疾病的发病起协同作用。基于遗传学研究，Pacheco等（2020）推测家族性结节病的基因突变主要发生在自噬相关基因和两个调节中枢上（mTOR和Rac1），它们进一步影响病原体（机会病毒或细菌）或非有机颗粒的清除，并改变巨噬细胞和T细胞的反应。

转录分析表明，IFN-γ驱动的STAT1信号通路和一系列Th1免疫反应与STAT1调节的细胞因子的产生有关。在皮肤结节病患者接受托法替尼（一种JAK抑制剂）治疗前和治疗期间评估JAK-STAT信号通路时，观察到托法替尼诱导JAK-STAT信号通路（IFN-γ和IL-6）及TNF-α和mTORC1相关信号通路（Damsky et al., 2018）的mRNA表达下调，进一步证实了JAK-STAT信号通路在结节病发病机制中的作用。除了遗传背景，最近的一些研究表明，参与细胞间相互作用和免疫系统功能的间充质蛋白可能是结节病的自身抗原。

由于结节病发病机制的异质性及缺乏关于特定途径的证据，需要更多的研究来鉴定遗传标记和了解自身抗体的产生。目前，临床上常使用包括类固醇皮质激素在内的抗炎药物来消除症状从而阻止进一步的损害。

7.6 小结

免疫遗传学旨在追踪整个基因组的免疫活动，并发现改变的免疫反应。影响免疫系统各组分发育或功能的一些遗传将导致机体无法控制感染性病原体及自身免疫的易感性。通过全基因组关联分析、二代测序等技术进行的基因筛查有助于识别与疾病易感性相关的风险因素和其他变异。免疫遗传学也将增强对特定治疗反应的预测能力，从而选择适当的干预措施。正常信号通路的改变机制需要进一步研究来确定。然而，在疾病早期精确地确定病因和疾病症状并开始适当的治疗是一项极具挑战的任务。

翻译：曹丽娜　审校：宁永忠

参考文献

第 8 章

神经和神经退行性疾病的免疫遗传机制

Younis Ahmad Hajam[1, *], Premlata[1], Raksha Rani[1], Riya Sharma[1], Preeti Sharma[1] and Rajesh Kumar[2]

[1]Division Zoology, Department of Biosciences, School of Basic and Applied, Career Point University, Hamirpur, India, [2]Department of Biosciences, Himachal Pradesh University, Shimla, India

*通讯作者。

8.1 概述

随着人类寿命的延长，全世界老年人的数量也在增加。根据2017年的统计数据，俄罗斯联邦60岁以上人口约占21%。根据最新的计算，到2100年，全球60岁以上人口将达到3 600万（World Population Prospects, 2017）。在全球范围内，大约有10亿人罹患神经系统疾病，这些人年龄、种族各异，来自不同的国家和地区，有着不同的社会经济地位（Cottler et al., 2015）。总体而言，神经系统疾病占疾病总体负荷的7.1%（Chin et al., 2014）。随着人类寿命的延长，年龄相关的疾病患病率不断升高。亨廷顿病、肌萎缩侧索硬化、额颞叶和血管性痴呆、帕金森病和阿尔茨海默病等神经系统疾病占较早死亡和寿命缩短病因的10%（Dumungier et al., 2020）。根据2016年的统计数据，神经系统疾病导致25%的70岁以上人群的死亡（Luo et al., 2021）。在这些个体中，脑卒中是发病率最高的疾病（67.3%），其次是阿尔茨海默病和其他痴呆（20.3%）。帕金森病是第七位（1.2%），随后是癫痫、脑炎、脑癌和脑膜炎。在俄罗斯，阿尔茨海默病和其他类型的痴呆导致4.97%的70岁以上个体死亡，而在美国，这一数字则更高，达12.79%（Feigin et al., 2017）。目前，神经退行性疾病尚无治愈方法，此类疾病可缓慢地导致中枢神经系统崩溃，而这类疾病的本质尚不清楚。许多基因的突变被认为可以导致神经退行性疾病。例如，淀粉样前体蛋白（*APP*）、早老蛋白1（presenilin 1，*PSEN1*）和早老蛋白2（presenilin 2，*PSEN2*）基因的突变与遗传性阿尔茨海默病的早期发病（5%的病例）有关（Goate et al., 1991; Rogaev et al., 1995; Sherrington et al., 1995）。另外，到目前为止，尚未发现导致罕见阿尔茨海默病的特定基因或基因突变（剩余95%的病例）。罕见阿尔茨海默病的风险因素包括生活方式、饮食、环境因素、创伤和基因组变异（Serrano Pozo et al., 2019）。疾病病理学相关的低外显率基因组变异可以通过全基因组关联分析发现，该研究包括大量患病人群和健康人群。众所周知的基因座或基因替代物应通过检查单独考虑的关联物、解释多态性位置及对所获得的统计数据进行证明。

尽管在几种神经疾病的治疗方面取得了相当大的进展，但我们仍然缺乏全面和合理的疾病发展原型，因此，现有治疗方法并不令人满意。现代遗传学的进步为接受和解释长期神经疾病传播可能性的方向奠定了基础，这可能会转化为更深入的分析结论和新的治愈可能性。由于这些复合性状的差异和多因素性质，基因因素与大多数神经系统疾病的相关性仍未研究清楚（Foo et al., 2012）。遗传、免疫、环境等因素的作用可能会导致神经系统疾病的易感性增加。另外，通过对收养的个人、双胞胎和家庭的遗传分析，各种神经系统疾病之间存在内在联系（Foo et al., 2012）。多个遗传学综述表明，神经系统疾病患者的后代或亲属的患病率会增加。一项关于双胞胎的研究表明，同卵双胞胎比异卵双胞胎患病率更高。人类MHC内编码抗原呈递片段的基因是导致各种神经系统疾病最大的遗传危险因素，包括肌萎缩侧索硬化、重症肌无力、精神分裂症、阿尔茨海默病、帕金森病、视神经脊髓炎和多发性硬化在内的神经系统疾病的风险因素或保护因素。然而，在这些不同的神经系统条件下，这些特性背后的详细过程仍然不清楚。

8.2 MHC区域与神经系统疾病

目前认为，先天免疫和适应性免疫之间的平衡是导致神经系统疾病的重要因素。MHC区域编码的片段通过抗原呈递、炎症参数和补充系统控制人类的先天免疫或适应性免疫反应，除此之外，长期以来，MHC区域对包括神经系统等的免疫促进作用是可预测的（Hamza et al., 2010; Purcell et al., 2009; Sawcer et al., 2011; Shiina et al., 2009; Song et al., 2016; Steele et al., 2017）。人类MHC基因家族位于6号染色体，长度约为5Mbp，编码大约165种蛋白质，占人类基因组的0.13%（Shiina et al., 2009），其中许多基因与免疫系统相关（Horton et al., 2004; Yamaguchi et al., 2019）。最早关于小鼠MHC的结论在1936年提出（Gorer, 1936），随后"人类白细胞抗原"（HLA）概念提出，其中综合考虑了相互基因含量和等位基因差异。因此，研究证明HLA区域是研究最多的脊椎动物基因组区域。也证实这一区域是人类基因组中基因密度最高的部分，这也是由于MHC链的作用，该区域的整体结构和基因图谱最初于1999年制作。

在不同人群中，HLA区域下连锁不平衡的广泛结构和多态性有所不同。该特定区域的等位基因或遗传因子分为5个子部分，即综合Ⅰ类、Ⅰ类、Ⅱ类、扩展Ⅱ类、Ⅲ类区域（Alter et al., 2017; Shiina et al., 2009）。MHC表达区域包含400多个标记基因和假基因（Horton et al., 2004）。HLA Ⅰ类区域由三个经典基因座组成，即HLA-A、HLA-B、HLA-C，并伴有3个非经典基因座，即HLA-E、HLA-G和HLA-F。有部分未确定的HLA Ⅰ类区域，研究人员认为其是与传统区域等同的补充限制多态性区域（Shiina et al., 2009）。HLA Ⅰ类片段位于有核细胞，其主要目的是证明没有从细胞内碱基向细胞毒性细胞发起的自身抗原，以杀死抗原呈递细胞（Bailey et al., 2015）。HLA Ⅱ类区域同样包括3个标准基因座，即HLA-DR、HLA-DQ和HLA-DP，以及两个非标准基因座HLA-DM和HLA-DO（Shiina et al., 2009）。标准的HLA Ⅱ类基因座的基因位于专职抗原呈递细胞的表面，这些细胞通常呈递细胞外来源的抗原（Holling et al., 2004）。例如，细菌或食物产生的抗原由辅助性T细胞（CD4$^+$）呈递。HLA Ⅲ类区域包含调节炎症的基因，即细胞因子（TNF）的基因、补体（BF、C2、C4）和其他具有非免疫或未知功能的等位基因（Shiina et al., 2009）。有研究认为，中枢神经系统是免疫限制区域，这反映了经典神经元不表达HLA Ⅰ类抗原。随着HLA Ⅰ类蛋白和mRNA在大量神经集群被识别，这一观点被否定（Corriveau et al., 1998; Huh et al., 2000）。这些神经元集群包括运动神经元、皮质锥体细胞（Corriveau et al., 1998; Huh et al., 2000）、脊髓（Lidman et al.,1999; Lindå et al., 1998）、脑干（Lidman et al., 1999; Lindå et al., 1999）、嗅神经（Ishii et al., 2003; Loconto et al., 2003）、发育中和成熟的海马锥体细胞（Corriveau et al., 1998; Neumann et al.,1995）、黑质多巴胺能神经元（Lindå et al.,1999）、背根神经节神经元（Neumann et al., 1997）、黑质致密部（Huh et al., 2000; Lidman et al., 1999）及运动核。近年来，在中枢神经系统中，HLA Ⅰ类在中枢神经系统中有组织突触的作用（Lee et al., 2014; Shatz, 2009）。此外，大脑的巨噬细胞，即小胶质细胞，通过T细胞的HLA Ⅱ类，使这些通常处于静息状态的细胞在多种神经系统疾病的临床预后方面发挥重要作用。小胶质细胞在许多神经系统疾病中有重要功能（Holtman et al., 2015; Keren-Shaul et al., 2017; Noristani et al., 2015）。

8.3 各种神经和神经退行性疾病

8.3.1 HLA Ⅱ类基因与阿尔茨海默病

阿尔茨海默病是一种严重的神经退行性疾病，其病理生理特征是由超磷酸化的τ蛋白组成的细胞内神经纤维缠结，以及细胞外的淀粉样蛋白斑块等蛋白的形成（DeTure et al., 2019）。神经元和大脑代谢物的损伤引发神经认知障碍和记忆丧失，这种病变是由这种病理蛋白的聚集引起的（De Strooper et al., 2016）。在阿尔茨海默病中，最常见的症状之一是记忆力减退（Verheijen et al., 2018）。1520年，有研究发现一些慢性变化会在患者出现阿尔茨海默病症状之前发生，这些变化包括脑脊液中τ蛋白增加、β-淀粉样蛋白减少和脑萎缩（Bateman et al., 2012）。*APP*、*PSEN1*和*PSEN2*基因中的错义突变可导致阿尔茨海默病发病的常染色体显性突变（Hopperton et al., 2018）。*PSEN1*和*PSEN2*基因编码的早老蛋白充当膜内天冬氨酸蛋白酶（Grigorenko et al., 2017）。在外膜，β-淀粉样多肽由β-分泌酶和膜中早老蛋白对APP的蛋白水解形成的。有趣的是，在编码β-分泌酶（beta-site APP cleaving enzym，*BACE*）基因没有发现突变，该基因与阿尔茨海默病密切相关（Nicolaou et al., 2001）。早老蛋白基因表达水平有影响阿尔茨海默病发生的可能性。各种生理和遗传因素都可影响早老蛋白基因的转录活性（Lukiw et al., 2001; Riazanskaia et al., 2002）。*ApoE*基因的ε4等位基因与阿尔茨海默病的发病有关。在欧洲和亚洲人群中，ε4等位基因是阿尔茨海默病最常见的危险因素（Bertram et al., 2007）。对俄罗斯人群的研究发现，*ApoE*基因ε4等位基因纯合子携带者阿尔茨海默病的发病风险较非携带者增高8～10倍，而*ApoE*基因的ε4等基因杂合子携带者的阿尔茨海默病发病风险较非携带者增高3倍（Korovaĭtseva et al., 2001）。有研究发现，磷脂酰肌醇结合网格蛋白组装蛋白（PICALM）、SORL1、磷脂酶D3（也称为HU-K4）、聚集素（CLU）、CR1、髓细胞触发受体2（TREM2）、分化群33和三磷酸腺苷结合盒转运体7（ABCA7）多态性变异与阿尔茨海默病有显著的遗传联系，但尚未得到确认（Golenkina et al., 2010; Karch et al., 2014）。2013年，使用4个先前的全基因组关联分析数据集（包括17 008例阿尔茨海默病病例和37 154例对照）进行了一项研究，该研究是一项阿尔茨海默病发病后期相关性全基因组关联分析的荟萃分析。在一组独立的11 312例对照和8 572例阿尔茨海默病病例中确认了公认的遗传联系。在阿尔茨海默病患者中共发现19个新位点；这些基因之间的密切联系与*HLA-DRB5-DRB1*基因片段中6号染色体上的*rs9271192*变异相关，MHC Ⅱ类基因位于该片段中。因此，由于组织的复杂性，对于研究者来说确定哪个蛋白序列是基础是很困难的（Lambert et al., 2013）。以上数据（Lambert et al., 2013）是对欧洲人群进行分析得到的。为了验

证 *rs9271192982* 基因变异与不同种族人群阿尔茨海默病发病风险的关系，研究者对中国北方 1 344 名健康对照和 982 名阿尔茨海默病患者进行了分析。与非携带者相比，纯合子携带者患阿尔茨海默病的概率几乎加倍。通过使用 *ApoE ε4* 基因状态数据将其分为不同的组，也发现人群仅限于非 *ApoE ε4* 基因携带者，这表明阿尔茨海默病可能与 *HLA-DRB5-DRB1* 序列的独立核苷酸置换有关（Lu et al.，2017）。通过对患者大脑皮质样本的检测，得出阿尔茨海默病可能受到 *HLA-DRA-DRB5* 基因 DNA 甲基化的影响。在 *HLA-DRA-DRB5* 基因中，检测到 3 个 CpG 位点，它们与 β-淀粉样蛋白聚集相关，同时检测到 9 个 CpG 位点与大量神经原纤维缠结相关（Yu et al.，2015）。MHC Ⅱ 类是两种相同单体的聚合物，由 α 多肽链和 β 多肽链组成，这些多肽经常在巨噬细胞和树突状细胞上表达。在中枢神经系统中，MHC Ⅱ 类通常在小胶质细胞表达（Lee et al.，2002）。与阿尔茨海默病患者相比，在评估健康对照组和阿尔茨海默病患者的大脑皮质样本中分析的统计转录组数据表明，*HLA SDRA* 基因在阿尔茨海默病患者中过度表达（Liu et al.，2021；Yokoyama et al.，2016），大脑皮质中存在 *rs9271192* 基因多态性，*HLA-DRB1* 基因显著表达（Allen et al.，2015）。所以，通过基因、表观遗传学和蛋白质表达分析，HLA Ⅱ 类基因和阿尔茨海默病的发病有关。

8.3.2 HLA Ⅱ 类基因与帕金森病

帕金森病是第二常见的神经退行性疾病，其临床症状包括肌肉僵硬、震颤和运动迟缓（Dexter et al.，2013；Jenner et al.，2006），这些症状是由于多巴胺黑质纹状体通路解体引起的。这种解体可能是由于多巴胺能神经元（路易体）中蛋白质集群的细胞质聚集，路易体由 α-突触核蛋白（α-synuclein，SNCA）构成（Dexter et al.，2013；Spillantini et al.，1997）。α-突触核蛋白、富亮氨酸重复激酶-2（*LRRK-2*）、液泡分选蛋白相关蛋白（*VPS35*）、PTEN 诱导激酶 1 基因、*parkin 2* 和 *parkin 7* 基因等的改变或修正，导致帕金森病的遗传形式的诱导（所有病例的 510%）（Li et al.，2021）。通常认为，存在多种因素及短外显基因的多态性，如微管相关蛋白 tau（MAPT）、GAK、GBA 编码葡糖脑苷脂酶、BST1、溶酶体相关膜蛋白-3（LAMP3）和 SYT11，它们在帕金森病的发展中起主要作用（Lill，2016；van der Brug et al.，2015）。阿尔茨海默病的遗传与 MHC 中自身多态性标记相关联，而帕金森病则与 HLA Ⅱ 类基因位点中的单核苷酸变异（多态性）如 *rs660895*、*rs75855844*、*rs9268515*、*rs4248166*、*rs2395163* 和 *rs3129882*（Wissemann et al.，2013）相关联。然而，HLA 区域基因组位点突变（多态性）较多，人群中的等位基因分布不均，以及突变位点（多态性）之间的差异很小，因此无法确定与疾病相关的特定突变。特别是，Hamza 等（2010）对 1 986 名健康对照和 2 000 名帕金森病患者进行了研究，发现了 *HLA-DRA* 基因非编码片段中 *rs3129882* 多态性与帕金森病的遗传联系。发表在《国际基因组学》（*International Genomic*）上的全基因组关联分析数据分析发现了帕金森病与*HLA-DRB5*基因中*rs75855844*多态性之间的联系。该分析的检测阶段包括5 333个病例和12 019个对照样本；除此之外，在复制阶段还检测了7 053个病例和9 007个对照样本（International Parkinson Disease Genomics Consortium, 2011）。2012年，全基因组关联分析数据荟萃分析发布了最新结果（Ahmed et al., 2012）。作者对51种*HLA-DR*基因片段的突变进行了全面研究，结论是经过平行检测后仅*HLA-DRB1 rs660895*基因位点突变在帕金森病的发展中具有保护作用（Ahmed et al., 2012）。有趣的是，在类风湿关节炎中，类似的突变与发病风险相关（Rai et al., 2011），这些突变与帕金森病呈负相关（Rugbjerg et al., 2009）。*HLA-DP*、*HLA-DQ*和*HLA-DR*基因编码区的单核苷酸突变会影响MHC Ⅱ稳定复合物的形成，其抗原呈递的效果受到影响（Hammer et al., 1993）。因此，为了提高已知的遗传连锁效应，确保它们是否与HLA单倍型的特定调节区相关尤为关键。在一项遗传学研究中，重复组856名对照者和843名患者、主要参考组中的1 986名对照者和2 000名患者表明，*HLA-DRB1*04:04*和*HLA-C*03:04*等位基因多态性与帕金森病的发展有关，而帕金森病的发展取决于邻近位点的多样性。同时，在HLA区域等位基因上，*rs3129882*突变和邻近位点的*rs9268515*和*rs2395163*突变分别与帕金森病相关（Wissemann et al., 2013）。三维结构控制HLA Ⅱ类基因的表达。在HLA Ⅱ类基因单倍型中，非编码位点由绝缘子序列组成，这些绝缘子序列与基因启动子相互作用，帮助它们激活。由于环状结构的形成，这些与基因启动子相互作用的绝缘子序列也参与CCCTC结合因子和类Ⅱ转录激活因子的调控（Choi et al., 2011）。这种调控系统可以调控各种基因的表达；当调控元件中的核苷酸发生突变时，会发生系统性效应。有研究已经发现，*rs2395163*和*rs3129882*与*HLA-DR*和*HLA-DQ*基因编码的信息在各种细胞中的改变有关（Wissemann et al., 2013）。为了明确HLA Ⅱ类基因在非编码位点的特定遗传变异是否参与神经退行性疾病的病理过程，有必要进一步研究HLA定位点的遗传控制。

8.3.3 HLA 与多发性硬化

多发性硬化是一种神经系统疾病，与HLA区域的变异直接相关。早在1972年即证实了HLA Ⅰ类基因与多发性硬化的联系（Mamedov et al., 2020; Naito et al., 1972），由于*HLA-A*03*和*HLA-B*0729*血清特异性（Bertrams et al., 1972; Compston et al., 1976; Jersild et al., 1973; Naito et al., 1972），多发性硬化的风险被认为与之相关（Compston et al., 1976）。HLA Ⅰ类基因仍然包含与血清学决定因子相关的综合Ⅰ类和Ⅱ类单倍型（Hauser et al., 1989），随着研究的深入，这一观点不再适用。DR2分型随后出现（Haines et al., 1998）。随着HLA区域基因分型方

法的发展及对多发性硬化领域的持续探索发现，DR2分型的选择性具有两种分子遗传学特征，即DR15分型和DR16分型，并且 *HLA-DRB1*15* 基因（Olerup et al., 1991）的一个亚型 *HLA-DRB1*15:01*（Barcellos et al., 2002）与多发性硬化密切相关。为了证实在欧洲人群中这一关联性，一篇关于HuGE（人类基因组流行病学）的文章1993～2004年进行了72次调查问卷，结果显示，在大量的多发性硬化患者中，*HLA-DRB1*15:01* 的突变率明显增加（Schmidt et al., 2007）。所有的 *HLA-DRB1*15:01* 基因与多发性硬化的无相关性的报告都是针对非欧洲人群完成的。近年来，全基因组关联分析与惠康信托病例控制联盟（Wellcome Trust Case Control Consortium 2，WTCCC2）、国际多发性硬化遗传学联盟（International Multiple Sclerosis Genetics Consortium，IMGC）联合研究发现，多发性硬化的主要易感位点位于MHC Ⅱ类区域的 *HLA-DRB1*，并定义了高达10.5%的遗传变异基础风险。*HLA-DRB1*15:01* 基因显示出明显影响，其典型优势比为3.08，并且关联 *HLA-DRB1* 后剩余方差低于2%。与其他自身免疫性疾病类似，*HLA-DRB1*15:01* 在多发性硬化易感性中遵循稳定器模型，以数量依赖的方式考虑基本单倍型，以便相应地增加风险（Barcellos et al., 2003, 2006）。由于 *HLA-DRB1*15:01* 基因纯合子的多发性硬化患病风险增加，*HLA-DRB1*15:01/*08:01* 形成的杂合子已经证实对多发性硬化的发病有影响（Dyment et al., 2005），*HLA-DRB1*15:01* 与其他等位基因形成的杂合子的患病风险也相应增加，而未发现研究 *HLA-DRB1*08:01* 基因单倍型是危险因素。然而，一项针对阿什肯纳兹犹太人的研究发现，该人群存在 *HLA-DRB1*08:01* 基因的自我调节连锁，与患者发病存在微弱的相关性（Kwon et al., 1999）。*HLA-DRB1*15:01* 是预测多发性硬化严重程度最常见风险因素。发病风险与年龄、性别和 *HLA-DRB1*15:01* 基因相关，因此携带 *HLA-DRB1*15:01* 基因的女性患者应确定发病的年龄节点（Celius et al., 2000; Hensiek et al., 2002）。为了将 *HLA-DRB1*15:01* 基因与疾病进展或严重程度联系起来，有研究发现，该单倍型与多发性硬化患者脑脊液中存在寡克隆群和IgG浓度增加存在关联（Goris et al., 2015; Mero et al., 2013）。相反，未发现 *HLA-DRB1* 等位基因与多发性硬化的进展或严重程度相关（Barcellos et al., 2003; Okuda et al., 2009）。*HLA-DRB1*15:01* 基因作为 *HLA-DQA1*01:02* 基因和 *HLA-DQB1*06:02* 基因延长等位基因的一部分，在欧洲人群中被检测到，因此，很难区分关键的单倍型。从SNP数据推断出的传统HLA单倍型证实了 *DRB1* 基因是欧洲人群中的主要的风险位点，并且可以通过与 *HLA-DRB1*15:01* 基因的关联来显示 *HLA-DQB1*06:02* 基因的最大影响（Patsopoulos et al., 2013）。因此，HLA区域在人群之间表现出不同的连锁不平衡，跨人群研究可以从多基因关联中发现相关风险位点。对非洲和美国多发性硬化人群的调查研究表明，*HLA-DRB1*15* 与发病风险密切相关（Oksenberg et al., 2004）。在平行研究中，以 *HLA-DQB1*06:02* 基因替代 *HLA-DRB1*15* 基因，其他环境和对照未做改变，此项研究表明 *HLA-DQB1*06:02* 不是最重要的等位基因位点（Oksenberg et al., 2004）。这项研究被纳入一项针对马提尼克岛非洲裔人群的研究（Quelvennec et al., 2003）。非欧洲人群的研究表明，在日本人群中 *HLA-DRB1*15* 和 *HLA-DRB1*04:05* 与多发性硬化相关（Matsuoka et al., 2008; Yoshimura et al., 2012）中。类似的研究表明，*HLA-DRB1*04:05* 与临床上不同的疾病过程有关，包括早期发病年龄、症状的缓解（Yoshimura et al., 2012）以及无脑组织损伤（Matsuoka et al., 2008）。同样，在欧洲人群中，在萨丁尼亚人（Brassat et al., 2005; Marrosu et al., 1988）、西西里人（Brassat et al., 2005）和非欧洲裔美国人（Isobe et al., 2013）中发现 *HLA-DRB1*04:05* 与多发性硬化相关。此外，*HLA-DRB1*03:01* 和 *HLA-DRB1*13:03* 的关联最初仅在萨丁尼亚人（Marrosu et al., 1997）和非阿什肯纳兹犹太人及以色列阿什肯纳兹人多发性硬化患者（Kwon et al., 1999）中发现。但是，这种等位基因在欧洲、非洲和亚洲各地都很普遍。与 *HLA-DRB1*03:01* 不同，世界范围内 *HLA-DRB1*13:03* 很少出现在发病率高于3%的人群，因此与多发性硬化的关联性较低（Hollenbach & Oksenberg, 2015）。根据对加拿大多发性硬化家系的研究，发现 *HLA-DRB1*13*、*HLA-DQA1*05:01*、*HLA-DQB1*03:01* 基因过度表达（Lincoln et al., 2009），但是，这些研究未能发现 *HLA-DRB1* 高分辨率基因位点。该等位基因与欧洲人群中的 *HLA-DRB1*13:03* 基因密切相关，如像 *HLA-DRB1*13:01* 和 *HLA-DRB1*13:02* 这些 *HLA-DRB1*13* 基因的常见亚群常位于附加的 *HLA-DQA1*、*HLA-DQB1* 等位基因位点上；然而在对加拿大人口的统计学研究中未发现这些 *HLA-DR13* 的其他等位基因的过度表达。许多研究表明，HLA 具有保护作用。对欧洲多发性硬化人群的研究显示，*HLA-DRB1*14:01* 基因有保护作用（Barcellos et al., 2006; Dyment et al., 2005）；在巴西（Kaimen-Maciel et al., 2009）和加拿大多发性硬化群体（Ramagopalan et al., 2007）中，*HLA-DRB1*11* 具有保护作用。同样，在对芬兰（Laaksonen et al., 2002）和加拿大多发性硬化家族（Lincoln et al., 2009）的研究发现，*HLA-DRB1*13*、*HLA-DQB1*06:03* 等位基因具有保护作用。同样，有研究发现 *HLA-DQA1*01:01-HLA-DRB1*15:01* 和 *HLA-DQB1*03:01-HLA-DQB1*03:02* 联合等位基因具有保护作用（Moutsianas et al., 2015）。在类似的研究中，HLA Ⅰ类的单倍型也有促进保护作用，其包括 *HLA-A*02:01*、*HLA-B*44:02*、*HLA-B*38:01* 和 *HLA-B*55:01*（Moutsianas et al., 2015）。最近，研究人员也证明了 *HLA-B*44* 在多发性硬化中有保护作用（Harbo et al., 2014）。同样，一项归因研究发现，*HLA-B*44:02* 类基因对多发性硬化具有保护作用。2016年，有研究发现，*HLA-B *44:02* 与 *HLA-C *05* 基因存在连锁不平衡，*HLA-B *44:02* 基因单倍型在 *HLA-C *05* 缺失的情况下对多发性硬化有保护作用（Yeo et al., 2016），值得思考的是，由于强连锁不平衡，这些结果会不会不同。

8.3.4 HLA 与视神经脊髓炎

最初普遍认为，视神经脊髓炎是另一种形式多发性硬化，AQP4抗体或是NMO-IgG的发现在很大程度上改变了疾病作为一个自我调节单元的临床敏感性（Lennon et al., 2004）。许多研究人员为了发现HLA区域对视神经脊髓炎诊断的潜在作用进行了大量研究。多项对日本人群的研究数据表明，*HLA-DPB1*05:01*（*HLA-DPβ1*）等位基因对视神经脊髓炎的发病有影响，*HLA-DRB1*09:01*（*HLA-DRB1*）等位基因对视神经脊髓炎的发病有保护作用（Matsushita et al., 2009; Yamasaki et al., 1999; Yoshimura et al., 2013）。这些结果在对中国南方汉族人群的重复研究中得到了证实（Wang et al., 2011）。此外，有研究进一步发现，HLA Ⅱ类基因单倍型在视神经脊髓炎中也有影响，其包括*HLA-DRB1*16:02*（Wang et al., 2011; Yoshimura et al., 2013）、*HLA-DRB1*12*（Isobe et al., 2010）、*HLA-DPB1*03:01*（Fukazawa et al., 2006）。同时，与亚洲人群（Wang et al., 2011）相反，在法国人群中，HLA-DPB1*05:01蛋白与视神经脊髓炎没有关联，但是有研究发现HLA-DRB1*03蛋白则是一个易感因素（Matsushita et al., 2009; Yamasaki et al., 1999; Zephir et al., 2009）。同样，对墨西哥混血人、非裔加勒比人（Deschamps et al., 2011）和巴西黑白混血人（Brum et al., 2010）研究发现，HLA-DBR1*03蛋白是视神经脊髓炎的危险因素，但是在阿拉伯人中并非如此（Brill et al., 2016）。

8.3.5 HLA 与精神分裂症

1974年，卡祖洛（Cazzullo）等最早提出HLA与精神分裂症有关（Cazzullo et al., 1974）。随后，多项研究表明6号染色体短臂存在一个易感位点（Debnath et al., 2013; Wright et al., 2001）。这些研究认为，几个HLA Ⅰ类和HLA Ⅱ类基因与精神分裂症有关（Debnath et al., 2013; Wright et al., 2001）。然而，随后的研究未能得出类似的结论（Debnath et al., 2013; Wright et al., 2001）。近年来，最早的全基因组关联研究和精神分裂症荟萃分析发表的文章，促进了对HLA区域进行深入研究。三项全基因组荟萃分析研究表明，在欧洲人群中多个MHC变异区域与精神分裂症相关（Debnath et al., 2013; Purcell et al., 2009; Shi et al., 2009; Stefansson et al., 2009）。随着对更多人群进行研究，发现了更多的信息（Debnath et al., 2013; Ikeda et al., 2011; Ripke et al., 2011; Yue et al., 2011）。然而，有趣的是，荟萃分析中与精神分裂症相关的许多重要变异位点位于延伸的MHC区域，其中包括位于Ⅰ类区域上游的一组组蛋白序列，以及Ⅱ类区域延伸部分的几种免疫蛋白序列。例如，位于Ⅰ类区域的核糖核酸酶P21（RPP21）和位于延伸的Ⅱ类区域的神经发生位点同源物4（NOTCH4）（Shi et al., 2009）。随后，在亚洲的精神分裂症病例中进行的全基因组关联研究的结果与欧洲全基因组关联研究的结果相似，并在中国（Yue et al., 2011）和日本人群（Ikeda et al., 2011）中发现了几个不同的变异位点。相应的，*HLA-DQA1*基因中的*rs9272535*和*rs9272219*突变与精神分裂症密切相关（Ripke et al., 2011）。对HLA的研究表明，危险性等位基因*HLA-C*01:02*与保护性等位基因*HLA-B *08:01*和*HLA-DRB1* 03:01*有关（Irish Schizophrenia Genomics Consortium and The Wellcome Trust Case Control Consortium 2, 2012）。一项针对阿什肯纳兹犹太人群的全基因组关联研究发现，该群体中HLA区域与精神分裂症有关（Goes et al., 2015）。简而言之，一项表观遗传标记位点（eQTLs）研究证实了这些观点，在全基因组关联分析统计荟萃分析中发现，位于MHC区域内的*TRIMP26*（三结构域蛋白）、*RNF5*（环指蛋白5）和*HLA-DRβ3*基因，存在与精神分裂症相关的SNP位点（De Jong et al., 2012）。除了全基因组关联研究结果外，早期研究还提出，精神分裂症患者HLA Ⅱ类组织相容性抗原HLA-DRB1*01:01的基因表达频率增高，而HLA Ⅱ类组织相容性抗原HLA-DRB1*04的基因表达频率有所下降（Akaho et al., 2000; Arinami et al., 1998）。近年来，一项精心设计的研究将精神分裂症的风险性与补体4（C4）基因中的多个变异联系起来，这些基因也位于MHC区域内（Sekar et al., 2016）。该研究发现，C4在脑组织中表达的等位基因有*C4A*和*C4B*，其中*C4A*等位基因的高表达与精神分裂症相关（Sekar et al., 2016），此项研究的结果突显了同源基因在精神分裂症过程中的效应，这些分析揭示了未来研究寻找精神分裂症模型时，对同源基因与精神分裂症间基因差异进行深入地域群体研究的先锋意义。

8.3.6 HLA Ⅱ类基因与额颞叶痴呆

额颞叶痴呆是一种常见的神经退行性综合征，它是由大脑组织内蛋白质组合的增加引起的，这些组合导致胶质细胞增生、血管损伤和神经元细胞死亡。超过90%的额颞叶痴呆病例是由TARDBP或TAR DNA结合蛋白、融合蛋白在大脑皮质区域的颞部和额叶部分以及微管相关蛋白tau（MAPT）的增生引起的。患者可能会立即出现神经退行性疾病的迹象。例如，20%的额颞叶痴呆患者表现出帕金森病初期症状（Bang et al., 2015）。遗传因素在额颞叶痴呆的发展中起着重要作用，研究表明30% ~ 40%的患者与神经退行性病变有关（Blauwendraat et al., 2018; Rohrer et al., 2009）。编码tau蛋白的*MAPT*基因以及*GRN*、*C9or72*基因与遗传性额颞叶痴呆的发展密切相关。（Bang et al., 2015; Blauwendraat et al., 2018）。另外，在许多病例中并没有发现已知遗传因子的任何改变。根据全基因组关联分析信息，位于HLA基因座中HLA-DRα链和HLA-DRβ5链基因非翻译区的多态性*rs9268856*和*rs9268877*与额颞叶痴呆的危险相关（Ferrari et al., 2014）。许多研究发现，多态位点*rs968877*的等位基因A与额颞叶痴呆发展的风险有关，多态位点*rs9268856*等位基因A具有保护作用（Ferrari et al., 2014）。由于多态位点之间的距离小于 1 500 bp，很难评估这些原因是否独立。对中国西南部人群的调查表明，*rs9268856*（而非 *rs928877*）基因多态性会增加另外一种神经退行性疾病（即肌萎缩侧索硬化）的发病风险。在这项研究中发现，未携带 *rs9268856AA* 基因型肌萎缩侧索硬化患者生存寿命是携带者的 1.5 倍（Yang et al., 2017）。

8.4　先天性免疫反应与神经退行性疾病

除了炎症，神经退行性变与免疫系统相关。特别是，阿尔茨海默病患者血液中的白细胞数量下降（Richartz-Salzburger et al., 2007），血清中的细胞因子数量变化（Wyss Coray, 2006）。帕金森病患者也出现了各种变化，包括血液中 γδT 细胞数量增加，以及 IL-2、IL-6 和 TNF-α 的含量出现变化（Hirsch et al., 2009）。免疫反应基因 *CD33*（或 *Siglec-3*）、ATP 结合转运蛋白 A7（*ABCA7*）、团簇蛋白载脂蛋白 J（*CLU*）、*CRI* 和触发受体表达在髓样细胞 2（*TREM2*）的基因多态性与阿尔茨海默病相关（Sims et al., 2017）。这些基因中的大多数在阿尔茨海默病患者的大脑皮质的表达上调（Karch et al., 2014; Van Cauwenberghe et al., 2016）。免疫应答基因溶酶体相关膜糖蛋白 3、骨髓基质细胞抗原-1 和嗜丁酸蛋白样蛋白 2 基因多态性与帕金森病的发展有关（Simón-Sánchez et al., 2011）。研究人员越来越多地提到，不同的经典神经炎性疾病（即脑炎和多发性硬化）和神经退行性疾病的发病机制与先天性免疫反应有关（Heppner et al., 2015; Prinz et al., 2017），其中小胶质细胞发挥最大作用。小胶质细胞是中枢神经系统的巨噬细胞。异常的蛋白质聚集（α-突触核蛋白、β-淀粉样蛋白）、TLR、病原体和炎症信号可触发小胶质细胞，导致产生促炎性细胞因子，即 TNF-α、IL-6、IL-1 和趋化因子，产生活性氧和刺激吞噬过程。大脑的小胶质细胞在阿尔茨海默病发展中的作用尚未完全确定。β-淀粉样蛋白在细胞外的积聚会持续刺激小胶质细胞。受刺激的小胶质细胞标志着细胞因子的构建，通过渐进的反应过程，受刺激的脑小胶质细胞的数量逐渐累积。炎症会破坏神经系统细胞的功能，炎症会导致神经元死亡。随后由于持续的刺激，脑小胶质细胞破坏，痛苦加剧（Heppner et al., 2015）。或者，小胶质细胞吞噬 β-淀粉样蛋白和细胞碎片，并在组织修复和分离淀粉样斑块的过程中卷曲，从而保护神经元细胞免受其有害影响（Li et al., 2018）。各种阿尔茨海默病相关基因 *PLCG2*（磷酸肌醇磷脂酶 C-gamma-2）、*TREMR* 和 *CD33*（siglec-3）在小胶质细胞中动态表达，并在其刺激过程中发挥作用（Hopperton et al., 2018）。在神经系统组织中 MHC Ⅱ 类分子主要表达于小胶质细胞（Hayes et al., 1987）。随着小胶质细胞不断地受到刺激，帕金森病也不断发展（Harrison et al., 2018）。大脑的小胶质细胞在 α-突触核蛋白聚集的位置形成联合。α-突触核蛋白通过与 TLR 的相互作用刺激小胶质细胞。通过产生促炎性细胞因子（如 IL-6、TNF-α 和 IL-

1β）辅助这一过程。人们普遍认为，不断加剧的肿胀是神经变性的主要原因，即使在阿尔茨海默病的情况下，小胶质细胞是通过有毒的吞噬蛋白积累完成的，这可能会在一定程度上抑制帕金森病的发展（Harrison et al., 2018; Sanchez-Guajardo et al., 2015）。小胶质细胞数量的增长、小胶质细胞的刺激及其功能的紊乱也可导致其他神经退行性疾病的发展，如额颞叶痴呆和肌萎缩侧索硬化（Radford et al., 2015）。人类MHC区域与神经退行性疾病关系见图8.1；阿尔茨海默病的进展与细胞毒性效应、神经元损伤和细胞死亡情况见图8.2。

8.5 适应性免疫反应与神经变性

据估计，通过小胶质细胞促进的先天性免疫反应是神经退行性疾病发病机制中的主要免疫因素（Heppner et al., 2015; Ransohoff, 2016）。要分析HLA Ⅱ类基因与主要神经退行性疾病之间的遗传相关性是一项具有挑战性的工作。HLA Ⅱ类基因的结构和监测区域的偏差扰乱了抗原呈递过程，从而改变了适应性免疫。各种研究表明，除了HLA Ⅱ类基因的抗原呈递，相关基因的多态性与神经退行性疾病的发展有关。例如，与ApoEε4转运蛋白中阿尔茨海默病进展的易感性相关的多态性位点rs241448位于转运蛋白2（TAP2），在ATP结合盒基因中，TAP2是处理抗原的必需蛋白质产物（Bullido et al., 2007）。当然，阿尔茨海默病患者血液中的T细胞控制着β-淀粉样蛋白的扩增反应。在老年人的血液中存在与β-淀粉样蛋白相反的抗体，然后这些抗体的浓度在阿尔茨海默病患者中变得复杂（Wyss-Coray,

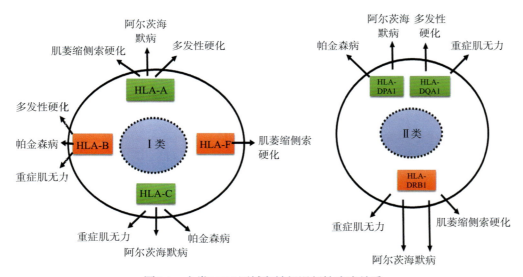

图8.1　人类MHC区域和神经退行性疾病关系

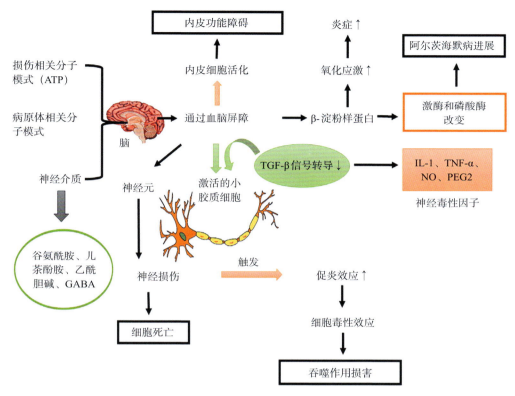

图8.2　阿尔茨海默病的进展与细胞毒性效应、神经元损伤和细胞死亡

2006)。在Rag5xfAD诱导的缺乏B细胞、T细胞和NK细胞的小鼠中获得的统计数据表明，与阿尔茨海默病患者中检测到的数据存在差异。除此之外，他们还指出，B细胞形成的抗体对于小胶质细胞有效吞噬β-淀粉样蛋白至关重要（Marsh et al., 2016）。因此，在阿尔茨海默病和其他神经退行性疾病中，适应性免疫可以发挥保护作用。另外，Th1细胞和Th17细胞可以根据脑小胶质细胞产生的炎性信号进入大脑，并通过产生IFN-γ来加剧炎症过程（Bryson&Lynch, 2016）。从帕金森病的分析模型中得出的结论是，CD4⁺（分化群4）和CD8⁺（细胞毒性细胞）T细胞都能够进入大脑。使用1-甲基-4-苯基-1, 2, 3, 6-四氢吡啶（MPTP）帕金森病小鼠模型研究发现，通过FAS受体与其配体的相互作用，CD4细胞显著推动了多巴胺能神经元的深度分化（Brochard et al., 2008）。有一个结论是，MHC Ⅰ和MHC Ⅱ复合物中的抗原表达通过大脑的内皮细胞控制血脑屏障对T细胞的选择性渗透（Pinheiro et al., 2016）。所有神经退行性疾病的神经元死亡都可能促进B细胞反应，特别是自身抗体的形成。由于肌萎缩侧索硬化患者血清中获得的免疫球蛋白可以诱导运动神经元细胞系区域的细胞死亡（Alexianu et al., 2002）。在

健康人的血清中存在抗α-突触蛋白和β-淀粉样蛋白抗体；然而，这些抗体的浓度在阿尔茨海默病和帕金森病患者中往往更高（Neff et al., 2008; Papachroni et al., 2007）。表达MHC Ⅱ类的激活的小胶质细胞可以呈提抗原，从而引发适应性免疫系统的反应。血脑屏障的中断是神经退行性疾病的主要原因。这种中断主要可能是各种化合物转运和外周血浆细胞进入大脑的变化的原因（Sweeney et al., 2018）。

翻译：刘 薇 审校：张 静（小）

参考文献

HLA 分型：临床医学中一个重要的免疫遗传学应用

Nusrat Nabi[1], Mosin Saleem Khan[2, *], Aaliya Shah[3], Javaid AhmedWani[4] and Sabhiya Majid[5]

[1]*Department of Biochemistry, School of Biological Sciences, University of Kashmir, Hazratbal, Srinagar, India,* [2]*Department of Biochemistry, Government Medical College (GMC-Srinagar) and Associated Hospitals, Karan Nagar Srinagar, India,* [3]*Department of Biochemistry, SKIMS Medical College, Bemina, Srinagar, India,* [4]*Department of Biochemistry, Government Medical College, Srinagar, India,* [5]*Department of Biochemistry, Government Medical College Srinagar, Research Centre University of Kashmir, Srinagar, India*

*通讯作者。

9.1 概述

　　HLA 系统也称为人类 MHC，是免疫系统的重要组成部分。它位于人类染色体 6p21 和小鼠 17 号染色体的一段长 DNA 上（图9.1）。在小鼠中也称为 H-2 复合体，在人类中称为 HLA 复合体。HLA 编码的抗原肽表现为免疫系统 T 细胞上的 T 细胞受体。这些高度多态性基因最初作为血液的白细胞抗原进行研究，因此它们被命名为 HLA（Choo，2007）。它们在器官移植供体选择及生物体抵御慢性疾病方面发挥着关键作用。由人类的 MHC 基因复合体编码，白细胞的表达水平最高。由于这种多态性，它们可以微调适应性免疫系统。由于所赋予的表面优势，等位基因变异保留在群体水平，对外源抗原的免疫应答具有显著的个体间变异。由于其在免疫调控中的作用，HLA 系统作为必须要解决的基本的免疫壁垒，代表临床移植的一个主要挑战。

　　作为必须要解决的基本的免疫学壁垒，HLA 是临床移植的一个主要挑战（Howell et al.，2010）。因此，MHC 分子是免疫系统进行免疫识别的重要组成部

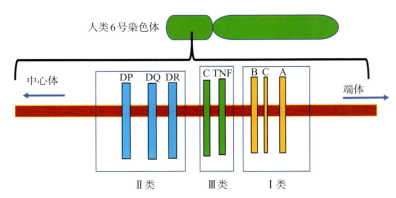

图9.1 6号染色体示意图，其中HLA包含Ⅰ类、Ⅱ类和Ⅲ类基因

分，具有区分"自我"和"非自我"的能力。它们的关键功能是将抗原肽呈递给细胞毒性T细胞。HLA诱导非自身细胞的肽类特异性破坏。

9.2 HLA分类

HLA可分为两类：Ⅰ类和Ⅱ类。具体分为哪一类主要取决于抗原在体内细胞中的分布。

9.2.1 HLA Ⅰ类抗原

HLA Ⅰ类抗原是在T细胞亚群中表达水平最高的且普遍存在的蛋白质。MHC Ⅰ类抗原呈递通路对于提示机体免疫系统警示病毒感染细胞至关重要。有研究发现，所有有核细胞都具有MHC Ⅰ类分子，这些分子在其细胞表面呈现源自细胞内蛋白质的肽片段。这些肽通常来源于细胞自身的"管家"蛋白，但来源于病毒蛋白的肽也可存在于受病毒感染的细胞中。病毒特异性细胞毒性T细胞在细胞表面寻找从病毒蛋白中提取的肽，然后破坏这些感染的细胞（Patrizia et al., 2013）。Ⅰ类分子的α链由β2-微球蛋白稳定。它们在移植免疫学及个体对自身免疫性疾病和感染性疾病的易感性方面至关重要。HLA Ⅰ类抗原包括为HLA-A、HLA-B或HLA-C，这取决于它们的编码基因在6号染色体短臂上的位置。HLA-A、HLA-B和HLA-C位点具有高度多态性，在人群调查中发现了850多个Ⅰ类等位基因。

MHC Ⅰ类分子是具有重链的异二聚体，是一种45 kDa的Ⅰ型整合膜糖蛋白，也是一种12 kDa的可溶性蛋白，被称为β2-微球蛋白。重链的胞外区分为3个结构域（α1、α2和α3），β2-微球蛋白增加了第4个结构域。α1和α2结构域在肽结合位点处结合（图9.2）。研究发现，MHC Ⅰ类分子中的大部分肽类来源于细胞质溶胶中的多亚基蛋白酶体复合物降解的Ⅰ核糖体错误的翻译产物，而非衰老细

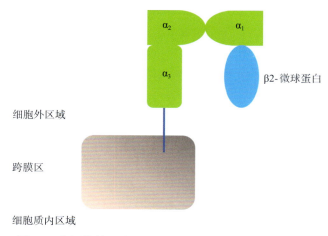

图9.2 含细胞外、跨膜和细胞质内区域的 MHC 类示意图

胞蛋白质的周转。这是 MHC Ⅰ类分子的一个重要特征，它允许该通路在合成后立即提取蛋白质。MHC 类通路由于这种作用机制而警示细胞毒性 T 细胞，病毒存在于受感染的细胞中（Marek et al., 2017）。

MHC Ⅰ类分子在内质网（ER）腔内折叠和组装。肽的结合是组装过程中必不可少的步骤。因此，肽从细胞质溶胶传递到内质网管腔，这项工作是由一种被称为抗原加工相关转运体（TAP）的蛋白质完成的。TAP 还充当 MHC Ⅰ类装配最后阶段的支架，即肽结合支架（Spiliotis et al., 2008）。在此过程中，MHC Ⅰ类分子（重链和 β2-微球蛋白）通过与钙网蛋白和 ERP57 等形成复合物与 TAP 结合。另一种重要蛋白在这种相互作用中发挥作用，其为 MHC Ⅰ类复合物和 TAP 之间的纽带。

伴侣复合物和 TAP 被称为 TAP 相关蛋白。它是一种促进高亲和力肽与 MHC Ⅰ类分子结合的必需蛋白。MHC Ⅰ类分子在肽负载后与 TAP 解离，并在内质网膜出口位点聚集。在到达内质网膜时，MHC Ⅰ类分子被选择性地募集到货物囊泡中以转运到高尔基体，在那里它们被转运到质膜（Eric, 2003）。

9.2.2 HLA Ⅱ类抗原

HLA Ⅱ类抗原为异二聚体糖蛋白，由 α 链和 β 链组成。它们在功能上与Ⅰ类分子非常相似。根据编码基因在 6 号染色体短臂上的位置，Ⅱ类分子进一步分为 HLA-DR、HLA-DQ 和 HLA-DP。在 α 链和 β 链上，HLA-DQ 和 HLA-DP 区各有一个功能基因，即 *HLA-DQA1*、*HLA-DQB1*、*HLA-DPA1* 和 *HLA-DPB1*。对于 HLA-DR，α 链和 β 链（DRB1）是单个独立基因代码。HLA-DRB 单倍型通常包括 *HLA-DRB1* 等位基因，并且根据等位基因的类型，*HLA-DRB3*、*HLA-DRB4* 或 *HLA-DRB5* 可能存在，也可能在这些基因之前有假基因（Scheherazade et al., 2015）。与强多态性的β链基因座相反，α链基因座，如 *HLA-DQA1* 和 *HLA-DPA1*，表现出最小的多态性。此外，在人口调查中发现约580个Ⅱ类等位基因（表9.1）。

表9.1　小鼠和人类MHC的简化组织结构

小鼠 H-2 复合物

MHC 分类	Ⅰ		Ⅱ		Ⅲ		
区域	K		IA	IE	S		
基因产物	H-2K		IA-αβ	IE-αβ	c蛋白、TNF-α、TNF-β		

HLA 复合物

MHC 分类	Ⅱ			Ⅲ	Ⅰ		
区域	DP	DQ	DR	C4、C2、BF	B	C	A
基因产物	DPαβ	DQαβ	DRαβ	c蛋白、TNF-α、TNF-β	HLA-B	HLA-C	HLA-A

　　树突状细胞、B细胞和单核细胞/巨噬细胞是抗原呈递细胞，在其表面表达MHC Ⅱ类分子，并向CD4⁺T辅助细胞呈递外源性抗原肽。CD4⁺T细胞在免疫防御中起关键作用。CD4⁺T细胞一旦被激活，就会通过刺激B细胞分化为产生抗体的B淋巴母细胞来启动适应性免疫反应。此外，由α链和β链组成的MHC Ⅱ类复合物在内质网中被组装（图9.3），然后由恒定链（Ii）稳定。Ii不允许自身抗原过早地与内质网中新生的MHC分子结合。它也将MHC分子导向内吞区。Ii在酸性内体环境中逐步降解，导致释放Ⅱ类肽结合槽以装载抗原肽。外源性抗原由抗原呈递细胞通过受体介导的内吞、胞饮或吞噬作用内化为Ⅱ类细胞的内吞区室。低

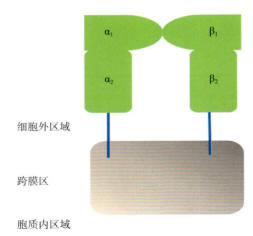

图9.3　含有细胞外、跨膜和胞质内区域的MHC Ⅱ类示意图

pH环境导致抗原呈递细胞产生MHCⅡ类表位，因此被抗原呈递细胞内化的吞噬抗原在这些小的内吞区室中被降解，然后将抗原性肽装载到Ⅱ类受体的配体结合槽中。所得的Ⅱ类肽复合物被运输到细胞表面，在那里它们被CD4⁺T细胞筛选和特异性精确识别。

已发现大部分序列多样性位于编码氨基末端胞外结构域的第二外显子上。该结构域起肽结合槽的作用，其由复合物的"α-β链"异二聚体形成（Rocha et al., 2008）。

9.3　HLA分型

HLA分型是一个用于识别个体独特免疫系统变异的基因测试术语。HLA分型广泛用于匹配脐带血或骨髓移植的供体和患者。如前所述，HLA是存在于体内大多数细胞上的蛋白质或独特标记。免疫系统使用这些标记来确定哪些细胞属于自身，哪些不属于自身。HLA分型有时也称为HLA匹配（Howell et al., 2010）。

HLA分型的最重要目的是确定供体和受体之间最安全的组织移植。研究发现，对于成功的移植，如最佳捐赠者的HLA与受体的HLA模式非常相似就会降低与器官移植相关的风险和并发症，如器官排斥。在器官排斥的情况下，便会进行HLA分型以观察他们的身体是否正在产生针对移植组织的抗体（Ruth, 2020）。器官移植是医学科学的主要进步之一，并且对于治疗许多疾病是极其有用的。这些疾病包括一些血液癌症、自身免疫性疾病、遗传性血液疾病和各种器官衰竭。通常，器官移植为某些特定疾病的治疗提供了最后的希望，但实体器官移植后生长的供体特有的抗HLA抗体与更不良结局相关联，因此频繁的抗体监测非常重要，尤其是在移植后早期。基因组的HLA区域连接着100多种炎性和自身免疫性的多因素、复杂疾病。乳糜泻、1型糖尿病、类风湿关节炎、系统性红斑狼疮、银屑病、肺疾病（如肺结节病和哮喘）、感染性疾病（如结核病、肝炎和获得性免疫缺陷综合征）以及各种其他疾病（如不同的恶性肿瘤和神经病）都属于与HLA区域突变相关的疾病。此外，鉴于HLA区域基因密度高、重连锁不平衡及多个HLA位点的影响，在大多数情况下很难建立主要的遗传关联。然而，现已证实，广泛使用二代测序来精细定位HLA区域基因中未报告的等位基因和明确的单倍型，可用于解决HLA相关疾病和临床亚型的复杂性（Amit et al., 2018）。

人类MHC发现后，鉴定个体HLA多态性的方法（通常称为"HLA分型"）取得了长足的进步，这在很大程度上有助于揭示特定区域的遗传复杂性，以致现在鉴定出2 000多个经典HLAⅠ类（A、B和C）和Ⅱ类（DR、DQ和DP）基因座的等位基因。HLA分型现在几乎统一在DNA序列水平上进行，要么通过检测表达的HLA分子的遗传变异（血清学分型），要么通过检测DNA水平上的DNA序列的遗传变异（DNA分型）。

9.3.1 血清学分型

HLA分型方法通常基于早期分离的T细胞（HLA Ⅰ类）和B细胞（HLA Ⅱ类）表面表达的HLA分子进行鉴定。这些实验是在补体依赖性细胞毒性程序中用经产妇的抗血清进行的（Howell et al., 2010）。在该实验过程中，使用一组含有经过充分研究和表征的HLA特异性同种抗体的血清检查淋巴细胞。然后，将每种血清放入寺崎（Terasaki）微量滴定孔（每板60~72孔）。在此之后，经过短暂的孵育循环，将兔血清作为补体来源应用于平板。然后裂解平板上存在并已结合同种抗体的细胞。这种裂解作用使它们可渗透一种荧光染料溴化乙锭。对样品进行显微镜检查可以轻易地鉴定出含有裂解细胞的孔（Katz, 1987）。

但是，血清学分型存在一系列缺点。这是因为同样需要活性淋巴细胞，并且在一些移植患者中发现淋巴细胞计数非常低。因此，血清学分型不适用于干细胞移植，目前基于DNA的分型已在临床实验室中基本上取代了血清学分型。但血清学分型仍然可以作为DNA分型的补充，特别是在确定细胞表面的特定等位基因方面。此外，尽管大多数实验室仍对HLA分型采用血清学分型，他们也开发了基于PCR的先进和精确方法。

9.3.2 基于DNA的分型

与血清学分型相比，基于DNA的分型方法（又称HLA-RFLP法）具有一系列优势。最显著的优点便是不需要活性淋巴细胞。虽然最常见的DNA来源是外周血淋巴细胞，但体内任何有核细胞均可用于提取DNA。此外，分离的DNA较易存储，方便在需要时重复检测。在临床HLA分型实验室中，均使用一系列基于DNA的分型方法（Chopra et al., 2011）。所有这些技术都依赖于正在研究的HLA区域基因中靶序列的PCR扩增。HLA分型PCR所需的引物或探针可以在内部生产和测试，也可以在市场上购买。

很明显，使用DNA序列变异来评估HLA多态性比血清学或细胞分型方法更具有优势。由于在血清学分型中不需要细胞活性或相关HLA抗原在细胞表面的表达，DNA分型允许对更多数量的样本进行分型。最初，基于DNA的HLA分型包括在DNA印迹（Southern blot）以及限制性片段长度多态性（restriction fragment length polymorphism，RFLP）模式。其中，DNA印迹中以基因组片段或标记的cDNA克隆作为杂交探针，RFLP模式与HLA血清型有关。但是RFLP分型需要大量的高分子量基因组DNA，并且发现这项技术对于常规使用来说耗时较长（Erlich et al., 2001）。该方法最显著的缺点是大多数多态性限制位点不存在于外显子2或3中，因此，该方法依赖于这些外显子中的序列多态性和这些侧翼位点之间的连锁不平衡。虽然RFLP分析允许在更广泛的水平上进行血清型分型，但它无法辨别HLA Ⅰ类和HLA Ⅱ类序列的大部分多样性。PCR技术的发展与进步对于分析HLA基因座的等位基因多样性，以及开发简单和快速的基于DNA的分型方法帮助很大（Newton et al., 1989）。一般而言，基于序列的分型（sequence-based typing，SBT）方法比血清学或细胞方法更精确和可靠。此外，与血清学分型试剂不同，基于PCR的HLA分型探针、引物和热稳定DNA聚合酶可作为标准试剂生产。PCR扩增的最大优势是它允许对显微镜下的样品（如头发、干血渍、口腔拭子甚至单细胞）进行HLA分型。此外，基于PCR的分型数据可以显示等位基因在何处及如何变化，这使得研究特定多态性氨基酸残基在肽结合、呈递及临床移植结果和疾病关联中的作用成为可能（Erlich et al., 2001）。

大量基于PCR的临床HLA分型方法已经开发并成功应用。大多数分型方法需要开发引物对，这些引物对能够在靶位点高度扩增这些基因变体（等位基因），并且多态性序列基序位于引物位点之间。然后，使用各种分析方法，如限制性酶切、寡核苷酸探针杂交和链终止测序反应，对这些引物之间的序列进行分类。HLA分型的另一个主要方法是使用PCR，引物的3'端位于多态性位点，通过使用寡核苷酸引物延伸的特异性和预见性来区分多态性（Gary, 2007）。

9.3.3　使用序列特异性引物聚合酶链反应的分型

使用序列特异性引物组扩增特定的HLA区域等位基因或等位基因组是最流行的方法之一。在该系统中，特定等位基因的存在或缺失通过应用特定缺失引物对，然后对其进行琼脂糖凝胶电泳来确定。这一过程被称为PCR-SSP[*]，它方便、简单、快捷，并且是对已故捐赠者进行分型的理想方法。该方法通常用于低分辨率检测等位基因组，但其等位基因分型是一种麻烦的方法。此外，该方法对于大批量样品的分型无效（Howell et al., 2010）。

9.3.4　使用序列特异性寡核苷酸探针的聚合酶链反应的分型

另一种常用方法是在杂交分析中使用短寡核苷酸DNA探针来检测基因座特异性PCR产物中的HLA多态性。每个基因座需要多个寡核苷酸探针，因此PCR-SSP[**]分型是对中大量分批次样本进行分型的最有效方法。

由于在流式细胞术检测中使用了与荧光标记的微生物结合的探针，该技术的最新版本获得了广泛的关注和重视。这种方法越来越多地用于临床HLA分型（Stefan et al., 2014）。

---

*　译者注：原版英文为PCR eSSP。

**　译者注：原版英文为PCR eSSOP。

9.3.5 基于序列的分型

序列特异性寡核苷酸探针杂交（PCR-SSO[*]）或RFLP法是非常有用、准确且较简便的HLA分型方法，能够检测DNA序列中两个等位基因之间的单碱基变异。这些技术的最大缺点是它们不能鉴定新的、未鉴定的等位基因，除非差异发生在由探针或限制性酶鉴定的特定位置（Jordan et al., 1995）。因此，引入了另一种方法——PCR-SBT法。最初设计为手动测序方法，因为它不需要任何额外的分型细节，如血清学，但后来也扩展到Ⅰ类等位基因。SBT使用的是PCR扩增和测序DNA中特异性和独特的HLA外显子。这些通过PCR扩增的外显子具有高度多态性。因为在这种技术中，两个等位基因都是针对每个HLA位点进行扩增和测序的，所以并不总是能够决定这两个等位基因中的哪一个负责序列结果。此外，与用于HLA分型的其他方法相比，使用染料标记引物和荧光自动测序使该方法更优越。使用荧光自动测序和染料标记引物大大提高了该方法的准确度（Derek, 2005）。此外，在众多的HLA分型方法中，唯一能明确识别等位基因核苷酸序列的技术是PCR-SBT法。该系统使用群体和位点特异性引物对来扩增对单个等位基因或等位基因组具有特异性的目标序列。PCR-SBT方法基于这样的思想，即引物可以靶向并结合保守的HLA序列，在仔细调节的PCR条件下产生扩增产物。此外，HLA分型也在等位基因阶段完成，并且是干细胞移植所需要的，也可以使用SBT完成。等位基因序列调查和确认也需要SBT。为了提供简单、高分辨率的HLA分型结果，需要非常昂贵的设备和复杂的实验室方法（Christina et al., 2014）。

表9.2总结了各种HLA分型方法、优缺点。

表9.2　HLA分型方法、优缺点

方法	摘要	优点	缺点
血清学分型	用单克隆抗体对淋巴细胞表面表达的HLA抗原进行血清学检测	更快、更便宜	无法提供有关等位基因序列变异和DR分子差异的信息
PCR-RFLP	遵循PCR-RFLP法产生限制性图谱，根据获得的图谱鉴定等位基因	区分与DR3、DR5和DR6相关的多态性单倍型。比血清学分型更特异	精确等位基因分型缺乏准确性，程序烦琐，需要大量处理
PCR-SSO	PCR扩增的DNA与标记的序列特异性探针杂交，然后检测	最具体的技术，在10小时内提供高分辨率分型。易于操作，不需要在每一步进行控制	等位基因的序列必须已知。精确等位基因分型的准确性不佳。杂交温度可能是关键，任何轻微的修饰都可能导致假阴性杂交

---

[*]　译者注：原版英文为SSO-PCR。

（续表）

方法	摘要	优点	缺点
PCR-SSP	PCR使用序列特异性引物（SSP）扩增DNA。引物被设计成在3'端具有序列特异性依赖性核苷酸	比其他方法更快、更便宜，准确度与PCR-SSO相当	已经观察到一些HLA-DB1806等位基因的明确分型
PCR-SBT	使用目的位点特异性引物通过PCR扩增的DNA。纯化PCR产物，然后测序	比其他方法更可靠、更准确、更简便、更特异	需要昂贵的设备

9.4 HLA分型的临床应用

　　HLA包含大量对免疫系统功能至关重要的基因。在机体对感染的免疫反应、自身免疫性疾病的病理过程、移植排斥反应、癌症的发生等方面发挥重要作用，并参与药物不良反应。HLA分型是分子生物学和分子医学史上最有价值和最通用的临床工具之一，是血小板输注、肾移植和亲子鉴定的关键。它也是强直性脊柱炎的主要诊断方法之一。甚至可以在一个家庭中进行HLA分型，以提示哪些亲属有可能罹患哪些疾病，包括青少年糖尿病和血色素沉着病（Barton et al., 2017）。HLA配型是目前流行的用于确定受体器官相容性的免疫学策略。事实上，二代测序的进步已经允许全长HLA区域等位基因分型，允许对生物体或个体进行完全等位基因定位。组织分型的最新进展也使得在表位水平进行HLA配型成为可能。B细胞可以通过识别表位的多态性氨基酸结构来实现这一点。针对这些表位的抗体活性的发现是导致排斥反应的主要原因。可以使用计算机算法分析大量单一等位基因的敏感抗体实验产生有用的供体的反应模式（Argani, 2019）。HLA分型对诊断再生障碍性贫血患者非常重要。开展这项工作是为了在患者家庭成员中或在捐赠者登记处找到合适的骨髓捐赠者。通常，相似兄弟姐妹之间的HLA配型，匹配的无关供体之间的HLA配型，以及单倍体相同供体之间的最后HLA配型是骨髓移植最基本和最初步的测试（George et al., 2018）。

9.4.1 器官移植

　　HLA分型最重要应用于器官移植中。使用高分辨率HLA分型可选择最佳供体。当进行移植时，受体的免疫系统通过各种直接和间接的同种异体识别方法识别来自供体的HLA分子，从而导致同种异体免疫应答的触发（图9.4）。因此，供体和受体之间的MHC抗原匹配使得移植物可接受性显著增加（Batool, 2013）。HLA分子存在于几乎所有有核细胞中，是引发移植排斥反应的主要因素。HLA Ⅰ类有3个经典基因座：HLA-A、HLA-B和HLA-C，而HLA Ⅱ类主要有5个：HLA-

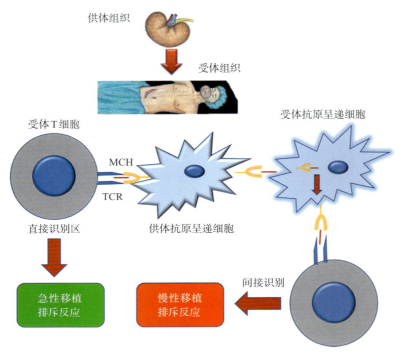

图9.4 移植物排斥反应示意图，包括急性和慢性排斥反应

DR、HLA-DQ、HLA-DP、HLA-DM和HLA-DO。HLA分型是肝脏、心脏或肾脏等器官移植过程中最关键的步骤。器官移植是20世纪最伟大的医学突破和治疗成就之一。在器官移植的情况下，适应性免疫是移植组织引发排斥的关键反应。MHC复合物在供体细胞表面的表达是免疫反应的主要靶点。对移植组织或器官排斥的免疫应答是由这些诱导抗原刺激的细胞表面分子触发的。MHC分子、ABO血型抗原、次要组织相容性抗原和内皮细胞抗原只是已经鉴定的移植抗原的几个例子（Marco et al., 2012）。妊娠、既往移植失败或输血可能导致对MHC抗原的致敏，这有助于产生抗HLA抗体。这些抗体是移植物排斥的主要原因，并在输血后异常和相关并发症中起作用。肾脏移植期间，应对供者和受者进行HLA-A、HLA-B位点分型和HLA-DR通用级分型。找到完全相同的供体是罕见的，所以有时只有在供体和受体之间进行HLA配型，然后在HLA-DR上选择特定的一对，然后是HLA-A之后，才会考虑不匹配（Choo, 2007）。因此，HLA-B和HLA-DR抗原在免疫治疗生物学和移植免疫学中对移植物失败有显著影响。HLA-DR错配在移植后的前6个月影响最大，而HLA-B错配效应出现在移植后的前两年。HLA抗原的错配对移植物的长期存活有不利影响（Takemoto et al., 2000）。

成功移植的必要先决条件是研究受体和供体既往的免疫，通常来自免疫事件，如妊娠、输血或首次移植。针对移植物抗原的定向特异性的抗HLA抗体的受者必须拒绝移植物。移植前必须进行一项称为交叉匹配测试的最终测试。在该测试中，供体淋巴细胞与受体血清接触，以检测基于淋巴细胞细胞毒性试验的免疫反应。器官移植可使成千上万的患者受益。器官库是器官移植的关键障碍，因此我们需要扩大器官利用率，发现更准确的免疫抑制方法，以避免排斥反应，同时避免感染和癌症的不良反应。HLA匹配对肾脏和骨髓移植的治疗效果最大，在这种情况下，应尝试平衡HLA-A、HLA-B和HLA-DR位点。在心脏和肺移植中，实验表明拟合HLA-DR位点和其他功能因素（包括供体可用性、缺血时间、受体健康需求等）确实是有利的（Sheldon et al., 2006）。

9.4.2　骨髓同种异体移植

异基因造血干细胞移植（hematopoietic stem cell transplantation，HSCT）已发展成为一种治疗血液恶性肿瘤和其他血液或免疫疾病的模式。在骨髓移植中，供者的免疫系统将会替代受者。如果没有很好的匹配，供者的免疫系统会将受者的身体识别为异物或外来者，并对其进行攻击。造血干细胞供体的鉴定仅侧重于选择相似的HLA供体或近似相同的供体。HLA研究的进展、匹配和识别供体选择因素对提高人类干细胞移植中无关供者造血干细胞移植（unrelated donors HSCT，UD HSCT）的结果也是必要的（Howard et al., 2015）。

HLA相同或HLA匹配的同胞供体是异基因造血细胞移植的最佳、最理想和首选移植物。两个兄弟姐妹的基因型鉴定只能通过对两个成员进行分型来识别4个单倍型的划分（图9.5）。它提供了基因型和表型同一性的概念。此外，如前所述，HLA可通过检测外源HLA分子的多态性片段或通过提供可变肽引发免疫应答。HLA差异与免疫恢复延迟、移植物抗宿主病、移植物丢失和发病率有关。正常人的基因组差异可能会产生免疫原性移植抗原，并诱导移植物抗白血病（graft-versus-leukemia，GVL）反应、移植物抗宿主病或造血干细胞移植病。许多患者缺乏HLA匹配的供体，因此最近的研究集中在识别允许的HLA错配（Meerim et al., 2012）。最近，相关研究已经收集了无关供者造血干细胞移植临床结局中每个HLA位点功能的数据，使寻找和寻找部分匹配的供体变得更容易。这些年来，无关供者移植的临床结果发生了重大变化，其中一个关键因素是HLA监测和匹配方面的进展，以及对供体选择问题的完全理解。改进的主要原因是HLA分型技术缩短了供体处理时间，同时提高了分辨率。高分辨率Ⅰ类和Ⅱ类抗原分型的优势也已显示出来，可在移植后获得更好的临床结果。未来的实验使用基于表位的分型技术来靶向特定的残基是可能的（Bronwen et al., 2010）。通常，HLA供体匹配分两个阶段进行：第一阶段包括在患者的兄弟姐妹或父母中寻找供体。如果HLA测试显示相容性，临床医生将继续进行移植。如果HLA测试显示第一亲属之间不

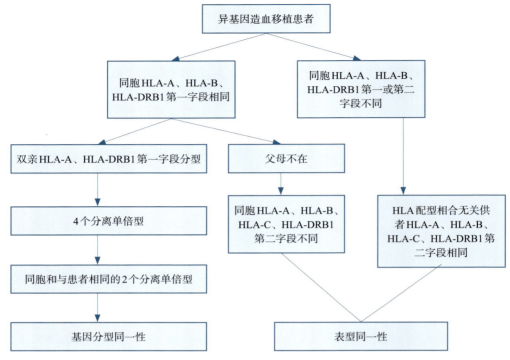

图9.5 用于识别HLA基因型同胞、HLA表型同胞或HLA匹配的不相关供体的HLA分型策略

相容，然后临床医生决定寻找骨髓捐赠者，通常是自愿准备捐赠。通过*HLA-A*、*HLA-B*、*HLA-C*、*HLA-DR*、*HLA-DQ*和可能的*HLA-DP*等位基因分型选择合适的供体。HLA-A、HLA-B、HLA-C或HLA-DR基因座存在一个或两个错配，会导致死亡率升高，而HLA-A基因座仅存在一个错配便会导致高级别移植物抗宿主病。黄金标准检验是HLA-A、HLA-B、HLA-C、HLA-DRB1和HLA-DQB1基因座的高分辨率分型（10/10匹配）。HLA-A、HLA-B、HLA-C或HLA-DRB1基因座的单个不匹配已被确定，并且与移植后并发症风险增加相关。接受T细胞耗竭同种异体移植的患者除外。此外，一些研究显示，HLA-DQB1、HLA-C、HLA-DRB1和HLA-DPB1基因座错配和差异似乎对患者更耐受，且免疫原性更低。通过二代测序进行的HLA分型可能通过在单个过程中提供所有HLA位点的完整序列信息来修改匹配算法（Jean-Marie, 2016）。

9.4.3 HLA与疾病

许多疾病与HLA区域内不同位点的等位基因、抗原、表位或单倍型有关。如上所述，HLA类型是遗传的，因此它们的突变或任何其他变化或变异都与自身免疫性疾病和其他疾病有关。许多研究发现，携带某些HLA抗原的人更易患某些自身免疫性疾病，如强直性脊柱炎、类风湿关节炎、腹腔疾病、史－约综合征、1型糖尿病、阿巴卡韦超敏反应（Gough et al., 2007）（表9.3）。例如，已证明*HLA-B27*基因携带者会发展成强直性脊柱炎，这是一种退行性关节炎疾病，*HLA-B27*基因携带者的患病风险是无*HLA-B27*基因者的150倍。由于强直性脊柱炎较为罕见（已知约有0.14%的人口受到感染），*HLA-B27*基因携带者总体上有20%的风险罹患该疾病。一些研究显示，HLA Ⅰ类区域的相互作用，独立于已记录的HLA Ⅱ类结果与许多自身免疫性疾病的相关性，包括*HLA-B*基因与1型糖尿病的显著相关性以及*HLA-C*基因与多发性硬化和毒性弥漫性甲状腺肿的显著相关性。

表9.3　不同疾病HLA型别比较

疾病/超敏反应	HLA型别	备注
强直性脊柱炎	*HLA-B27*	*HLA-B*2702-08*、*HLA-B*2702-10*、*HLA-B*2702-14*、*HLA-B*2702-15*、*HLA-B*2702-19*等位基因类型与疾病的产生呈正相关，而*HLA-B*2709*基因似乎具有保护作用
类风湿关节炎	*HLA-DRB1*0401*、*HLA-DRB1*04*、*HLA-DRB1*05*、*HLA-DRB1*13*、*HLA-0101*、*HLA-0102*、*HLA-1402*、*HLA-1001*	*HLA-DRB1*等位基因关联阳性反映了氨基酸70～75处的共享表位（QKRAA）
腹腔疾病	*HLA-DQA1*05*、*HLA-DQB1*02*、*HLA-DQB1*0302*	高负预测因子
卡马西平超敏反应（史－约综合征）	*HLA-B*1502*	局限于亚洲遗传背景
1型糖尿病	*HLA-DRB1*03*、*HLA-DQB102*、*HLA-DRB1*04*、*HLA-DQB1*0302*（*HLA-DRB1*15*、*HLA-DQB1*0602*保护性）	可用于评估家族风险
阿巴卡韦超敏反应	*HLA-B*5701*	高负预测因子

多项研究显示，HLA区域等位基因也与类风湿关节炎相关。在欧洲和北美，*HLA-DRB1*04*等位基因风险与其他等位基因相似，尤其是*HLA-DRB1*0401*、*HLA-DRB1*0404*等位基因是最突出的。例如，已经确定了乳糜泻与HLA-DQ8和HLA-DQ2分子之间的相关性。HLA分型已被证明在白塞病的诊断中是有效的。在日本患者中发现HLA-B51（一种分裂的HLA-B5化合物）与该疾病相关，估计相对风险为9.4。此外，几项研究和数千份出版物已经证实，到目前为止，HLA仍然是1型糖尿病风险的最佳预测因子，这与当耐受性调节基因的突变超过通常的自身免疫多基因预防时，人类基因组可能发展为1型糖尿病的概念一致。在没有*HLA-DQ2*或*HLA-DQ8*等位基因的情况下，或在IgA缺乏的患者中，HLA分型最近被提议用于乳糜泻诊断。乳糜泻是一种自身免疫性疾病，食用谷蛋白时会

对小肠造成损害。此外，乳糜泻患者具有 *HLA-DQ2* 或 *HLA-DQ8* 基因中的一种或多种；即便如此，高达30%的普通人群也携带一种或多种这些基因。各种研究表明，尽管所有乳糜泻和1型糖尿病患者均具有 *HLA-DQ2* 或 *HLA-DQ8* 等位基因，但对这些等位基因的评估不能用于诊断1型糖尿病患者的乳糜泻，因为大量无乳糜泻的1型糖尿病患者仍具有这些HLA类型。因此，HLA分型不能用于诊断乳糜泻，尤其是在 *HLA-DQ2* 和（或）*HLA-DQ8* 基因相关高发人群中（如1型糖尿病）(Cecilio et al., 2015)。大量实验表明，可对蛋白酶抑制剂进行改造以改变HLA鼹鼠的抗原呈递特性。一旦抗原呈递被修饰，潜在自身抗原肽的呈递也将被阻断。有研究认为，这种方法可引导免疫系统避免被特定的抗原激发，并进而避免自身免疫性疾病的发病机制 (Gough et al., 2007)。

9.4.4 HLA 与癌症

HLA复合体控制先天性和适应性免疫应答，是抗原呈递所必需的。HLA表达变异是肿瘤发生过程中的典型现象，并且这些变化发生在癌症的早期阶段。此外，研究人员还发现可进行HLA检测来帮助癌症患者。HLA检测用于实体器官移植和造血干细胞移植。它是精准医学领域中专门针对免疫性血小板难治性患者的主要方法之一。一些研究还发现，HLA Ⅰ类分子可用作某些癌症（如黑色素瘤、皮肤癌）的肿瘤抑制基因。进一步研究发现，该基因一旦下调，就会增强细胞的致癌性，从而使黑色素瘤细胞具有更高的增殖程度，增加迁移和侵袭的风险 (Garridoet al., 2012)。HLA位点在肿瘤检测、肿瘤形成抑制及治疗方案中起着至关重要的作用。HLA Ⅰ类和Ⅱ类的计算机分型，以及二代RNA测序的表达定量，已显示出显著的潜在治疗应用。此外，HLA是一个高度多态的区域，有许多基因参与免疫控制。HLA分型是对这组基因的一种分类，是一种很有前途的靶向参与癌症发病机制的重复突变和热点位点的方法。如前所述，在进行实体器官或同种异体干细胞移植之前，也可使用此方法匹配供体和患者，因此其也可用于治疗癌症，如白血病、淋巴瘤、多发性骨髓瘤和神经母细胞瘤。

二代测序是HLA分型的最新技术，与长距离聚合酶链反应（long distance-PCR，LD-PCR）等常规技术相比，它具有更低的成本和更高的准确性。近年来，免疫癌症治疗取得了一些非常大的进展。已证实，使用肽脉冲树突状细胞或肽的抗癌疫苗接种及体外产生的表位特异性T细胞的过继转移依赖于HLA分子及其表位的完美结合。因此，HLA分型的精确性和准确性是癌症疫苗接种有效的关键因素 (Nagorsen, 2008)。此外，HLA标记也与抵抗传染病免疫有关。例如，*HLA-Bw53* 和 *HLA-DRB1*1302*、*HLA-DQB1*0501* 基因与一个人抵抗疟疾的能力有关 (Josué da Costa et al., 2016)。了解这些特殊的HLA形式如何赋予免疫功能将有助于研究人员进一步了解疾病相关的生物标志物及遗传学作为疾病预防因素的作用。最近的一项研究表明，HLA Ⅰ类的过表达可能是胃肠道癌症治疗决策的一个有用标志（Najafimehr et al., 2020）。

9.4.5　染色体定位中的HLA

多个HLA类基因对绘制6号染色体短臂非常重要。除*HLA-A*、*HLA-B*、*HLA-C*、*HLA-D*和*HLA-DR*基因外，该区域还包含至少两种经典补体通路成分（C2和C4）的基因及一种替代补体通路成分（Bf）。发现红细胞上的Chido和Rodgers抗原的表达也受同一区域的基因调控，故称抗原是C4分子的一部分（Mougey, 2010）。研究发现，21-羟化酶缺乏的基因，以及其他基因如*GLO*，存在于HLA复合体的同一区域。虽然这些基因不在*HLA-A*和*HLA-D/DR*基因的范围内，但可以在可检测的交叉距范围检测到。因此，HLA分型是可用于研究染色体在基因组中位置的主要新兴技术之一。

9.5　小结

人类基因组中多态性最强的基因是HLA区域基因。HLA抗原是免疫系统的重要调节因子，是实现人与人之间有效的细胞、组织和器官移植的主要障碍。在免疫治疗和分子医学领域，已经开发并验证了几种用于正确HLA分型、抗体鉴定和最终评估患者供体同种异体反应性的方法。分子生物学的发展提高了HLA分型的准确性，因此相关的多态性成为临床生物学领域特别是器官移植和器官移植异体移植领域的研究热点。HLA抗原还与多种疾病（包括自身免疫性疾病）相关。也可将HLA抗原用作诊断工具，以确定家庭成员对HLA相关性的易感性。同时它也被用作亲子鉴定的有力手段。此外，它还可以帮助参与染色体作图的人类学家、科学家和技术人员定位基因组上的特定基因。所有这些发现得出了HLA区域基因在免疫反应调节中起关键作用的结论。因此HLA方法为器官移植、疾病检测、靶向检测各种癌症中的复发突变和血小板输注等提供了一种更有效的临床实验室工具。

翻译：王俊文　审校：张　静（小）

参考文献

第 10 章

免疫遗传学——精准医学的助推器

Tahir Hussain[1,*] and Iram Shabir[2]

[1]*Biomedical Sciences, Iowa State University, Ames, IA, United States,* [2]*Department of Human Development and Family Studies, Iowa State University, Ames, IA, United States*

*通讯作者。

10.1 概述

免疫基因组学领域结合了肿瘤细胞的研究和免疫系统的基因组学信息，以帮助人们更好地理解和覆盖免疫治疗应答和无应答之间的空白。一旦正常分裂的细胞失去了调节细胞分裂的能力，就会产生一种新形式的永生细胞，称为癌细胞。正常潜能细胞转化为癌细胞可能有多种原因。

这种转化可能是遗传 DNA 突变或与 DNA 核苷酸相关变化或替换的结果。正常情况下，免疫系统的细胞会与不健康或突变的细胞"作战"。然而，有时癌细胞会逃避免疫系统的监测，从而促进癌细胞的生长和增殖（Auton, 2015）。

因此，基于研究人员不断努力，免疫疗法已成为增强免疫细胞功能的主要方法之一，通过免疫疗法，可使免疫细胞预防性地识别癌细胞，也可恢复免疫细胞的正常行为模式，从而抑制或减缓癌细胞的发展。免疫基因组学有助于了解免疫疗法引起的肿瘤微环境的变化。免疫基因组学也有助于通过研究免疫治疗后的转录谱来理解免疫细胞的反应性。免疫治疗诱导了几种在癌细胞中被下调的免疫系统相关基因的表达。对基因组图谱的深入分析也有助于理解肿瘤逃逸的原因，以及我们是否可以针对特定患者调整免疫疗法，从而实现精准治疗。

10.2 基于免疫疗法的精准医学中可用的免疫遗传学技术

目前，有几种方法在实践中用于表征肿瘤细胞和肿瘤环境，其主要集中于免疫系统的细胞。广泛使用的方法之一是二代测序工具。RNA 测序（RNAseq）和单细胞 RNA 测序（scRNA-seq）在过去几年中有相当大的发展。这些二代测序工具为更好地了解病理学的方法提供了丰富的信息。事实证明，纳米流程（nanostrings）在更具针对性的方法上表现得更好。它在了解基因组学和其与蛋白质的联系，以及病理生理条件下蛋白质的亚细胞定位中也很重要，并在现代技术中应用广泛（Mukherjee, 2019）。

10.3 免疫基因组学的生物标志物鉴定

生物标志物鉴定是使用针对不同癌症的靶向免疫疗法治疗的重要步骤。免疫疗法虽然已经有实践，但仅在少数患者中有效。因此，对于个体化治疗来说确定可靠的生物标志物是当务之急。例如，抗 CTLA-4 和抗程序性细胞死亡蛋白 1（PD-1）可以作为不同的生物标记候选物。包括 CD4[+] 和 CD8[+] 记忆 T 细胞在内的淋巴细胞在抗 CTLA-4 反应中发挥关键作用，并构成潜在的生物标志物（BDWG et al., 2001; Roh et al., 2017）。对于抗 PD-1 治疗，NK 细胞亚群（无记忆 T 细胞亚群）与临床治疗反应相关（Cottarell et al., 2018）。有效的抗肿瘤反应需要对这些因素进行更深入的了解，并可作为黑色素瘤和其他癌症适应证的有效治疗策略。

可预期的突变负荷可用于预测癌症治疗的临床结果。因此，了解特定或不同类型癌症的突变负荷也非常重要。涉及免疫疗法、免疫基因组学和癌症基因组学的整合方法证明将在突变负荷与免疫疗法反应关联方面非常有效（Lyu et al., 2018）。例如，具有高突变负荷的肺癌和黑色素瘤患者对细胞周期检查点阻断疗法有反应。这种类型的治疗也发现对具有错配修复缺陷微卫星区域（mismatch-repair-deficiency microsatellite region）不稳定性的结直肠癌有效。

然而，一些报道对突变负荷和免疫治疗反应之间的关系提出了质疑。对黑色素瘤患者的分析表明，新抗原负荷与 T 细胞密度之间没有相关性。尽管突变负荷较低，但肾癌等适应证确实对免疫疗法有反应（Yakirevich et al., 2020）。尽管这些不同程度的反应可以解释肿瘤内异质性（intratumor heterogeneity，ITH）的可能性。免疫基因组研究也证明有助于识别免疫系统逃避肿瘤的方式，如 IFN-γ 信号通路的破坏（Castro et al., 2018）。IFN-γ 可以激活其他肿瘤逃逸策略，如癌细胞表面程序性死亡配体的过度表达（Abiko et al., 2015）。

为了更好地理解患者突变与免疫系统反应之间的相互作用，我们对突变肽的免疫原性进行了深入研究，以刺激取自同一患者的 T 细胞。这种抗原测试的结果有助于创建更个体化的免疫疗法，包括肿瘤特异性疫苗或过继（adoptive）T 细胞疗法（Koşaloğlu Yalçın et al., 2018）。

10.4　新抗原

突变导致肿瘤细胞产生的抗原称为新抗原（neoantigen），它是免疫系统将肿瘤细胞识别为非自身细胞从而引起肿瘤特异性免疫反应的关键因素。新抗原在免疫治疗中的验证非常重要，它们在免疫治疗方面具有巨大潜力（Zhang et al., 2021）。新抗原的鉴定可通过多种方法进行。全外显子组/全基因组测序技术可以用于检测患者特有的非同义突变（Peng et al., 2019）。这些方法的局限性在于从测序数据中鉴定新抗原。例如，这些信息可用于通过疫苗接种将低免疫浸润性肿瘤转化为高浸润性肿瘤，或指导 T 细胞克隆以患者特定的方式消除肿瘤（Ostroumov et al., 2018）。这两种方法是相辅相成的。

不同的计算工具也用于生成数据，以识别或预测能够结合 HLA 并在癌细胞表面表达的新抗原。然而由于数据量大，很难识别出具有巨大抗原潜力的特定抗原（Roudko et al., 2020）。

一些基于新抗原的治疗方法已经初有成效。尽管这些新抗原的克隆潜力需要验证，但基于新抗原的疫苗在啮齿动物中诱导了抗肿瘤反应（Blass et al., 2021）。基于 RNA 的和基于肽的新抗原开发的疫苗具有充分的免疫原性，并对患者有益。从患者体内提取 T 细胞形成继发性 T 细胞转移时，新抗原还可用于产生特异性 T 细胞受体（Esprit et al., 2020）。

10.5　高通量 T 细胞受体测序

适应性免疫细胞如 T 细胞和 B 细胞可以识别微生物病原体（细菌、病毒和真菌）和肿瘤。免疫细胞在其表面表达受体，即 T 细胞受体或 B 细胞受体（B cell receptor，BCR），它们能够与特定的靶点结合，并且形成彼此不同的免疫细胞。这些受体的巨大多样性允许个体的免疫系统在特定抗原构成威胁时对其做出反应。

这些免疫细胞除了在血液中自由循环外，还穿透肿瘤组织，即组织浸润淋巴细胞（tissue-infiltrating lymphocyte，TIL）。TIL 群体不同于血液中循环的免疫细胞，通过高通量二代测序可以区分两种细胞群体和 T 细胞受体。统计数据有助于比较正在接受癌症治疗的两个不同人群之间的 T 细胞受体模式。这可以帮助我们评估肿瘤内的 T 细胞受体库与血液循环中的 T 细胞受体是否不同（Strønen et al., 2016）。这些特征可作为多维生物标志物用于检查肿瘤进展和治疗反应。

免疫基因组学是肿瘤学药物开发中的一个新兴领域，它致力于解答与免疫疗法反应相关的关键问题，并解锁耐药性的关键。免疫基因组学分析可以揭示高突变负荷和新抗原等可以增强治疗反应要素。

10.6 用二代测序仪对 T 细胞受体和 B 细胞受体进行测序

对于通过二代测序进行的 T 细胞受体和 B 细胞受体 cDNA 测序，有一种称为 5′端快速扩增 cDNA 末端（5′RACE）PCR 的方法。其中一个共同的正向引物设计为 5′末端的衔接序列，另一个引物对应于 T 细胞受体的 C 区或每个 B 细胞受体同种型（isotype）。该方法允许 T 细胞受体和 B 细胞受体 cDNA 有效和较少偏差的 PCR 扩增。

二代测序技术与 cDNA 文库构建方法的结合使我们能够获得关于 T 细胞受体和 B 细胞受体的独特信息。对于单个样本，最多可能产生 1 000 万个表达受体基因的序列读数，这可能提供 T 细胞受体或 B 细胞受体性质的完整特征。对临床样本使用这种方法能够确定侵入肿瘤组织或恶性腹水的特定 T 细胞群体（Freeman et al., 2009; Kato et al., 2017）。它也有助于识别在治疗过程中延长或减少的特定 T 细胞群体（Choudhury et al., 2016; Ikeda et al., 2017）。此外，该方法还可用于表征 B 细胞受体库，以诊断和监测 B 细胞相关疾病状况，如食物过敏及自身免疫性疾病和传染病（Kiyotani et al., 2018）。

10.7 免疫治疗期间 T 细胞的变化

接受癌症免疫治疗的患者需要彻底评估其免疫反应的分子性质，以获得更好的预后。美国 FDA 已批准某些免疫疗法治疗某些癌症。例如，批准用于治疗黑色素瘤的免疫疗法药物包括尼沃单抗（nivolumab）、培美布鲁珠单抗（pembrolizumab）和伊匹单抗（ipilimumab）。并非所有患者都对免疫疗法有反应。接受尼沃单抗治疗的黑色素瘤患者表现出 T 细胞受体的多克隆表达和 PDL1 的高表达（Inoue et al., 2016; Tumeh et al., 2014）。通过对血液和肿瘤组织中 T 细胞受体和 T 细胞的深度测序，可以阐明免疫应答的进一步机制。

10.8 新抗原特异性 T 细胞受体的免疫治疗

近年来，针对 PDL1、CTLA-4 和 PD-1 等免疫检查点的单克隆抗体的临床应用，彻底改变了肿瘤学和癌症免疫遗传学领域（Drake et al., 2014）。一旦癌细胞形成，它就会产生各种机制来绕过免疫介导的破坏（Drake et al., 2006）。其中一种机制是细胞表面分子如 PDL1、CTLA-4 和 PD-1 的表达（Pardoll, 2012）。因此，通过免疫疗法靶向这些分子已获得显著的积极结果，并且体细胞突变与针对这些检查点的免疫疗法的临床结果密切相关（Schadendorf et al., 2015; Schumacher et al., 2015; Rizvi et al., 2015）。体细胞突变的数量越高，免疫治疗的效果就越大，肿瘤细胞的HLA分子表达的免疫治疗效果就越高。这些表达的抗原随后激活T细胞，并表现出针对这些检查点的抑制剂的免疫效果（Leisegang et al., 2016）。

10.9 利用基因组工具评估免疫生物标志物

通过T细胞受体测序、单细胞RNA测序和其他高通量方法（Navin, 2015）等免疫遗传学工具，可对癌细胞进行表征并将其与周围细胞进行区分。其他基因组技术，如质谱、计算方法和全基因组测序，用于检测被操纵形成单克隆T细胞的肿瘤细胞的详细特征，并可用于肿瘤的破坏和消除。

单细胞RNA测序广泛用于头颈部、肝脏、乳腺、胶质瘤和黑色素瘤等肿瘤（Azizi et al., 2018; Puram et al., 2017; Tirosh et al., 2016; Venteicher et al., 2017; Zheng et al., 2017）。该技术还用于调节免疫反应，如T细胞黑色素瘤的变化（Singer et al., 2016）。现在广泛使用的更先进的技术是单细胞RNA测序与质谱流式分析仪（CyTOF）相结合，它结合了蛋白质水平的免疫分析（Chihara et al., 2018; Spitzer et al., 2016）。这已用于描述肺腺癌和肾细胞癌情况下抗PD-1治疗的人类免疫应答的产生（Chevrier et al., 2017; Krieg et al., 2018; Lavin et al., 2017）。单细胞RNA测序与CyTOF相结合也用于了解其他人类疾病，同时也用于了解免疫治疗后T细胞亚类的变化（Gubin et al., 2018）。

10.10 免疫基因组学指导下免疫治疗生物标志物的发现

因为只有少数患者对免疫疗法有反应，所以最好及早发现肿瘤，这有助于寻找可能的相关生物标志物。已知生物标志物如PDL1在确定免疫治疗应答中的可靠性时可进一步使用免疫遗传学技术确定更广泛的生物标志物（Hugo et al., 2016; Ribas et al., 2016）。免疫基因组学与免疫治疗癌症基因组学相结合表明了突变负荷与免疫应答之间的相关性。它假设免疫原性增加是突变负荷增加的直接结果（Gubin et al., 2015; Schumacher et al., 2016）。更严重的突变将呈现更多的表面新抗原，因此将导致严重的免疫原性反应。并非所有突变都对免疫治疗反应良好。例如，由错配修复基因突变导致的结直肠癌中大多数患者的免疫治疗效果不佳。然而，其他类型癌症如肾细胞癌中的错配修复基因缺陷对免疫治疗反应良好（Germano et al., 2017; Le et al., 2017）。

在某些癌症中有一些报告显示，突变负荷和免疫治疗之间没有关系或关系不大。例如，黑色素瘤中T细胞密度和新抗原载量之间没有相关性（Brown et al., 2014; Spranger et al., 2016）。

免疫遗传学已广泛用于了解肿瘤逃避机制，如抗原呈递HLA组分β2-微球蛋白的突变导致其活性部分或完全丧失。IFN-γ 信号通路的突变可导致癌细胞上 HLA 的表达上调，表现为激酶基因 *JAK1* 和 *JAK2* 突变或位于 STAT1 下游的转录因子突变（McGranahan et al., 2017; Sucker et al., 2017; Zaretsky et al., 2016）。其他逃避机制也被上调细胞周期检查点抑制蛋白的 IFN-γ 激活（Benci et al., 2016）。肿瘤还通过下调新抗原的基因组等位基因的表达或缺失来修饰新抗原（Riaz et al., 2017; Verdegaal et al., 2016）。

使用 CRISPR/CAS9 技术的基因组筛选方法，可以筛选整个基因组，并可以发现人类耐药的新机制（Patel et al., 2017）。这广泛用于鉴定动物的各种耐药机制研究。通过 CRISPR/CAS9 通路在小鼠肿瘤细胞中发现的两个基因 *SWI*、*SNF* 最近显示出对免疫治疗的耐药性，并且 *PBRM1* 基因的敲除显示出对免疫力治疗的敏感性增加（Pan et al., 2018）。因此，CRISPR/CAS9 筛查将揭示新的基因和免疫治疗耐药机制，并将识别新的生物标志物以改善癌症预后。

10.11 未来展望

如前所述，增强抗肿瘤 T 细胞反应的免疫治疗策略，如检查点抑制剂和过继 T 细胞治疗，在广泛的肿瘤类型中显示出显著的临床结果。然而，许多肿瘤对检查点抑制剂没有反应，原因在很大程度上仍然未知。由于肿瘤内的体细胞突变而产生的新抗原是促进癌症免疫识别的一种有吸引力的手段。事实上，肿瘤中的高突变和新抗原载量与免疫检查点阻断疗法的反应增强有关。新抗原设计疫苗的使用进一步强调了新抗原靶向免疫治疗的潜在力量。皮肤黑色素瘤是高度突变的恶性肿瘤之一，对检查点阻断的客观应答率最高（CTLA-4 和 PD-1 联合阻断时约 60%）。然而，仍不清楚大量患者无反应的原因，需要研究突变负荷以外的机制。事实上，肿瘤内异质性可能会影响免疫监测，泛癌分析显示肿瘤内异质性低的肿瘤生存率更好。显然，使用本章中描述的各种基因组工具，将识别出预测免疫疗法反应的其他生物标志物，从而改善未来应用免疫疗法的患者预后。

重要的是，免疫检查点抑制剂疗法背后的假设是，抗肿瘤免疫潜力仍有待释放，以对抗驱动效应 T 细胞反应的肿瘤抗原。这种治疗模式中的限制条件可以通过下面方式得到改善，即结合免疫检查点抑制剂治疗，同时促进患者 T 细胞向肿瘤新抗原启动。然而，我们需要确保靶向新抗原显著呈递给免疫系统，并促进强烈的 T 细胞反应。目前已经提出并检测了各种新抗原呈递的疫苗系统。然而，最合适的疫苗系统包括关注哪些新抗原，怎么确定的，以及需要在疫苗方案中纳入多少新抗原，这些都尚待确定。

最后，深入了解肿瘤基因组成、免疫微环境和新抗原呈递的意义，可以帮助我们找到新的免疫疗法，这些新的免疫疗法解决了免疫治疗的耐药性问题，很可能在不久的将来，新的免疫疗法会实质性地应用于临床，也使我们对免疫遗传学有新的认识。

翻译：宁永忠　审校：高慧双

参考文献

第11章

类风湿关节炎：免疫遗传因素和免疫疗法

Parveena Firdous[1], Kamran Nissar[1, 2, *] and Shafat Ali[3]

[1]Centre of Research for Development (CORD), University of Kashmir, Srinagar, India, [2]Department of Biochemistry, University of Kashmir, Srinagar, India, [3]Cytogenetics and Molecular Biology Laboratory, Centre of Research for Development, University of Kashmir, Srinagar, Jammu and Kashmir, India

*通讯作者。

11.1 概述

　　类风湿关节炎是一种自身免疫性疾病，它会导致全身慢性炎症问题。它可以影响多个器官和组织，但最常见于柔性关节。虽然类风湿关节炎本身不是致命疾病，但其并发症如心脏病和呼吸困难则会加速死亡。类风湿关节炎患者中常见韧带/肌腱断裂、颈脊髓病、关节退化和腕管综合征，会产生血管炎、干燥综合征、性功能障碍、巩膜炎、心包炎及胸膜炎等炎症后果。类风湿关节炎通常在20～40岁时出现临床症状，女性与男性的比例为（2～3）∶1（Chronic Rheumatic Conditions, 2018）。类风湿关节炎还与长期疾病并发症导致的预期寿命缩短有关。HLA区域显示出与类风湿关节炎最高的遗传关联，预测类风湿关节炎发病的遗传贡献为60%（MacGregor et al., 2000）。在HLA区域等位基因被指定为类风湿关节炎的危险病因近30年后，已开始研究MHC中的非HLA区域基因，以确定其与类风湿关节炎的关系。由于类风湿关节炎是一种慢性疾病，其治疗重点是减轻不适，预防或限制关节恶化，改善或维持关节功能，提高整体生活质量（Kayanaugh et al., 2018）。鉴于证实TNF-α在关节炎患者关节的炎症级联中具有关键作用，以及TNF-α拮抗剂作为治疗剂的惊人效率，MHC含有*TNF*基因，这也引起了研究人员的极大兴趣。一种未被发现的抗原引起的全身性自身免疫反应导致的类风湿关节炎，即炎性关节炎。其自身抗体病理生理学机制围绕抗原呈递细胞（先天免疫系统）、CD4$^+$T细胞和B细胞之间的相互作用，B细胞是适应性免疫系统的一部分（Harris, 1990）。目前，类风湿关节炎的一线治疗是抗风湿病性药物（disease-modifying antirheumatic medicine，DMARD）。DMARD主要调节类风湿关节炎症状背后的免疫和炎症反应（Kayanaugh et al., 2018）。甲氨蝶呤（methotrexate，MTX）是最常用的DMARD。早期治疗会减缓滑膜炎进展和骨磨损（使侵蚀减少）以及有更好的残疾预后（Garnau, 2018）。医学专业人员现在强调早期识别/诊断和个体化管理对于避免/预防或限制类风湿关节炎治疗中关节退化的重要性（Garnau, 2018）。当这被用作类风湿关节炎的治疗策略时，尤其是与疾病活动的定期评估相结合时，患者的预后更好（Monti et al., 2015）。本章讨论了遗传学和免疫细胞在类风湿关节炎发展中的作用（图11.1）。本章还涵盖了针对免疫细胞或免疫调节物质的现有类风湿关节炎的治疗方法。

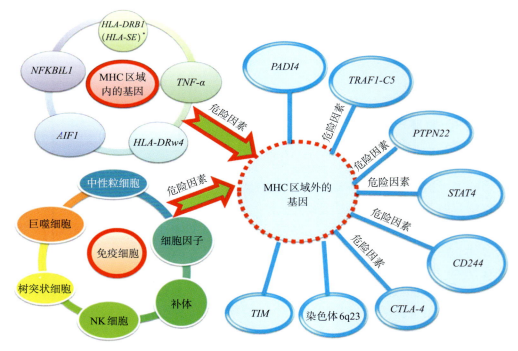

图11.1　类风湿关节炎是自身免疫性疾病，既有遗传原因，也有免疫诱因。免疫遗传诱发因子既包括发生在MHC区域内的基因［即*TNF-α*、*AIF1*、*HLA-DRw4*、*HLA-DRB1*（*HLA-SE*）*和*NFKBIL1*］，也包括发生在MHB区域外的基因（即*PADI4*、*TRAF1-C5*、*PYPN22*、*STAT4*、*CD244*、*CTLA-4*、*TIM*和染色体6q23）。免疫细胞如巨噬细胞、中性粒细胞、NK细胞、树突状细胞等也是类风湿关节炎的危险因素

---

*　译者注：原版英文为HLA DRBI-SE。

11.2 类风湿关节炎的免疫遗传学原因

11.2.1 MHC区域内的基因

（1）HLA基因座：是类风湿关节炎最大的固有风险因素，占类风湿关节炎总遗传易感性的30% ~ 50%（Bowes et al., 2008; Imboden, 2009）。1969年，混合淋巴细胞培养显示，类风湿关节炎患者的外周血淋巴细胞与其他类风湿关节炎患者的淋巴细胞无反应（Astorga et al., 1969）。1976年，确定这种不反应似乎与HLA区域内分配的基因有关（Stastny, 1976），这意味着HLA区域在类风湿关节炎中发挥作用。斯塔斯蒂尼（Stastny）1978年发现，在高加索地区类风湿关节炎患者中发现了78% HLA-DRw4的阳性率，而健康人中只有28%的阳性率（Stastny, 1978）。10年后发现，*HLA-DRB1*基因中的几个引起类风湿关节炎的等位基因携带一个保存的氨基酸序列（Gregersen et al., 1986; Gregersen，Shen et al., 1986）。由此诞生了一个新的共享表位的概念（Gregersen et al., 1987）。大约30%（1/3）的类风湿关节炎遗传感性位于HLA区域，其最重要的*HLA-DRB1*包括高加索人群的*HLA-DRB1* 04:01和*HLA-DRB1* 04:44重要易感等位基因，以及东亚区域的*HLA-DRB1*04：55等位基因（MacGregor et al., 2000; Newton, 2004）。MHC Ⅰ类、Ⅱ类和Ⅲ类是构成人类MHC染色体区的3个主要类别。MHC Ⅰ类包括HLA-A、HLA-B和HLA-C，而MHC Ⅱ类包括HLA-DP、HLA-DQ、HLA-DR。一种β2-微球蛋白和一条高度多态的重链构成MHC Ⅰ类抗原。MHC Ⅱ类抗原包括α链和高度多态的β链，它们分别通过*HLA-DQB1*、*HLA-DRB1*和*HLA-DPB1*基因编码。存在于MHC Ⅰ类和MHC Ⅱ类之间的MHC Ⅲ类含有类风湿关节炎易感的*NFKBIL1*和*AIF1*基因（Harney et al., 2008; Lin et al., 2006; Mattey et al., 1999; Tamiya et al., 2005; Yang et al., 2009）。最近一项针对亚洲人群的研究表明，*HLA-DRB1*等位基因（*HLA-DRB1*04:05）与吸烟有相当显著的关系，这提高了ACPA阳性个体的类风湿关节炎发病率（Too et al., 2012）。在所有这些HLA基因座中，主要针对*HLA-DRB1*和共享表位与类风湿关节炎的关系进行了较彻底的研究。

（2）非HLA基因座：具有MHC区域的非HLA区域基因与类风湿关节炎之间的联系也得到了解决。*TNF*基因位于MHC Ⅲ类区域，围绕HLA-B基因座的250 kb着丝粒和HLA-Dr基因座的850 kb端粒。所有公认的*TNF*基因多态性都发生在基因的内部区域，这对TNF-α表达的转录控制至关重要。这些区域单个碱基的变化可对基因调控产生重大影响（Matsuda et al., 1992）。广泛研究显示，TNF-α启动子多态性可能会改变这种慢性疾病的疗效。许多多态性研究发现，*TNF*基因与类风湿关节炎之间存在联系（Brinkman et al., 1995; Wilson et al., 1993）。尽管有这些发现，但除非对此类患者群体进行彻底的前瞻性研究来证实这一假设，否则对类风湿关节炎受试者进行基因分型以预测其疾病进展的有效性仍有待验证。

11.2.2 MHC 区域外的基因

（1）肽酰精氨酸脱氨酶 4（peptidylarginine deiminase 4，PADI4）：*PADI* 基因家族位于 1 号染色体（1p36）上。*PADI* 基因编码 PADI4，肽酰精氨酸脱氨酶通过翻译后修饰过程将精氨酸转化为肽中的瓜氨酸。在证明骨关节滑液确实是肽（自身抗原）瓜氨酸化的位点后，由此推定 PADI 可能在类风湿关节炎的病理生理学中起关键作用（Kinloch et al., 2008; Vossenaar et al., 2004）。Chang 等（2009）通过评估类风湿关节炎患者关节滑液中 PADI4 的表达量，支持了这一推论。一项多元分析确定，亚洲人群中，位于 PADI4 3 第 3 内含子（341-15AT）的 PADI4 94（rs2240340）SNP 与类风湿关节炎强相关（Takata et al., 2008）。有研究人员发现，环瓜氨酸肽自身抗体（ACCP）可精确判断类风湿关节炎（研究人员观察到体内含有 ACCP 的人与没有 ACCP 的患者相比，多有关节肿胀及放射性破坏），因此该疾病可以在并发症发生的前几年内被预测到（Vossenaar et al., 2004）。PADI4 基因型影响类风湿关节炎易感性的机制仍有待发现。尽管 PADI 与 ACPA 的产生有关，但似乎没有令人信服的证据证明 PADI4 基因型与相关病例中 ACPA 数量 / 水平或 ACPA 阳性疾病相关（van der-Helm-van Mil et al., 2008）。在欧洲和亚洲的人群研究中，PADI4 与类风湿关节炎的关系一直存在争议和矛盾，一些研究发现了有利的联系，而另外一些研究则没有发现这种联系。根据研究，PADI4 与亚洲韩国人和日本人类风湿关节炎患病人数有关，但与中国汉族人群的类风湿关节炎患病人数无关（Ikari et al., 2005; Suzuki, 2003; Chen et al., 2011）。在北美人群中观察到该基因与类风湿关节炎的显著相关性（Plenge et al., 2005）。研究人员首次对高加索人群进行大规模人群调查发现，PADI4 与风湿性关节炎之间存在实质性联系（Eyre et al., 2012）。Stahl 等（2010）在欧洲人群中使用全基因组关联分析多元分析，揭示 PADI4 对类风湿关节炎的影响很小。然而，根据对 27 项观察结果的多元分析，与欧洲人及其衍生文化相比，PADI4 是亚洲人群类风湿关节炎的一个主要因素（Hou et al., 2013）。

（2）TNF 受体相关因子 1（TNF receptor-associated factor 1，TRAF1）-C5：由两个关键成分组成，即位于第 9 染色体上的 TRAF1 和 C5（补体系统的成分 5），这是一组连接 TNF 家族成员（如 TNF-α）与下游信号转导的衔接蛋白（Arch et al., 1998）。这些化学物质参与控制细胞的分化和增殖及骨重塑、细胞凋亡和细胞因子激活和抑制的信号通路（Speiser et al., 1997）。位于 9q33-34 上的 TNFR1-C5，在 1 522 名类风湿关节炎患者和 1 850 名欧洲来源对照组进行全基因组关联分析分析后，判定其为 ACCP 阳性风湿性关节炎病例中的一种独特遗传风险（Pledge et al., 2007）。对高加索人群的几项研究也证实并重复了 *TNFR1-C5* 基因与类风湿关节炎之间的联系（Bowes et al., 2008; Kurreeman et al., 2007; Zervou et al., 2008）。在一项多中心病例对照研究中，Nishimoto、Kochi和Ikari（2010）发现，日本类风湿关节炎患者与TRAF1阳性呈正相关。TRAF1-C5对类风湿关节炎的敏感性由不同组的研究结果证实。*TRAF1*基因编码一种在信号转导中起作用的细胞内蛋白。TRAF1在这一过程中与TNF受体（主要是1、2）和CD40通过黏附多种激酶和衔接蛋白相互作用，从而来调节细胞因子信号机制以及TNF-α（Lee et al., 2007）。TRAF1除了在TNF信号转导中的直接作用外，还介导T细胞活化和增殖（Sabbagh et al., 2006）。TRAF1敲除动物在小鼠模型实验中表现出更强的T细胞增殖和激活，这表明TRAF1是这种信号转导机制的有效抑制剂（Bradley et al., 2001）。细胞因子TNF在类风湿关节炎的病理生理学中起着重要作用（Firestein, 2003）。因此，数十年来，TNF拮抗剂一直被用于治疗类风湿关节炎（Weinblatt et al., 1999）。补体成分的主要作用是抵御病原体，然而，其不受控制的活性也会导致机体炎症。有研究已经证实，它在类风湿关节炎的发病机制中起着关键作用。由于C5碎裂可形成C5a、C5b促炎性过敏毒素以及膜攻击复合物，在类风湿关节炎炎症发展过程中可观察到滑液中各种补体成分的损失（Cooke et al., 1975; Zvaifler, 1973）。C5缺陷动物同样表现出对炎性关节炎的显著抵抗力。此外，靶向补体C5组分的抗体可阻止类风湿关节炎发作并降低疾病严重程度（Ji et al., 2002; Wang et al., 2000; Wang et al., 1995），从而阐明了C5在类风湿关节炎发病和发病机制中的作用。这些发现表明位于第9染色体上的*TRAF1*和*C5*基因，作为关键免疫介质，在类风湿关节炎发病机制中具有联合作用。

（3）蛋白酪氨酸磷酸酶非受体22（protein tyrosin phosphatase nonreceptor 22, PTPN22）：除MHC以外，PTPN22是自身免疫性疾病的主要危险因素之一。它在1号染色体（1p13.313.1）上被发现，就单基因参与高加索居民类风湿关节炎的潜在原因而言，*PTPN22*基因排名第二（Fiorillo et al., 2010; Todd et al., 2007）。在对众多欧洲和北美高加索人群的调查中发现，类风湿关节炎患者的PTPN22 R620W水平高于健康对照组。但在韩国人中，没有观察到类似相关性（Kochi et al., 2009）。*PTPN22*基因是一种用于自身免疫性疾病研究的有趣的生物因子。*PTPN22*基因编码细胞内蛋白酪氨酸磷酸酶，并在一组免疫重要的身体组织中高度表达（Begovich et al., 2004）。蛋白酪氨酸磷酸酶是T细胞抗原受体信号转导机制的关键，在信号转导中起着重要作用。已知T细胞活化抑制对淋巴酪氨酸磷酸酶有效（Begovich et al., 2004; Hill et al., 2002; Todd et al., 2007）。多种自身免疫性疾病，特别是在ACCP阳性的类风湿关节炎病例中，已经鉴定出是C1858T SNP（rs2476601）导致了R620W的阳性非同步性。（Begovich et al., 2004; Rieck et al., 2007; Viken et al., 2005）。膜结合的受体型蛋白酪氨酸磷酸酶（receptor protein tyrosine phosphate，RPTP）指细胞质和受体非受体蛋白酪氨酸磷酸酶（nonreceptor protein tyrosine phosphate，NRPTP），RPTP与NRPTP是酪氨酸磷酸酶的两种形式。淋巴酪氨酸磷酸酶是一种约105 kDa的蛋白质，在氨基末端有约300个氨基酸，在羧基末端有约200个氨基酸，此外还有P1～P4四个聚脯氨酸基序。结构域间的约300个氨基酸的延伸将N端与C端分开。氨基末端结构域的P1基序介导蛋白酪氨酸激酶Csk与蛋白酪氨酸磷酸酶和淋巴酪氨酸磷酸酶之间的相互作用（Fiorillo et al., 2010）。只有当淋巴酪氨酸磷酸酶－蛋白酪氨酸激酶复合物通过蛋白酪氨酸激酶的SH3结构域相互关联时，它才能抑制T细胞受体信号转导（Cloutier et al., 1996; Cohen et al., 2002）。T细胞的激活被单点突变（即R620W）所抑制，该突变破坏了该复合物的整体形成。有研究已经发现，PTPN22的*T*等位基因以比*C*等位基因低的效率黏附于蛋白酪氨酸激酶，导致等位基因细胞高度反应，导致携带该等位基因的人产生自身免疫（Begovich et al., 2004）。

（4）信号转导和转录激活因子4（signal transducer and activator of transcription 4，STAT4）：*STAT4*基因（位于32.2和32.3之间的2号染色体q臂上）是另一个与类风湿关节炎病因相关的非MHC区域基因（Remmers et al., 2007; Walker et al., 2007）。STAT蛋白家族包括STAT1、STAT2、STAT3、STAT4、STAT5a、STAT5b和STAT6。STAT蛋白由一系列细胞因子、激素和生长因子而激活。JAK-STAT信号通路连接许多细胞因子且已知其在类风湿关节炎中发挥生物学重要作用（Walker et al., 2005）。细胞因子、激素和生长因子与STAT受体结合，并在整个激活阶段在丝氨酸或酪氨酸残基上磷酸化（Leonard et al., 1998; Visconti et al., 2000）。当受体相关蛋白激酶在对细胞因子和生长因子的反应中磷酸化STAT成员时，它们随后便产生异二聚体或同源二聚体，随后移动到细胞核并充当转录激活剂。研究人员用链接和特定的混合候选基因来发现STAT4和类风湿关节炎之间的联系。STAT4在炎症部位的外周血单核细胞、巨噬细胞和树突状细胞中表达（Frucht et al., 2000），并参与造血调节。*STAT4*基因编码STAT4传递信号由几种重要细胞因子如IL-12、Ⅰ型IFN和IL-23触发（Watford et al., 2004）。其在辅助性T细胞（即Th1和Th17）的分化和增殖中发挥主要作用（Mathur et al., 2007; Murphy et al., 2002; Watford et al., 2004）。通过IL-12受体的STAT4依赖性信号转导触发CD4$^+$T细胞分化为产生IFN的Th1细胞，这对Th1细胞应答的形成至关重要。STAT4可增加IFN-γ的转录，这是活化后T细胞分化为Th1细胞的关键步骤。另外，通过受体IL-23的信号通路有助于IL-17产生Th17细胞，这些辅助细胞在类风湿关节炎样自身免疫性疾病中很重要（Bettelli et al., 2007; Morinobu et al., 2002; Nishikomori et al., 2002; Skapenko et al., 2005; Watford et al., 2004; Steinman, 2007）。STAT4（rs7574865）变异与欧洲、亚洲和北美血统祖先的类风湿关节炎有关（Lee et al., 2010; Zervou et al., 2008）。在研究的人群中，欧洲人的rs7574865变异频率最低（21.4%），而亚洲人的rs7574865变异频率最高（32.0%）（Lee et al., 2010)。在ACPA阴性和阳性类风湿关节炎患者与健康对照组的研究中，根据ACPA抗体的存在对类风湿关节炎患者进行分层，显示rs7574865变异与类风湿关节炎之间存在统计学上的显著联系（Orozco et al., 2008）。2012年，从西班牙居民处获得的数据表明，患有早期关节炎的患者，如果rs7574865的STAT4 T等位基因是纯合的，则可能会导致更严重的疾病以及疾病进展和损害/残疾加剧（Lamana et al., 2012）。

（5）分化集群244（a cluster of differentiation 244，CD244）：最近对淋巴细胞活化分子家族（CD244）活化信号分子机制的研究表明，CD244是刺激或抑制NK细胞的信号分子之一，因此其参与了关键免疫和几种自身免疫性疾病（Veillette, 2006）。CD244基因位于第1染色体（1q23.1）的长臂上。日本的研究人员发现了两个主要功能性CD244 SNP（即rs6682654和rs3766379）的类风湿关节炎易感等位基因，它们与CD244表达水平增长1.5 ~ 1.7倍相关（Suzuki et al., 2008）。最近在韩国人群中确定了涉及CD244 SNP类风湿关节炎易感性和系统性红斑狼疮的联系，但其与类风湿关节炎易感性没有等位基因联系（Cho et al., 2009）。

（6）细胞毒性试验4（CTLA-4）：CTLA-4基因是一个位于2q13上的6 173 bp（6.17 kb）基因，它抑制T细胞活化，从而防止T细胞自身免疫。CTLA-4基因编码223个氨基酸的跨膜糖蛋白，属于免疫球蛋白超家族，含有35个信号肽。外显子1和2编码该蛋白质分子的胞外部分，也就是外显子2上的CD80（B71）和CD86（B72）以及外显子1中的前导序列（Brunet et al., 1987; Dariavach et al., 1988; Lindsten et al., 1993; Ling et al., 1999; Linsley et al., 1995; Metzler et al., 1997; Ostrov et al., 2000）。外显子3编码CTLA-4蛋白的跨膜结构域，而外显子4编码36个氨基酸的细胞质部分（没有酶活性）（Baroja et al., 2000; Dariavach et al., 1988; Ling et al., 1999）。它在169位具有富含脯氨酸的区域，富含赖氨酸的基序，在182和165位具有两个酪氨酸残基和富含赖氨酰的基序，以上这些在调节各种信号分子的功能方面都很重要（Baroja et al., 2000; Baroja et al., 2002; Schneider et al., 1995; Shiratri et al., 1997）。参与T细胞反应调节的基因可能是类风湿关节炎易感性的关键因素。尽管CTLA-4基因的多态性与类风湿关节炎有关（Lee et al., 2003; Suppiah et al., 2006），但3-UTR（CT60；rs3087243）中的G»A SNP已引起相当大的关注，特别是在欧洲人群中。北美类风湿关节炎联盟（North American Rheumatoid Arthritis Consortium，NARAC）和瑞典类风湿关节炎流行病学调查（Epidemiological Investigation of Rheumatoid Arthritis，EIRA）大型队列研究（病例/对照52370/1757）支持CTLA-4（CT60等位基因）与类风湿关节炎进展之间的联系，但仅在NARAC队列研究中支持这一结论（$P=0.004$；CI: 1.0 ~ 1.2；$OR=1.1$，95%）（Pledge et al., 2005）。然而，这些发现与之前报道的CTLA-4数据合并后，表明CTLA-4与类风湿关节炎之间仍存在联系（CI: 1.0 ~ 1.2；$OR=1.1$，

95%，P=0.01）（Pledge et al., 2005）。尽管 *CTLA-4* 基因通常在 T 细胞中表达，但它也存在于 CD41、CD25 和调节性 T 细胞中（Takahashi et al., 2000）。B 细胞、单核细胞、胎盘成纤维细胞、粒细胞和小鼠胚胎细胞均是观察到表达 *CTLA-4* 基因的细胞，这些细胞表达该基因，具有未知的调节作用（Pioli et al., 2000; Pistilo et al., 2003; Wang et al., 2002）。

（7）染色体 6q23：两个 SNP 序列，*rs6920220* 和 *rs10499194* 分别属于 *A* 和 *C* 等位基因，研究人员发现这两个序列与 ACPA 阳性疾病相关。两个 SNP 序列都映射到染色体 6q23 上的 60kb 连锁不平衡区，该区缺乏转录物或其他已知基因。少突胶质细胞谱系转录因子（*OLIG3*）和肿瘤坏死因子诱导蛋白 3（*TNFIP3*）基因是最相近的基因。因此，TNFAIP3 作为 NF-κB 负调节因子，在类风湿关节炎发病机制中很重要（Wertz et al., 2004）。然而，其所识别的多态性的功能意义尚未确定。rs6920220 首次在英国的 ACPA 阳性类风湿关节炎患者中报道（次要等位基因 *OR*=1.38）（The Wellcome Trust Case Control Consortium, 2007）。北美 ACPA 阳性患者中报告了 rs10499194（Pledge et al., 2007; Pledge et al., 2007）。尽管基因间区域与类风湿关节炎易感性明显相关，但 *TNFAIP3* 基因的参与仍有待验证。

（8）跨膜免疫球蛋白和黏蛋白基因：2001 年，在小鼠和人类中发现了 *TIM* 基因家族跨膜免疫球蛋白和黏蛋白基因（Thatayatikom et al., 2003）。在小鼠中，它在第 11 条染色体（11B1.1）上，有 8 个成员（即 *TIM-1* ～ *TIM-8*）。它位于人类的第 5 条染色体（5q33.2）上，有 3 个成员：*TIM-1*、*TIM-3* 和 *TIM-4*（Kuchero et al., 2003），TIM 蛋白存在于多种免疫细胞上，因此可以介导多种细胞信号。TIM-4 位于树突状细胞和巨噬细胞上，而有研究发现 Th2 和 Th1 细胞分别表达 TIM-1 和 TIM-3（Kobayashi et al., 2007）。因此，可以想象 *TIM* 基因的变异会干扰与辅助性 T 细胞（Th2 和 Th1）相关的信号机制/通路，破坏其微妙的平衡。*TIM* 基因家族中的多态性与湿疹（Graves et al., 2005）、过敏性鼻炎（Chae et al., 2004; Mou et al., 2010）、特应性哮喘（Graves et al., 2005; Page et al., 2006; Chae et al., 2003, 2004; Gao et al., 2005; McIntire et al., 2001）、自身免疫性疾病（包括多发性硬化）（Mazrouei et al., 2016; Yaghoobi et al., 2016）相关。类风湿关节炎和 *TIM* 基因家族多态性之间的关系已经在一些出版物中进行了研究。然而，这些发现还没有定论。

11.3 类风湿关节炎的其他病因

类风湿关节炎与免疫细胞之间有很强的关联，免疫细胞以不同的方式参与发病。免疫细胞通过释放免疫调节剂（即细胞因子）介导疾病的发病机制，从而使治疗和管理非常困难。治疗方案的治疗效果取决于患者疾病的严重程度和对特定药物的反应。各种触发类风湿关节炎的免疫细胞和新的生物标志物的机制讨论如下。

（1）树突状细胞：是机体先天免疫系统的关键因素，它们出现于上皮细胞（最初的入侵屏障），并表现出抗原呈递和吞噬作用（Bancheeau et al., 2000）。树突状细胞作为一种成熟表型的免疫细胞对各种环境刺激做出反应，并表现出显著的环境可塑性。一旦受到趋化因子刺激，树突状细胞就会通过吞噬作用、内吞作用或巨噬细胞吞噬作用有效地清除抗原。类风湿关节炎患者滑膜关节组织中激活的树突状细胞成分增加（Yu et al., 2017）。树突状细胞通过充当T细胞诱导剂和抗原呈递细胞启动关节炎症并维持滑膜内的促炎环境（Yu et al., 2017）。细胞因子或脂多糖刺激后的树突状细胞表达共刺激分子，如CD80、CD86、CD40和MHC Ⅱ类抗原。CD4$^+$T细胞和CD8$^+$T细胞受MHC Ⅱ类和MHC Ⅰ类抗原的有效刺激。NKT细胞区域也受到刺激，通过保守的MHC抗原CD1有效地介导抗原呈递。最后，树突状细胞通过摄入未感染和感染细胞的凋亡体诱导外周T细胞耐受（Steinman et al., 2000）。

（2）巨噬细胞：经常出现在滑膜组织中，大多数处于静止状态（Kinne et al., 2000）。炎症关节中的巨噬细胞调节促炎性细胞因子（IL-18、IL-1、IL-15、TNF-α、IL-12和GM-CSF）和与炎症反应相关的酶的释放，从而导致关节被破坏（Burmester et al., 1997; Kinne et al., 2000）。巨噬细胞介导多种类风湿关节炎相关的生物学过程，即淋巴细胞聚集、成纤维细胞增殖、关节侵蚀、软骨损伤和血管生成。类似于B细胞的巨噬细胞起呈递细胞的作用，并高度表达白细胞黏附分子，HLA-DR允许巨噬细胞参与T细胞活化，从而影响T细胞的产生和表达，并由此产生促炎介质如MMPS、IL-α和IL-β，这也是类风湿关节炎发病机制（Bondeson et al., 2006; Schlegel et al., 2013）。巨噬细胞由于具有抑制骨侵蚀和减少炎症的特性，对类风湿关节炎的缓解非常重要（Davignon et al., 2013）。巨噬细胞的这种特性允许M1（促炎表型）转换为M2（抗炎表型）（Davignon et al., 2013）。巨噬细胞的这种自然转换特性已被用于治疗类风湿关节炎（Kim et al., 2010）。

（3）NK细胞：是独立于T细胞群的天然细胞，它参与对病毒的非特异性免疫反应，并产生5%～15%的淋巴细胞。NK表达CD56（一种整合素）和Fc免疫球蛋白（也称为FcγR Ⅲ）的Ⅲ型受体CD16（Seaman, 2000）。许多细胞因子，即IL-15、IL-12和IL-18，负责自然杀伤激活（Seaman, 2000）。NK细胞在炎症关节/类风湿性滑膜中被激活，同时IFN-γ升高，CD56$^+$NK细胞通过未知机制过度表达（Shegarfi et al., 2012; Tak et al., 1994）。NK细胞通过诱导细胞凋亡和释放颗粒酶A、颗粒酶B和穿孔素（与T细胞一起产生细胞毒性作用），从而引起细胞裂解。这些表达杀伤细胞抑制性受体Ⅰ类抗原的受体，一旦激活，抑制细胞便会裂解，从而影响NK细胞释放/产生细胞因子（Moikat et al., 2003）。与骨关节炎或已确定的类风湿关节炎相比，早发性多发性关节炎的滑膜标本中存在大量颗粒酶A，这与用于炎症的各种血清测试有关（Tak et al., 1994）。然而，在另一项研究中，与患有骨关节炎或反应性关节炎的受试者相比，关节炎患者中观察到颗粒酶（A 和 B）的数量增加（Tak et al., 1999）。

（4）中性粒细胞：一旦被 fMLPR（N-甲酰基－甲氧基－亮氨酸－苯丙氨酸受体）激活，通过需要 NADPH 的过程产生氧代谢产物，并释放颗粒组分即金属蛋白（引起细胞破坏），趋化因子（用于吸引多形核白细胞）和磷脂酶 D，从而形成联合破坏和充当炎症中心（Edwards et al., 1997）。然而，骨关节炎患者和类风湿关节炎患者的中性粒细胞没有观察到明显的差异。

（5）促炎性细胞因子：产生在细胞与细胞相互作用的前端，这些细胞因子刺激与先天非特异性免疫有关的细胞，从而促进或阻碍适应性免疫反应和炎症反应。细胞因子，包括单因子、IL、IFN、集落刺激因子、淋巴因子和趋化因子，作为细胞信号介质发挥作用（Brzustewicz et al., 2015）。细胞因子通常分为两个重叠的类别；一类参与炎症反应［包括 TNF-α、IL-1、IL-6 和干扰素（IFN-α 与 IFN-β）］，另一类发挥调节功能（包括 IFN-c、IL-4、IL-5、IL-10、IL-11、IL-12、IL-15、IL-18 和 TGF-β）（Arend, 2001）。促炎性细胞因子（主要是 TNF-α 和 IL-1）有助于解释类风湿关节炎相关的发病机制 / 关节破坏（Arend et al., 1995; Feldmann et al., 1996）。在最初的类风湿关节炎相关发病机制中，IL-13、IL-14 和 IL-15 是基质和 T 细胞分泌的主要细胞因子，这些细胞因子充当慢性炎症促成剂（Burska et al., 2014）。树突状细胞和巨噬细胞释放的 IL-12 激活 NK 细胞和 T 细胞产生 IFN-c（Yamamura et al., 2001）。IL-18 一旦从滑膜巨噬细胞中释放，即可与 IL-12 和 IL-15 一起参与 NK 细胞和 T 细胞活化，刺激它们释放 TNF-α 和 IL-1（Gracie et al., 1999; Harada et al., 1999; Oppenheimer Marks et al., 1998; Yamamura et al., 2001）。在类风湿关节炎中，关节炎相关抗原被呈递给抗原呈递细胞激活的 T 细胞，即巨噬细胞和 B 细胞，以激活促进细胞因子合成和释放的信号级联（Choy, 2012）。由此释放的细胞因子（最初由活化的 $CD4^+T$ 产生）刺激破骨细胞、软骨细胞的活化和 MMP 的产生，促进关节软骨降解，从而导致类风湿关节炎中的骨重吸收（Mateen et al., 2016）。某些其他细胞因子，即 IL-17、IL-22、IL-21 和 IL-23，也会由于滑膜炎症而导致骨侵蚀（Mateen et al., 2016）。

（6）补体：直接参与类风湿关节炎相关的发病机制，在 C5 缺乏的动物中，观察到类风湿关节炎相对不严重，因此 CR1 或抗 C5 药物是治疗类风湿关节炎的最佳选择药物（Linton et al., 1999; Wang et al., 2000）。在类风湿关节炎患者和 K/B3N 小鼠模型中观察到补体替代通路活性被诱导（Brodeur et al., 1991; Ji et al., 2002）。几项研究表明，参与补体控制的蛋白质，如保护蛋白、聚集蛋白和玻璃体结合蛋白，在类风湿性滑膜中异常低（Hogasen et al., 1995; Konttinen et al., 1996）。C 反应蛋白通过刺激巨噬细胞，吞噬凋亡细胞，参与每一种抗炎反应。一旦 C 反应蛋白与待调理的细胞相互作用，它就会刺激经典的补体通路。另一种通路，在人类中也称为凝集素通路，与反复感染及类风湿关节炎有关。甘露糖结合凝集素的部分缺失与新发类风湿关节炎患者更严重的滑膜炎和放射损伤有关（Graudal et al., 2000）。类风湿关节炎与中国社区中观察到的一种遗传变异有关，这种变异导致甘露糖结合凝集素水平显著降低（Ip et al., 2000）。

11.4　治疗反应与免疫治疗

　　由于类风湿关节炎有多种治疗方案，正确选择生物标志物并为患者选择适当的治疗方案会使患者受益。有些患者对每一种选择都有很好的反应，而另一些患者的疾病活动仍不受控制，导致患者的生活质量降低，长期残疾或不良预后的风险增加（Hyrich et al., 2006; Kourbeti et al., 2014）。如果使用可靠的生物标志物为类风湿关节炎患者群体或个人选择最佳治疗方案，那么可能会提高健康和医疗成本。遗传生物标志物通常非常稳定且易于检测。然而，到目前为止，还没有发现基因变异与类风湿关节炎治疗反应密切相关。一直到20世纪50年代，非甾体抗炎药和阿司匹林一直是风湿性关节炎治疗的主要药物。一般建议口服、肌内注射或关节内使用皮质类固醇来治疗疼痛和控制炎症。皮质类固醇和非甾体抗炎药应仅用于短期的类风湿关节炎治疗。DMARD改变了慢性炎症性风湿性疾病的长期治疗，尤其是对传统治疗有抵抗力的患者。尽管MTX一直是最常用的疾病治疗药物（Cobb et al., 2014; Senapati et al., 2014）。当诊断为类风湿关节炎时，应尽快开始DMARD治疗（Smolen et al., 2014）。尽管来氟米特曾被用作MTX的替代治疗药物，它比MTX更易出现胃肠道副作用。对于病情进展轻微且有时无不良预后特征（如无反应性类风湿关节炎、血清阴性）的患者，柳氮磺吡啶或羟氯喹可作为单一治疗药物。作为主要/初始治疗策略的一部分，低剂量糖皮质激素可使用长达6个月［与一种或多种传统合成的DMARD（csDMARD）联合使用］，但在临床其他策略可行时应尽快停止这种药物治疗。与单一疗法相比，尽管副作用的风险更高（Choy et al., 2005），使用两种或更多DMARD的联合疗法更有效。如果csDMARD（MTX、来氟米特、柳氮磺吡啶和羟氯喹组合方案）无法控制类风湿关节炎，则应使用MTX（Deighton et al., 2009; Saag et al., 2008; Smolen et al., 2014）启动生物合成DMARD。生物治疗的标准用法是开始服用TNF-α抑制剂。如果TNF-α抑制剂失效，可以考虑其他生物治疗药物（如阿巴西普、托珠单抗或利妥昔单抗）。由于会有不良反应，不推荐同时使用一种以上的生物治疗药物，即不推荐阿巴西普和阿达木单抗合用（Saag et al., 2008）。在生物治疗失败后，可以考虑使用托法替尼，其是一种新型的靶向合成的DMARD（tsDMARD）（Smolen et al., 2014）。尽管类风湿关节炎的确切病因尚不清楚。同样，靶向TNF

途径的生物药物［TNF*抑制剂（TNF-α）药物］是最普遍的一线生物治疗，但遗传关联研究往往会产生矛盾的结果。例如，PDE3A-SLCO1C1与TNF-α反应的全基因组显著性水平的关系确实已被观察到，但这种关系并未通过实验被再次复制出来（Kawaguchi et al., 2004; Starnes et al., 2002），而*PTPRC*基因多态性已与某些类风湿性关节炎的TNF-α响应有关（Hymowitz et al., 2001; Paradowska et al., 2007; Rouvier et al., 1993），但并非所有研究均如此（Kolls et al., 2004; Moseley et al., 2003）。

（1）TNF-α抑制剂：TNF-α是一种具有多效性的促炎性细胞因子，在类风湿关节炎的发生和发展中起着关键作用。TNF-α是一种主要由巨噬细胞和单核细胞产生的三聚体17 kDa蛋白细胞因子。新产生的TNF-α被注入细胞膜。TACE酶（TNF转化酶）切割细胞黏附的TNF，使其释放到循环中（Black et al., 1997）。可溶性TNF（sTNF）和膜TNF（mTNF）一旦与TNFR1（P55）或TNFR2（P75）中的任何一种结合（通常在广泛的不同靶细胞上表达），即被激活（Peschon et al., 1998）。TNF抑制剂通过中和可溶性和膜结合的TNF而发挥作用，并且它们比其他细胞因子阻断剂对炎症的影响更大。当TNF调节的信号通路被破坏时，它会导致细胞凋亡，产生趋化因子，促炎性细胞因子、软骨细胞、内皮细胞和破骨细胞活化被抑制，白细胞聚集，血管生成减少以及细胞数量的增加。美国FDA已批准使用TNF-α**抑制剂。英夫利昔单抗是一种嵌合单克隆全长二价IgG1单抗（25%小鼠75%人）（Mikuls et al., 2001）。赛妥珠单抗（cimzia）是一种人源化蛋白，具有插入人源结构域的小鼠抗TNF单抗衍生氨基酸序列的功能；戈利单抗（simponi）和阿达木单抗（humira）是全人源单抗（Rau, 2002）。依那西普（enbrel）是一种由可溶性p75-TNFR2和人IgG1-Fc成分组成的二聚体融合蛋白。依那西普的作用是与可溶性且细胞结合的淋巴毒素和TNF结合并使其失活。TACE扣制剂可抑制生物液体中TNF的产生，可以使TNF合成减少95%。尽管十多年来研制的TACE抑制剂均未通过Ⅱ期临床试验（Newton et al., 2001），但其他TACE扣制剂正在开发中。

（2）IL-1和IL-6拮抗作用：IL-1与类风湿关节炎的病理生理学有关，其水平与疾病的严重程度有关（Eastgate et al., 1988）。诱饵受体IL-1R2（IL-1受体2型）黏附于循环的IL-1（Dinarello, 1994），但不参与信号转导。此外，已发现IL-1受体拮抗剂（IL-1RN）可以中和IL-1，因此可以作为IL-1的抑制剂。为了完全阻断IL-1发挥作用，IL-1RN的需要量比IL-1多10～100倍。IL-1RN和IL-1之间的平衡对于维持免疫系统稳态和良好的关节生理环境至关重要。阿那白滞素（kinaret）是天然存在的IL-1RN的重组版本（Bresnihan et al., 1998），尽管已证明其对个别

---

* 译者注：原版英文为THF。

** 译者注：原版英文为5-TNF。

类风湿关节炎患者有用，但由于缺乏临床试验数据，它尚未被授权作为治疗类风湿关节炎的生物制剂（Smolen et al., 2014），仅于2001年被美国FDA批准用于临床治疗类风湿关节炎患者（Cohen et al., 2002）。研究表明，在类风湿关节炎的治疗中，阻断IL-6的作用是有效且安全的，尤其是使用IL-6R抑制剂托珠单抗（Schoels et al., 2013）。托珠单抗是一种人源化IgG1抗IL-6R单克隆抗体（mAb），其阻断IL-6/IL-6R复合物的发育以及通过JAK和STAT激活信号转导通路。未来几年，克拉扎珠单抗、西鲁单抗（IL-6受体IL-6R）或沙利鲁单抗等新生物药物可能会获批（Measeet et al., 2012）。

（3）激酶抑制剂和阻断共刺激信号：激酶在类风湿关节炎异常免疫系统的激活中起着重要作用，因此已经开发了小分子拮抗剂来靶向它们。MAPK、JAK和SyK（脾脏酪氨酸激酶）3种激酶均已在类风湿关节炎病例的实验中有深入的研究（Kyttaris, 2012）。然而，已经证实许多MAPK抑制剂在类风湿关节炎的管理/治疗中无效。在第2期试验中，SyK抑制剂福他替尼效果优于安慰剂，目前正在进行第3期试验。2013年4月，一种名为"xeljanz"的JAK1/3抑制剂被授权用于日本、美国和俄罗斯的类风湿关节炎治疗（van der Heijde et al., 2013）。在生物药物治疗失败后，可以考虑使用上文提到的新的tsDMARD（Smolen et al., 2014）。相关人员对巴瑞替尼、鲁索替尼（JAK1/2抑制剂）和JAK抑制剂治疗类风湿关节炎进行了研究，并且在2a期试验中取得了初步疗效和安全性结果。T细胞共刺激分子CD28-CTLA4-B7和CD40L（CD40-CD40配体）是两个例子。其中一些在不同的研究阶段都停滞不前（Shanahan et al., 2003）。阿巴西普（orencia）是一种生物药物，可抑制CD28-B7介导的T细胞共刺激，防止T细胞活化。它已获批用于治疗类风湿关节炎（Weinblatt et al., 2006）。重组二聚体融合蛋白即阿巴西普由与人IgG1修饰的Fc区连接的细胞外结构域CTLA-4组成。抗CD11a单抗（依法利珠单抗）和抗CD40配体抗体也可能对类风湿关节炎治疗有益。

（4）B细胞耗竭疗法：B细胞作为抗原呈递者，它的主要作用是激活和增殖T细胞。此外，类风湿关节炎患者的滑膜中含有大量产生类风湿因子的血浆细胞。减少B细胞计数的最简单方法是使用针对CD19、CD22和CD20等表面标志物的单克隆抗体。利妥昔单抗（rituximab）是一种与B细胞上的CD20表面标志物结合的小鼠/人嵌合单抗。它对类风湿关节炎的治疗非常有效，通常用于治疗B细胞淋巴瘤（Smolen et al., 2014）。依帕珠单抗是一种CD22靶向的人源化单抗。TN家族蛋白（如死亡受体、抗B细胞刺激因子抗体）是免疫系统相关分子，它通过负反馈调节帮助消除自身免疫细胞。有研究发现，类风湿关节炎滑液中BLyS（TNF家族配体B细胞刺激因子）水平升高。相关人员正在研究对类风湿关节炎患者使用BLyS和其他系统（如APRIL）选择性去除活化的自身免疫淋巴细胞的方法（Groom et al., 2002）。贝利木单抗（belimumab）是一种重组人IgG单抗，它附着在B细胞活化因子受体上，阻止其与BLyS蛋白相互作用。阿塞西普（atacicept）是一种重组融合蛋白，由跨膜激活剂和CAML相互作用受体的胞外域与人IgG1的Fc结构域融合而成。同时，它还阻止浆细胞存活，参与系统性红斑狼疮和类风湿关节炎的病理生理过程。

11.5 小结

由于缺乏对影响该疾病发展的遗传变异的深入研究以及缺乏合适的药物，类风湿关节炎患者的生活质量继续恶化。近几十年来，基于对疾病的理解和药物的进步，类风湿关节炎医疗护理已经得到了极大的改善。类风湿关节炎治疗的目标已从缓解症状转向预防疾病进展。除了类风湿关节炎治疗类型外，患者的治疗结果还受到早期疾病检测、疾病严重程度考量方法、疾病分类和缓解标准的影响。目前的研究表明，免疫细胞治疗可以作为类风湿关节炎的治疗方法之一，这些免疫细胞包括T细胞、B细胞和树突状细胞。免疫细胞特别是B细胞和T细胞，在上述所有过程中发挥着关键作用。另外，传统的DMARD治疗类风湿关节炎有明显的缺点：起效较晚和只能诱导部分缓解。短期内，由于阻断促炎性细胞因子及其受体的生理作用直接靶向与发病途径直接相关的分子，故细胞因子生物治疗可能比目前的治疗方法具有更高的选择性、有效性和更少的损害。然而生物制剂仍然相对较新，因此没有足够的信息来确定其长期优势和危害，如造成淋巴瘤和其他恶性肿瘤的风险。尽管如此，结合针对不同疾病机制的生物药物可能会在未来产生更好的结果。了解复杂的遗传背景对产生突破性治疗和开发基于遗传学的个性化治疗非常有益。为了更好地了解类风湿关节炎中免疫细胞的功能，需要进行更多的研究。这将最终为类风湿关节炎患者提供一种更有效的治疗策略，并提高患者生活质量。

翻译：陆伟伟　审校：高慧双

参考文献

第 12 章

COVID-19：对人类免疫遗传机制的新挑战

Sadaf Ali[1, *], Javaid Ahmed Wani[1], Shiekh Amir[2], Saima Tabassum[3], Sabhiya Majid[4], Rafiqa Eachkoti[1], Shafat Ali[5] and Nadeem Rashid[6]

[1]Department of Biochemistry, Government Medical College, Srinagar, India, [2]Department of Forensic Medicine, Government Medical College, Srinagar, India, [3]Department of ENT, ASCOMS, Jammu, India, [4]Department of Biochemistry, Government Medical College Srinagar, Research Centre University of Kashmir, Srinagar, India, [5]Cytogenetics and Molecular Biology Laboratory, Centre of Research for Development, University of Kashmir, Srinagar, Jammu and Kashmir, India, [6]Department of Surgery, Government Medical College, Anantnag, India

*通讯作者。

12.1 概述

COVID-19由机体感染SARS-CoV-2导致，这种病毒感染在人类中表现为呼吸道感染，症状和体征为发热、咳嗽、全身疼痛和疲劳。有些人出现腹泻等不适，呼吸系统症状从轻度到重度均可见，严重者可导致肺炎甚至死亡（Wang et al., 2020）。

12.2 患者表现

COVID-19患者通常表现出呼吸系统疾病的体征和症状。咳嗽通常是与肌痛相关的干咳，由于血氧饱和度下降，有时会出现呼吸困难，这些患者都存在这种情况。有些人表现为发热伴身体疼痛，而有些人则相对无症状（Wang et al., 2020; Zhu et al., 2020）。疾病可能恶化，尤其是在存在相关合并症的情况下，可导致代谢紊乱、胸闷和继发性并发症。有些人表现出严重的电解质紊乱，也可能出现谵妄、意识不清、嗜睡。在极端情况下，患者会出现凝血障碍、多器官衰竭甚至死亡，从而导致死亡率增加。严重的COVID-19患者增加了对呼吸机和中心插管等的干预需求。

冠状病毒主要通过呼吸途径在人体内传播，具有高度传染性（Peng et al.,2020）。这种传播也可能通过口腔和唾液、喷剂和喷嚏等传播，还可能通过气溶胶传播。因此，戴口罩可能有利于防止传播。通过使用消毒剂保持手部卫生也有助于预防感染。

病毒进入人体后，可导致病毒侵入、复制和程序性细胞死亡等一系列过程，即细胞凋亡。最后，病毒片段的传播进一步导致免疫反应的产生，并促进体内的炎性反应。然而，病毒在体内有时会发生炎性风暴并最终导致超敏反应，在某些情况下，病毒还会导致严重的病理损害。有时候，鉴于引起的超敏反应和随后导致的病理损害，病毒可能会对我们的机体防御系统造成致命伤害。

12.3 受体

新型冠状病毒侵入细胞后，以尖峰（S）蛋白N端（S1）的外表面单位为受体，通过人血管紧张素转换酶2进入细胞。然后使用宿主跨膜丝氨酸蛋白酶2进行S蛋白启动，从而使病毒和细胞膜融合。此外，病毒RNA基因主要进入肺泡上皮细胞、肝脏、心脏、肾脏、脑和肠的细胞质（Hoffmannet al., 2020; Liu et al., 2020b）。成熟的病毒产生多个拷贝，并从宿主细胞中逃逸以感染更新的细胞。

非编码微小RNA的靶位由病毒基因组中该蛋白的mRNA区域表示。在这种情况下，与选定的互补mRNA杂交后，病毒尖峰mRNA的转录将被阻断。合成的miRNA可用于通过减少RNA依赖性RNA聚合酶的表达来抑制病毒基因组mRNA的复制（Kang et al., 2020; Peng et al., 2020）。当身体受到任何病毒感染时，miRNA在免疫反应调节中发挥重要作用。通过在各种感染过程中靶向宿主细胞RNA或病毒RNA，RNA可导致基因表达的抑制（Li et al., 2020; Zhao et al., 2018）。在COVID-19患者中，miRNA表达调节免疫应答。

12.4 病毒结构

冠状病毒由存在于壳蛋白内的单链RNA组成。病毒直径为80～120 nm。

冠状病毒感染是人类健康的最大障碍。病毒复制、转录和翻译发生在宿主细胞内部。当病毒侵入宿主细胞时，它能够利用宿主细胞生存并完成其生存活动。

　　miRNA是一种内源性非编码RNA，可调节体内许多功能过程。这些成熟的miRNA分子是在各种核酸酶的帮助下，由初级转录物经过一系列裂解过程形成的。然后将它们重新组装成RNA诱导的沉默复合物（RNA induced silencing complex，RISC）。miRNA靶标的识别和转录是通过互补碱基配对完成的（Afonso-Grunz et al.，2015）。

12.5　死亡

　　COVID-19已经影响了全球人类的健康；并且，这种疾病也导致了全球一定数量的人口死亡，增加了全球卫生保健系统的负担。

12.6　COVID-19共病的作用

　　各种研究表明，共病会影响COVID-19患者的分娩，糖尿病、心脏问题、高血压和其他代谢性疾病会对这些患者的健康造成不良后果。

12.7　治疗方式

　　截止到2020年，还没有针对这种病毒的有效治疗药物（Han et al.，2020）。然而，对于这类患者，相关研究人员已经提出了一些基本的"鸡尾酒"治疗药物。另外，也有对COVID-19患者开具头孢克肟、阿奇霉素等抗生素处方，以及伊维菌素等一些驱虫药物/杀虫药物的情况。使用多种维生素和维生素C也证明有助于维持这类患者的免疫力。在COVID-19患者中，一直较重视保守治疗和使用解热镇痛药。然而，随着疫苗的出现，已经制定了有效的预防措施。事实证明，在卫生保健系统因大流行而负担过重的关键时刻，疫苗是希望。

12.8　疫苗

　　疫苗主要作用于中断病毒基因组。它们以控制剂量的方式提供免疫应答。注射疫苗后，疫苗会在一定时间内随着免疫反应和随后抗体的生成而形成保护机制。目前已经出现了针对COVID-19的多种疫苗，它们均有良好的预防效果。为了合成疫苗和设计治疗靶点，需要关注疾病的分子方面。对病毒分子结构的研究有助于解决如何治疗COVID-19以及使用何种药物治疗的问题，而且通过对病毒分子方面的持续研究来开发疫苗。

12.9 病毒分子生物学

miRNA是自然界中不编码信息的单链核糖核酸分子。它们约有22个核苷酸并且有助于基因表达的转录后调节（Murmann et al., 2020）。miRNA可在许多类型的癌症治疗中起调节作用（Liao et al., 2018; Tang et al., 2018）。病毒miRNA通过诱导mRNA的切割、分解、翻译、抑制等来调节宿主细胞和病毒靶基因的表达。这会导致宿主细胞活性以及病毒复制过程的改变（Bernier et al., 2018）。病毒需要自我保护和生存才能侵入宿主免疫。因此，鉴定病毒的miRNA分子及其遗传功能是非常重要的。为了制定COVID-19的治疗措施，了解病毒分子结构以及miRNA的功能和作用很重要（Wang et al., 2014; Zhao et al., 2017）。

病毒蛋白的形成发生在宿主细胞内。因此，了解miRNA的确切功能可有助于对抗宿主细胞内的病毒繁殖。一般来说，miRNA是通过结合到靶mRNA的3'端未翻译区（也称为3'UTR）来对靶基因进行调控的。这可能会对基因表达产生负面的调节作用。为此，所选的miRNA必须能够结合到病毒基因组的目标miRNA或其基因组的任何其他部分（Ivashchenko et al., 2020）。这将有助于在全球范围内开发miRNA靶向抗病毒治疗。

12.10 外泌体

几乎所有正常和病理细胞都形成外泌体，外泌体存在于所有体液中。这些生物纳米粒子的平均直径为30～100 nm。外泌体在细胞通信过程中是必不可少的。细胞每天正常释放数千个外泌体。然而，各种病理条件导致这些外泌体过量产生（Wang et al., 2018）。外泌体释放到体液中时包含各种miRNA和一些用作生物标记的蛋白。当这样的生物活性分子通过外泌体从供体转移到靶细胞时，受体细胞便会重新编程（Grundhoff, 2011）。因此，包含生物标记的受感染细胞分泌的特异性外泌体可用于预测疾病状况（Venturella et al., 2019）。外泌体可以提供抵抗核糖核酸酶介导的降解保护，因此外泌体在循环中的作用很稳定（Baldassarre et al., 2020）。

产生免疫反应的情况下，在自身免疫性疾病和癌症中，miRNA起关键作用（Yoshimura et al., 2007）。这表明miRNA可用作诊断生物标志物，也可用作疾病治疗中的治疗靶点。miRNA-155是由原癌基因B细胞整合簇的非编码RNA转录物形成的miRNA（Elton et al., 2013）。

12.11 免疫细胞的发育和miRNA的重要性

miRNA（尤其是miR-155）在先天性免疫和适应性免疫系统中均表现出高表

达。树突状细胞致力于启动适应性免疫反应。miR-155通过下调SHIP1来调控树突状细胞诱导的CD8$^+$ T细胞的刺激，也调控树突状细胞与CD4$^+$ T细胞的相互作用（Goncalves-Alves et al., 2019）。此外，通过靶向Jarid 2，miR-155在成熟树突状细胞向淋巴结T细胞区迁移中发挥重要作用（Wang et al., 2016）。在传染病的早期阶段，巨噬细胞在免疫反应的开始阶段也是必不可少的。根据文献报道，miR-155可能有助于巨噬细胞的繁殖。miR-155通过靶向SHIP1和SOCS1，分别促进IL-6和TNF-α等促炎性细胞因子的分泌（Jiang et al., 2019）。此外，靶向的miR-155通过抑制IFN-γ诱导的JAK2/STAT1信号通路和TLR/NF-κB信号通路A来调控巨噬细胞极化（Yoshimura et al., 2007; Zhang et al., 2016）。

异常的宿主细胞，如肿瘤细胞或感染各种病原体的细胞被NK细胞清除（Yokoyama et al., 2004）。有研究表明，miR-155的上调可导致NK细胞数量增加，从而改善了IFN-γ的分泌功能。另外，通过降低SHIP1的表达和增加ERK和AKT激酶的起始来增强抗体依赖性细胞毒性（Trotta et al., 2013）。一些研究表明，miR-155会导致NK细胞中Noxa和SOCS1的表达降低，从而提高NK细胞的抗病毒免疫功能（Zawislak et al., 2013）。

分泌抗体的浆细胞由B细胞形成，其通过分泌细胞因子和呈递抗原来控制免疫反应（Lund et al., 2010）。miR-155通过靶向SMAD 5和调节TGF-β通路在B细胞发育中也至关重要（Jiang et al., 2014; Rai et al., 2010）。在COVID-19中，miR-155通过控制细胞因子的产生和靶向不同的转录因子M来影响B细胞的成熟：（Prinz et al., 2002）。

细胞毒性T细胞或CD8$^+$T细胞可以识别并杀死病毒感染细胞和肿瘤细胞（Appay et al., 2008）。miR-155缺陷降低了CD8$^+$T细胞对各种病毒和细菌感染的反应功能（Gracias et al., 2013）。现已确定，如果miR-155靶向SOCS1，则可在效应CD8$^+$T细胞中观察到抗病毒应答和细胞因子信号转导（Dudda et al., 2013）。因此，miR-155可能在CD8 $^+$T细胞的免疫功能方面起着至关重要的作用。

12.12　miRNA的其他作用

miRNA被认为在许多调节途径中发挥重要作用，如疾病的进展、病毒防御机制、造血、细胞增殖和程序性细胞死亡。还有人认为，各种机制有助于病毒miRNA促进mRNA的分解，并调节宿主细胞和病毒靶基因的表达（Cheng et al., 2019; Harwig et al., 2014）。因此，miRNA在COVID-19和感染其他病毒的治疗药物的研发方面，也是有一定帮助的。

12.13 免疫应答

为了控制COVID-19，甚至是为了解决感染，免疫反应发挥着至关重要的作用。然而，如果免疫反应被夸大，则可能导致细胞水平的自我损伤，这可能与过度免疫反应有关。miRNA对于宿主细胞和病毒之间的相互作用非常重要（Girardi et al., 2018; Rupaimoole et al., 2017）。

12.14 超敏反应

尽管在病毒感染的情况下使用了不同的药物，但不同个体的反应不同。在一些个体中，机体自身的防御机制可能会对机体造成伤害，并引发非预期的不良结果和副作用。这可能与细胞因子风暴有关。

12.15 细胞因子风暴

相当多的住院COVID-19患者表现出各种促炎性细胞因子的全身性失调，称为细胞因子风暴（Zhou et al., 2020）。在这些患者中，这种过度的炎性反应与广泛的肺损伤和微血管病变有关。

细胞因子风暴还会导致内皮和微血管功能障碍，最终导致肺损伤和继发性并发症，表现为对各种重要器官的损伤（Varga et al., 2020）。对于住院的COVID-19患者，我们进行了大量的临床试验，以评估抗细胞因子或抗细胞因子受体抗体的疗效。托吉利单抗是一种抗IL-6受体的单克隆抗体（Crisafulli et al., 2020; Liu et al., 2020; Luo et al., 2020; Xu et al., 2020）。

COVID-19患者的IL-6水平升高。与年龄匹配的健康受试者相比，其miR-146a-5p的水平相对降低。因此，在SARS-CoV-2感染的发病机制中存在IL-6/miR-146a-5p生理轴的不平衡。在脓毒症方面报告了类似的发现（Benz et al., 2016）。

miRNA可以直接进入血液，也可以通过将miRNA整合到外泌体或囊泡中而吸入肺部。特定的miRNA进入血液将会抑制病毒在血液中的繁殖。因此，这也可能会是各种疾病及COVID-19治疗的一个思路。将来研发的用于抑制冠状病毒繁殖的方法对于其他病毒也可能适用。

12.16 细胞因子释放综合征

细胞因子释放综合征是COVID-19患者的常见并发症。在细胞因子释放综合征中，免疫细胞被激活，大量的细胞因子被释放到循环中。这对体内先天性免疫和适应性免疫都有不同的影响。一些研究表明，在治疗COVID-19患者时，应避免抑制炎症细胞因子（Moore et al., 2020）。新型冠状病毒miRNA的计算预测揭示了涉及肺血管系统和抗病毒先天免疫的靶基因。在基因组时代，现在有更多的方法来研究miRNA的生物学，最常见的是全基因组鉴定小的非编码RNA（Lai, 2015）。大量研究表明，一些病毒编码miRNA，能够直接下调基因的表达。这些基因参与各种免疫反应、细胞凋亡、轴突引导及细胞分化途径（Carl et al., 2013; Cullen, 2013）。

抑癌基因*p53*也称为"分子警察"，在先天性免疫中起着重要的作用。它减少了病毒复制和感染，并上调许多 I 型IFN转录靶基因（Rivas et al., 2010）。nCoV-MD241-3P靶向骨形态发生蛋白受体2型（BMPR2），参与TGF-β信号通路。机体感染病毒后，BMPR2受到抑制，导致肺血管稳态受损（Andruska et al., 2018）。许多学者已经对不同病毒miRNA进行了研究，并对其靶基因沉默机制进行了解释（Kim et al., 2017; Naqvi et al., 2018）。

12.17 小结

冠状病毒传染性极强，在人体中主要通过呼吸途径传播。免疫应答对于控制COVID-19至关重要，在某些情况下，甚至对于缓解感染至关重要。然而，新型冠状病毒通过影响免疫系统调节基因来逃避免疫反应。

翻译：戴淼可　审校：宁永忠

参考文献

第13章

癌症治疗中的免疫遗传机制

Ruchi Shah[1], Amrita Bhat[2], Raies A. Qadri[1] and Rakesh Kumar[3, *]

[1]*Department of Biotechnology, University of Kashmir, Srinagar, India*, [2]*Institute of Human Genetics, University of Jammu, Jammu, India*, [3]*School of Biotechnology, Shri Mata Vaishno Devi University, Katra, India*
*通讯作者。

13.1 概述

　　癌症是细胞分裂失控而异常生长的结果。这些异常生长可以通过血流和淋巴系统在体内扩散，从而增加了恶性肿瘤的发生风险 (Torpy et al., 2010)。DNA损伤，以及一些环境因素如辐射、化学物质和饮食，都会导致细胞分裂出错。促进癌症发展的重要因素是多个基因的基因突变 (Lee et al., 2010)。癌细胞不受控制的异常增殖是免疫监视的异常结果，并且其在不同癌细胞中有不同的特征表现以使其区别于正常细胞 (Feitelson et al., 2015)。根据来源，癌症可分为以下几种：①恶性上皮细胞肿瘤，是一种在上皮细胞中发展的癌症，在老年人中更常见；②肺癌、乳腺癌、食管癌和胃癌，是在相应器官中发生的恶性肿瘤；③肉瘤，是一种与骨骼、血液或软骨相关的恶性肿瘤，是一种结缔组织癌；④淋巴瘤，是一种始于未成熟细胞并发展的癌症。

　　白血病是儿童中最常见的恶性肿瘤，白血病患者的骨髓产生了异常增殖的白细胞 (Abbas et al., 2018)。生殖系统恶性肿瘤为起源于睾丸或卵巢的肿瘤。母细胞瘤为起源于原始细胞或胚胎组织的肿瘤，它在儿童中发病比在老年人中更常见。癌症包括俗称的癌、肉瘤和母细胞瘤。肝母细胞瘤是从原始肝细胞发展而来的肝脏肿瘤。脂肪肉瘤是一种由恶性脂肪细胞引起的癌症。癌症包括肿瘤，如黑色素瘤和脂肪瘤。梭形细胞癌和小细胞癌这种恶性肿瘤，是以细胞的形状和大小命名的 (Lowy, 2006)。据全球癌症流行病学的数据库GLOBOCAN (Bray et al., 2018) 预测，到2020年，全球癌症患者将超过1 000万。截至2020年，印度报告了1 392 179例新的癌症病例（Takiar et al., 2010）。遗传因素和非遗传因素等在癌症的进展中起着重要的作用。非遗传因素包括辐射、污染和其他环境因素。遗传因素是基于一个人DNA的变化。年龄对各种癌症都有重要影响（Khan et al., 2010）。

根据之前的一项研究，男性更容易患膀胱癌和其他泌尿系统癌症（Månsson et al., 1993）。在上消化道或下消化道恶性肿瘤或肺癌中，没有或很少有证据表明癌症与性别有关。有研究表明，社会经济状况是食管癌的危险因素之一（Dar et al., 2013）。目前，还没有证据表明社会经济状况与结肠癌、妇科恶性肿瘤或肺癌相关。社会经济状况还与乳房和结肠的恶性肿瘤有关。在许多癌症中，乙醇对于男性和女性来说都是一个很大的危险因素。根据研究，乙醇是大约3.6%的恶性肿瘤的危险因素（Seitz et al., 2007）。在2012年的一项研究中，国际癌症研究机构将乙醇及其主要代谢物乙醛归类为人类致癌物质，其被视为食管癌、喉癌、肺癌和胃癌的危险因素。根据另一项研究，饮酒和肝细胞肿瘤之间有密切关系（Turati et al., 2014）。然而，在某些情况下，饮酒也可能是低风险或完全没有风险。饮酒也与非霍奇金病的低风险有关（Meadows et al., 2015）。

肺癌、胃癌和食管癌等几种癌症都与吸烟有关。吸烟与肺部、头部和颈部的疾病有关。一些与吸烟有关的物质已被列为致癌物质（Carbone, 1992）。有研究表明，吸雪茄和烟斗的人比吸香烟的人患癌症的风险更高（Franceschi et al., 1990）。对于吸烟斗和香烟的人来说，许多危险物质如一氧化氮、一氧化碳和尼古丁，都会被吸入体内。此外，普遍认为吸烟斗比吸香烟更危险，吸一口烟斗相当于吸十二口香烟。

遗传因素在癌症发展中起着重要作用。有研究已经证实，各种基因突变控制着细胞生长和信号转导。另外，原癌基因突变可以引起细胞异常增殖，从而导致跨基因的突变与细胞周期变化（Xue et al., 2019）。同样，任何功能的缺失或突变，都会影响抑癌基因，最终导致原癌基因的调控失败。例如，抑癌基因p53，基因组的"守护者"，其功能是在检测到DNA损伤时调节细胞周期停滞并自我修复；然而，在功能缺失或突变的情况下，p53不能触发细胞周期停滞，使DNA受损的细胞继续进入细胞周期，最终导致肿瘤生长。DNA的损伤和修复改变，在遗传变异和不规则癌症的发生和发展中起重要作用（Spector et al., 2015）。

13.2 癌症的免疫调节

免疫遗传学是一门生物学学科，它涉及免疫反应的分子和遗传基础。免疫细胞（从先天性免疫细胞到适应性免疫细胞）主要浸润人类恶性肿瘤，其性质多样（Disis, 2010）。先天性免疫是机体对异物的"本能反应"，如癌症，它不需要精确检测免疫原性蛋白质，即所谓的抗原（Zhang et al., 2020）。先天性免疫细胞和适应性免疫细胞共同作用，使机体产生炎症环境，这有助于预防癌症进展

（Coussens et al., 2002）。各种免疫细胞在肿瘤细胞进展中的作用如表13.1所示。在许多恶性肿瘤中，过度免疫应答的增强，是持续疼痛的原因之一，同时，过度的免疫应答会导致独特的免疫细胞产生化学物质，以支持肿瘤组织生成血管和细胞（Dunn et al., 2006）。这种特异性反应的组织破坏特性，与急性移植排斥反应中发生的情况相比，更加严重（Matzinger, 2007）。在基于免疫的癌症治疗实验中，目前也正在探索建立肿瘤特异性炎症反应的方法，以从先天性免疫和适应性免疫两方面控制癌症，抑制肿瘤排斥反应（Coussens et al., 2013）。适度的排斥反应在癌症治疗中发挥了重要作用（De Visser et al., 2005）。相关的巨噬细胞和中性粒细胞在癌症调节中发挥着重要作用（Ostrand-Rosenberg et al., 2009）。

表13.1 先天性免疫细胞和适应性免疫细胞在肿瘤细胞进展中的作用

	刺激癌细胞生长	抑制癌细胞生长
先天性免疫细胞	中性粒细胞 巨噬细胞（M2） 骨髓源抑制细胞	树突状细胞* 巨噬细胞（M1）
适应性免疫细胞	Th2 型 $CD4^+T$ 细胞 $CD4^+$ 调节性 T 细胞 B 细胞*	$CD8^+$ 细胞毒性 T 细胞 Th1 型 $CD4^+T$ 细胞 Th17 型 $CD4^+T$ 细胞

*这种细胞既可以刺激癌细胞生长也可以抑制癌细胞生长。

在有助于免疫系统的细胞中，具有免疫活性的T细胞和B细胞可以防止癌症的侵袭和进展（Coussens et al., 2002）。当细胞产生免疫反应，即细胞处于炎症状态时会限制癌症生长（Disis, 2010）。由T细胞分泌的IFN-γ会产生急性炎症，导致组织被破坏，从而控制癌症（Coghill et al., 2011）。目前研究人员已经在许多肿瘤中发现了炎症信号，并且许多细胞涉及先天性免疫系统机制。因为这些细胞参与组织的分解和重建，所以它们起到促进而不是抑制肿瘤细胞增殖的作用（Mantovani et al., 2010）。先天性免疫细胞以多种方式参与癌症遗传学过程。促炎性细胞因子由巨噬细胞分泌（Chavez-Sanchez et al., 2014）。这些细胞被分为1型促炎性细胞（M1）或2型促炎性细胞（M2）（Moon et al., 2011）。M2刺激肿瘤细胞生长，释放免疫抑制细胞因子。M2表型的肿瘤相关巨噬细胞（tumor-associated macrophage，TAM）是常见癌症（包括白血病、淋巴瘤）预后不佳的因素（Gao et al., 2009）。

13.2.1 炎症与肿瘤细胞侵袭和进展

先天性免疫细胞参与组织再生和重建。M1和M2可以帮助Th1细胞产生适应性免疫，这种免疫能够杀死肿瘤细胞。Th2细胞分泌免疫抑制性细胞因子，促进肿瘤生长（Martinez et al., 2008）。M1和M2可以促进Th1细胞产生适应性免疫，这种免疫可以杀死肿瘤细胞。M2 产生有助于肿瘤细胞生长的免疫抑制细胞因子（Knutson et al., 2005）。在淋巴瘤和肝细胞癌等癌症中，TAM 是预后不良的独立指标（Sica et al., 2008）。TAM 释放的细胞因子可以抑制肿瘤适应性免疫反应（Allavena et al., 2008）。

T 细胞应答需要抗原呈递细胞，其构成 CD8[+] 细胞毒性 T 细胞和 CD4[+] 非细胞毒性 T 细胞（Castellino et al., 2006）。T 细胞可以释放细胞因子，这些细胞因子与炎症反应的发生和增殖有关（Moss et al., 2004）。

当未成熟骨髓前体转变为成熟骨髓细胞的过程终止时，中性粒细胞、有丝分裂后细胞、嗜酸性粒细胞，甚至树突状细胞、抗原呈递细胞等被释放出来（Ostrand-Rosenberg et al., 2009），形成增殖性肿瘤微环境（抗原呈递细胞）（Qian et al., 2018）。这些细胞对于维持有效的适应性抗癌免疫反应至关重要，但它们可能在肿瘤细胞中发生功能障碍，导致肿瘤形成（Chaput et al., 2008）。

13.2.2 慢性炎症对肿瘤细胞的破坏

辅助性 T 细胞产生细胞因子，促进控制和预防急性炎症反应。这些细胞分泌促进组织损伤的细胞因子，如 IFN-γ 和 TNF（Obermeier et al., 1999）。白细胞介素如 IL-10、IL-4 和 IL-5 被 Th2 细胞隐藏，可导致细胞毒性 T 细胞增殖。病毒抗原是对抗癌症竞争中高效的免疫标志物（Wilke et al., 2011）。这些抗原通过发出信号来诱导组织破坏反应。抗原通过表位暴露来诱导组织发生破坏性反应。在大多数常见癌症中发现的抗原为非突变自身蛋白，其表达发生变化，从而具有免疫原性（Goodell et al., 2008）。美国国家癌症研究所制定了一些标准，如免疫原性癌症相关蛋白标准。先天性免疫细胞和适应性免疫细胞参与癌细胞的增殖。虽然通常认为针对肿瘤细胞的免疫反应总是会抑制疾病的发展，但事实并非总如此（图 13.1、图 13.2）。

在某些情况下，肿瘤引起的压痛最终会导致细胞传播、侵袭和扩散。此外，T 细胞的全亚群能够穿透肿瘤基质并深入实质，它的出现有助于诊断预后更好的患者（Disis, 2010）。

为减少过敏反应对机体造成的伤害，一些免疫系统调控适应性免疫反应的发生过程。这些调控的免疫因素抑制肿瘤适应性免疫。例如，抗原暴露后，程序性死亡-1（PD-1）是在 T 细胞外部发现的受体。这些受体的主要功能是抑制 T 细胞活化（Oh et al., 2020）。T 细胞活化需要两个信号：抑制分子的监视，保护系统的过度反应。然而，肿瘤可以利用这种机制来抑制抗癌免疫反应。在许多肿瘤中，PD-L1 的过度表达，仍然与不良预后相关，最可能的原因是级联反应对抗癌免疫反应的抑制作用（Gao et al., 2009），免疫系统对抗癌细胞的检查点如图 13.3 所示。然而有各种方法可以有效阻止癌症自身免疫抵抗的出现。适应性免疫反应可以通

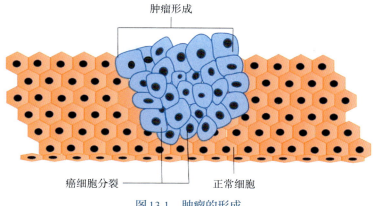

图13.1　肿瘤的形成

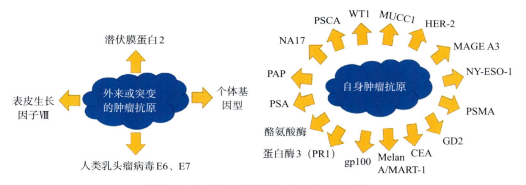

图13.2　可能与免疫遗传学相关的肿瘤抗原

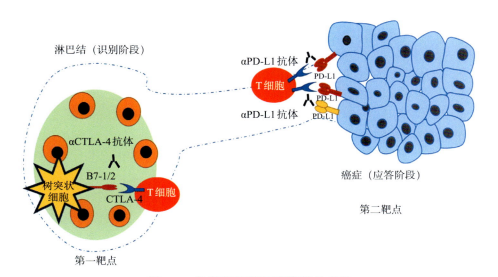

图13.3　免疫系统对抗癌细胞的检查点

过多种方式自我调节（McClelland et al., 2018）。初始抗癌免疫可能具有抑制组织损伤的性质（Disis, 2010; Saibil et al., 2007）。目前已经发现几种药物可以激发肿瘤适应性免疫，它们现在被用于平衡免疫抑制细胞的数量。所有这些将导致以下两方面更好地关联：一方面，阻碍实际免疫应答，限制多种仪器组合方法对肿瘤发展过程的综合影响；另一方面，从基于免疫的治疗方式进入与正常治疗方式的融合，而正常治疗方式符合大多数癌症等危险疾病患者进一步治疗的需要（Vinay et al., 2015）。

13.3 癌症的免疫逃避：治疗策略

在肿瘤生长过程中，组织损伤环境抑制了抗肿瘤免疫应答，并有利于肿瘤细胞从免疫清除中释放出来（Gross et al., 2013）。基质中骨髓源抑制细胞和TAM的存在有助于癌细胞逃避免疫监视，其与细胞预后不良有关（Chernyak et al., 2018; Mantovani et al., 2006），而细胞毒性T细胞与预后良好相关（Tosolini et al., 2011）。有TAM表型的M1诱导免疫保护性炎症反应，M2具有免疫抑制作用，两者都发挥了关键作用（Hao et al., 2012; Jiang et al., 2017）。癌症相关的成纤维细胞（CAF）和肿瘤细胞以及宿主免疫细胞产生的可溶性介质主要是生长因子，如细胞因子和趋化因子（Chen et al., 2019）。为了抵抗免疫系统的监视，癌细胞抑制生长因子的天然免疫原性。

肿瘤细胞可以利用MHC Ⅰ类外观的改变来限制T细胞的识别。使用二代测序技术对癌症基因组图谱（TCGA）研究发现，特定MHC类等位基因、巨球蛋白2和抗原呈递元件成分的改变可以修饰恶性肿瘤细胞（Lawrence et al., 2015）。尽管MHC的完全缺失可导致T细胞的免疫逃避，但现在强烈触发NK细胞的活化有助于降低细胞恶变的风险。与细胞毒性T细胞相比，NK细胞是先天免疫系统中必需的一种细胞毒性淋巴细胞，每当MHC缺乏时，NK细胞就会获得重要的抑制信号。感染3天后，NK细胞对病毒感染的细胞和肿瘤细胞迅速产生反应。

另外，NK细胞的特殊之处在于，它们可以在没有抗体或MHC支持的情况下单独识别异常的细胞，因而它们可以与异常的细胞迅速地产生免疫反应（Gastman et al., 1999）。因此，肿瘤细胞必须利用一系列技术来逃避免疫监视，同时避免完全失去MHC识别特征。

化学物质和细胞因子有限制NK细胞、树突状细胞和T细胞的功能。

癌细胞不但单独促进这些可溶解介质的释放，而且它们同样频繁地过度表达与其结合的受体，以逃避免疫反应（Setrerrahmane et al., 2017）。HLA必须通过结合肿瘤抗原来得到表达，以阻止或干扰细胞毒性免疫细胞参与抗原呈递细胞呈递抗原（Rodríguez, 2017）。此外，HLA-G表达异常的癌细胞会阻止所有免疫细胞的激活。大多数类型癌细胞都具有HLA相关的免疫逃避系统，这些免疫逃避系统最早出现并经常被发现（McGranahan et al., 2017; Rodríguez-Pose et al., 2017）。MHC Ⅰ类抗原呈递途径包括TAP1途径在内，与NLRC5的表达有很强的联系。NLRC5中最显著的表观遗传学变化与各种癌症中MHC Ⅰ类途径成分合成减少和免疫逃避有关。TAP1缺陷与结肠直肠癌患者的免疫缺失有关（Modecki et al., 2017; Yoshihama et al., 2016）。乳腺癌和其他癌症癌细胞中免疫逃避的分离机制包括程序性死亡配体1表达增强（Coelho et al., 2017），通过不同的分子途径稳定PD-L1 mRNA（Glodde et al., 2017）。免疫逃避和三阴性乳腺癌的进展与NF-κB和PD-L1外观改善相关（TNBC）（Serganova et al., 2018）。精氨酸酶1的表达是免疫过度和功能丧失综合征的关键控制因素，在多种类型癌症中发现了Janus活化的激酶1突变，标志着免疫抑制的发生（Velcheti et al., 2016）。

癌症免疫反应强于癌症免疫耐受反应时癌细胞存活率升高，宿主免疫系统在癌症进展中的作用已得到广泛认可（Gonzalez et al., 2018）。免疫系统和肿瘤细胞对抗过程的出现，导致肿瘤清除或肿瘤细胞免疫逃避（Becker et al., 2013）。一些机制，如污染诱导的细胞变性或疾病诱导的应激，可能显示出肿瘤细胞增殖或抑制的特征。总体来说，干扰素的产生可以预防癌细胞的增殖，而持续的炎症反应强于细胞毒性作用，则有利于癌症的发展。

因为肿瘤抗原在癌症的免疫剔除过程中一直存在，所以免疫系统能够定位并剔除最易被免疫攻击的癌细胞（Gonzalez et al., 2018）。抗CD25单克隆抗体或其他消除调节性T细胞的策略可以改善肿瘤治疗的排异反应。髓样细胞，特别是髓源性辅助细胞、被修饰的树突状细胞或者巨噬细胞，也可以提供炎症微环境，并可作为肿瘤引发剂、血管生成介质和转移介质（Budhwar et al., 2018）。

总体来说，癌细胞从最原先的肿瘤中器官或组织中游离出来，并扩散到周围物质和细胞膜，避免免疫破坏和转移到其他器官（Seyfried et al., 2013）。大多数癌症死亡是由这种转移阶段引起的。尽管肿瘤分布和形成有各种潜在的机制，但进化模型提出，一系列突变作用主要发生在肿瘤的亚群或播散性肿瘤细胞中，随后在一小部分获得转移可能的细胞中发生转移是一个公认的理论（Valastyan et al., 2011）。癌细胞可分泌TGF，TGF是癌症扩散最基本的因素之一。

放疗和化疗是最常用的癌症疗法。化学治疗是通过降低白细胞诸如T细胞（Noonan et al., 1977; Senapati et al., 2018）的数量来降低宿主的内在潜力。根据目前的研究，新的化学治疗方法依赖于一种具有免疫原性的肿瘤细胞的死亡（Galluzzi et al., 2012）。为了获得治疗效果，一些药物，如奥沙利铂，需要钙网蛋白在肿瘤细胞表面促凋亡易位以及染色质结合蛋白凋亡后释放和ATP酶的细胞外释放（Zhou et al., 2019）。放疗还通过触发细胞内信号通路来刺激细胞介导的免疫，以及T细胞的增殖和活化。放疗对表型细胞也有影响，可导致细胞间黏附分子表达的变化。在肿瘤细胞的表面检出了MHC Ⅰ类和趋化因子（Chung et al., 2005）。辐射增强了宿主细胞中TNF和IL-1的表达。因此，辐射引起的抗肿瘤免疫反应是不言而喻的（McBride et al., 2004）。

靶细胞和靶向分子被用于治疗各种癌症。吲哚胺-2,3-双加氧酶（IDO）特异性T细胞可以通过去除IDO 1抑制细胞和改变调节环境来增加癌症免疫（Ohue et al., 2019）。科学家研究的另一个细胞群通过干预髓源性抑制细胞和Ⅱ型NK细胞来治疗癌症（Zamarron et al., 2011）。抗癌靶点、细胞免疫球蛋白黏蛋白-3和各种类型的癌细胞抗原，包括作为黑色素瘤相关抗原（MAGE）家族成员的抗原，都被发现是治疗癌细胞的重要抗癌靶标（Rosenberg, 1999）。TGF-β、IDO、CD73、细胞毒性T细胞介导的抗肿瘤因子和其他调节因子可解除癌细胞的免疫抑制并恢复抗肿瘤免疫监视（Ohta et al., 2006）。癌细胞已经设计了多种策略来逃避免疫监视（Vinay et al., 2015）。

被清除的肿瘤细胞及未能阻止癌症扩散的免疫细胞都可以被免疫系统识别。内源性抗肿瘤免疫反应与几种免疫疗法如边界屏障疗法有关，但其仅限于文献研究层面。发生这种反应两种机制是：①适应性逃避，其允许肿瘤与现有的T细胞浸润达到平衡；②先天性逃避，其将T细胞和其他免疫细胞保持在癌症微环境之外（Gajewski et al., 2013）。虽然这两种机制似乎都有助于靶点阻断的抵抗，但相关的生物学过程可能需要替代治疗方案，来克服对抗性靶点（图13.4、图13.5）。

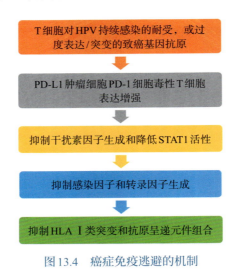

图13.4　癌症免疫逃避的机制

13.4 未来展望

很多癌症治疗方法和手术是有其自身缺点和副作用的（Chulpanova et al.,

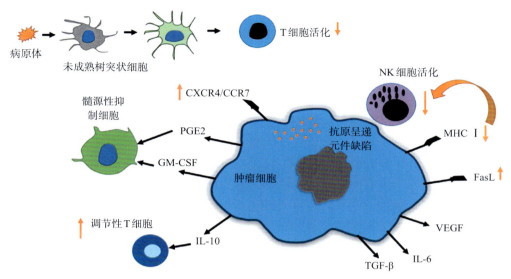

图13.5 肿瘤细胞如何通过分泌大量细胞因子而产生髓源性抑制细胞和调节性T细胞

2020)。越来越多的医学研究试图通过加强免疫系统来对抗癌症（Eyileten et al., 2016）。非毒性药物可用于控制或抑制免疫抑制因子，因为免疫抑制因子从肿瘤开始生长就存在于肿瘤微环境中，所以其可用于癌症治疗或用作癌症调节剂和化学预防剂（Beatty et al., 2015）。某些癌基因（*KRAS*、*BRAF*或*MAPK*）的激活突变可导致MHC Ⅰ类表达降低（Atkins et al., 2004）。缺氧和重要营养物质（如葡萄糖、脂类和氨基酸）利用受限可减慢癌症微环境的形成，这些营养物质对能量补充和细胞结构修复至关重要。

基于细胞因子的免疫疗法是癌症治疗中最有效的方法。细胞因子是免疫系统的蛋白质，可以影响宿主对癌细胞的免疫反应，并直接导致肿瘤细胞死亡（Lee et al., 2011）。因为低剂量的单一疗法（可能使用细胞因子）不会产生明显的治疗效果，而高剂量的细胞因子治疗主要是为了减少副作用（Berraondo et al., 2019）。

虽然细胞因子在癌症治疗中是有效的，但人们对于几种有效的靶点对各种免疫细胞类型的影响却知之甚少。关于CD标志物，情况类似（Yang et al., 2020）。因此，对免疫细胞进行的研究越多，不同受体的差异就越大，比较结果同质性就越困难（Zheng et al., 2020）。在免疫治疗后，对每个个体免疫系统、细胞群的表面标记的功能和外观变化的分析将作为治疗效果的评估，以及允许使用癌症患者免疫细胞的表面标记来预测免疫治疗效果。此外，在与癌症相关的免疫细胞研究中，我们正在接近一个分水岭时刻，频繁应用免疫细胞来治疗癌症将有助于疫苗开发及人们对专业知识的深入探究。将用于检测肿瘤内变化的大规模等效测序与机器学习算法相结合，可以预测哪些人的转化肽将被检测到，以及哪些突变肽高亲和力地与HLA分子结合，这使得针对预测的新抗原的免疫原性疫苗的发展成为可能。

免疫系统已经进化到在与感染的对抗中保护机体。建立一个能够识别和应对所有传染病的免疫系统是非常困难的，而且有产生超敏反应的风险。对环境中的化学物质过敏和对自身抗原的自身免疫反应是两个例子（Zhang et al., 2020）。同样，免疫系统已经改变了固有的调节机制，并在人类同种异体移植排斥中对机体进行保护，并降低妊娠期间自身免疫性疾病的风险。本章提到的抗原特异性免疫疗法使自身免疫性疾病免疫疗法进入新时代，其中指向性相关抗原（在这种情况下是自身抗原）再次成为重要因素（Wraith, 2017）。

几个阐明免疫反应和恶性肿瘤靶向生物学的临床试验有助于我们理解癌症免疫治疗是一个复杂的治疗方法，单一的治疗方法是无益的。为了改变癌症微环境和免疫反应，专家正在研究许多疫苗方法和组合。免疫系统已经进化到保护我们免受感染（Wraith, 2017）。建立一个能够识别和应对所有感染的免疫系统极其困难，而且有产生过敏反应的风险。

癌症免疫疗法的未来是靶向疫苗和屏障抑制剂的结合，或者是与肿瘤相关的解除免疫抑制的补充方法。真正抗癌的门槛是通过阻断PD-1和CTLA-4等抑制性受体降低机体免疫力。另外，在非特异激活自身反应细胞的情况下，单独使用靶点抑制剂不能选择性激活肿瘤特异性细胞，从而导致自身炎症或自身免疫性疾病。作为各种癌症研究的结果，在更准确、精确和侵入性更小的癌症治疗方面，医学已经发展到惊人的水平。其他策略，如基因治疗、siRNA复制、免疫治疗和抗氧化剂分子，在癌症治疗方面有新的潜力，而通过纳米医疗技术和先前测试的化疗剂及基因检测、抗氧化剂分子等可以筛查出潜在的癌症发病人群。

关于靶点抑制剂靶向的大多数抑制剂受体的信息仍然不清楚。这些抑制剂受体用于抑制免疫突触细胞信号传导的机制尚不清楚。对抑制剂受体信息的全面理解有可能有助于我们找到更精确的靶点（Chen et al., 2013），从而减少靶点抑制剂剂量或改变抑制剂组合形式。若想将癌症疫苗应用于临床，需要一种特定的免疫技术来对抗疫苗引起的抗肿瘤反应。

翻译：张　静（大）　审校：张　静（小）　冯　云

参考文献

第 14 章

移植免疫遗传学

Iqra Farooq[1], Hakim Ali Qanoon[2], Sadaf Ali[1] and Rafiqa Eachkoti[1,*]

[1]Department of Biochemistry, Government Medical College, Srinagar, India, [2]Department of Immunohaematology and Transfusion Medicine, Sher-i-Kashmir Institute of Medical Sciences (SKIMS), Srinagar, India

*通讯作者。

14.1 缩略语

AMP	抗菌肽
APC	抗原呈递细胞
BKVN	BK 病毒肾炎
DC	树突状细胞
HLA	人类白细胞抗原
IgM	免疫球蛋白 M
KIR	杀伤细胞抑制性受体
MHC	主要组织相容性复合体
MSC	间充质干细胞
NK cell	NK 细胞
PBG	肽结合槽
PCR	聚合酶链反应
SSO	特异性序列寡核苷酸
SSP	序列特异性引物
TLR	Toll 样受体

14.2 概述

同种异体移植物排斥是移植物排斥的主要可能原因之一，尽管临床程序和免疫抑制剂治疗近年来有所进步，但仍有60%的移植受者受到同种异体移植物排斥的影响（Burton et al., 2009; Terasaki, 2003）。术后第一年内约40%的移植受者会发生排斥（Stehlik et al., 2010），肺脏（55%）和心脏（25%）受者的排斥率（Mangi et al., 2011; Spierings et al., 2007）高于肾脏（10%）和肝脏（17%）受者。器官移植是20世纪恶性疾病终末期治疗的主要方法之一。移植组织的主要免疫反应是适应性免疫，它是由供体细胞顶部输送的MHC分子引起的。先天性免疫和适应性免疫是相互联系的，作用相同。当进行人体器官移植时，移植器官会触发HLA参与的同种异体免疫反应。通过供体和受体的MHC抗原配对情况，移植物植入情况可以获得显著的积极的结果。位于NK细胞上的HLA和NK细胞免疫球蛋白样受体分子参与先天反应的识别和效应，与BK病毒（人多瘤病毒，肾移植患者易感）感染的病理生理学相关（Hassig et al., 2013）。对于移植物排斥反应，除了降低免疫抑制（这是唯一实用的治疗方法）外，还可以使用其他治疗方法。对降低免疫抑制无反应的患者可通过静脉注射免疫球蛋白来缓解（Vu et al., 2015）。

14.3 先天性免疫和适应性免疫

免疫系统的主要功能是保护受者免受环境中外来物质的影响。数百万年来，免疫系统与微生物协同进化。免疫系统分为先天性免疫和适应性免疫两类。巨噬细胞、细胞因子、NK细胞和其他免疫细胞在先天性免疫中发挥作用，而适应性免疫与特定抗原的识别有关，这是免疫系统为机体提供了两种保护（Chaplin, 2006）。适应性免疫主要由T细胞和B细胞进行调节。免疫球蛋白受体存在于分化定向颗粒抗原部分的B细胞上（Nemaze, 2000）。适应性免疫是器官移植后，受体产生的主要免疫反应，供体细胞上的MHC是免疫反应的目标。先天性免疫的细胞（Pratt et al., 2002）有助于刺激T细胞，T细胞被刺激后可以合成细胞因子和趋化因子。此外，一些AMP，如防御素和组织蛋白酶，对T细胞具有化学吸引作用（Guaní-Guerra et al., 2010）。我们机体的免疫系统往往通过多种机制来破坏微生物细胞，以防止微生物细胞启动针对人体细胞组织的决定性程序（微生物细胞启动的、针对宿主组织进行破坏和感染的过程），这种机制被称为自身耐受。这种自身耐受的过程在先天性和适应性免疫反应的许多领域都至关重要。绝大多数的自身免疫性疾病是由自身耐受失败引起的（Chaplin, 2006）。同种（包括同种异体）或不同组织的移植会引起移植物排斥。免疫系统识别感染、肿瘤和移植抗原的机制涉及相同的抗原识别分子。产生抗原刺激的细胞表面成分促进移植组织的这种排斥。

14.4 移植抗原

移植抗原分子包括MHC分子、ABO血型、次要组织相容性抗原和单核细胞抗原。次要组织相容性抗原肽来源于被MHC分子激活但不分裂的细胞抗原（Chandraker et al., 2007）。

14.5 MHC

MHC分子位于6p21.3，超过200个基因参与免疫。它有3种类型（Jawdat et al., 2012）。在HLA Ⅰ类基因和假基因中，经典基因 *HLA-A*、*HLA-B* 和 *HLA-C*，以及非经典基因 *HLA-E*、*HLA-F* 和 *HLA-G* 均为阳性。HLA Ⅱ类基因分为3个子区域：*HLA-DR*、*HLA-DQ* 和 *HLA-DP* 基因。*HLA-DR* 基因亚区由 *HLA-DRA* 基因组成。它被α链包围。β链围绕 *HLA-DRB* 基因（Voltarelli et al., 2010）。HLA Ⅲ类区域包含C2、C4和因子B（B factor，BF），而HLA Ⅰ类和HLA Ⅱ类区域不包含这些因子（Jawdat et al., 2012; Voltarelli et al., 2010）。HLA存在于MHC的膜糖蛋白上，有许多变体。在肽结合槽中发现的多态性通常与HLA Ⅰ类和HLA Ⅱ类分子的结构相同。HLA Ⅰ类分子含有44 kDa重链和一条12 kDa的MHC轻链，该轻链为β2-微球蛋白。它们的等位基因在15号染色体上。一个链（34 kDa）和一个链（28 kDa）组成HLA Ⅱ类分子，它们都存在于MHC内（Pratt et al., 2002）。肽结合槽允许肽由其开口端延伸到凹槽中而变得更大（12～24个氨基酸）。该肽被呈递至CD4$^+$T细胞（Jawdat et al., 2012）。

HLA位点是导致同种异体移植物排斥遗传变异的主要因素（Gratwohl et al., 2008）。非HLA多态性可影响移植结果，因为它们具有组织不相容性（Gratwohl et al., 2008; McCarroll et al., 2009），影响同种异体移植物排斥（Courivaud et al., 2009），并影响免疫抑制剂反应。HLA区域基因分为Ⅰ类、Ⅱ类和Ⅲ类（Klein et al., 2000a, 2000b）。MHC Ⅰ类和MHC Ⅱ类基因被HLA细胞表面抗原包裹，而MHC Ⅲ类基因被不同的补体系统抗原包裹。6号染色体上的MHC Ⅰ类抗原是6号染色体上的44 kDa的跨膜重链，由 *HLA-A*、*HLA-B* 和 *HLA-C* 基因环绕，并存在于所有有核细胞中。已识别出的HLA Ⅰ类分子，如 *HLA-E*、*HLA-F*、*HLA-G* 和 *HLA-H* 基因位点周围的分子似乎具有较低的可变性和组织特异性分布。只有淋巴细胞、活化的T细胞、巨噬细胞、朗格汉斯细胞、树突状细胞和上皮细胞含有HLA Ⅱ类抗原（Klein et al., 2000a, 2000b）。CD8$^+$T细胞与HLA Ⅰ类分子连接，而CD4$^+$T细胞与HLA Ⅱ类分子相互作用（De Wit et al., 2016）。因此，CD8$^+$细胞和CD4$^+$T细胞分别表达HLA Ⅰ类和HLA Ⅱ类分子（Germain, 1994; Luz et al., 2002; York et al., 1996）。此外，经典和非经典HLA类分子可被NK细胞识别

（Hoglund et al., 1997; Natarajan et al., 2002; Yokoyama et al., 1995）。在 HIV 感染中，霍尔泽默（Holzemer）及其同事的一项研究提供了杀伤细胞抑制性受体与经典和非经典 HLA Ⅰ类分子的完整联系（Holzemer et al., 2017）。

14.5.1 单倍型 HLA 区域基因表达的连锁不平衡

遵循孟德尔定律，细胞进行分裂后，HLA 区域基因得以转移，其他形式的基因也同等携带转移。MHC 区域基因通常是作为一个单位，整体从父亲和母亲遗传获得的，这些连锁群称为单倍型。兄弟姐妹携带相似单倍型 HLA 的概率为 25%；在这种状态下（Voltarelli et al., 2010），某些等位基因一起出现的概率很高（配子关联）。因此，一般来说，等位基因是由等位基因构建的单倍型随机发展而形成的（Jawdat et al., 2012）。

14.5.2 供体 HLA 相容性

对患者进行基因检测，是属于骨髓移植的前期工作之一，也是寻找无血缘关系的供者和兄弟姐妹供者的一个线索因素。对于骨髓移植来说，持续扩大供者范围是非常麻烦的。一个患者有四分之一的概率在其兄弟姐妹中拥有匹配的供者。在不相关的供者中，这一概率平均为百万分之一（Marry, 2012）。应根据骨髓移植的结果选择最佳匹配的供体。在寻找高分辨率分型可用的患者时，找到匹配的无关联供体的可能性更大。因此，必须进行 DNA 处理以消除隐藏的错配。为了尽量减少隐藏的不匹配，特别是在抗原相当等位基因的情况下，最好使用 DNA 技术进行分型。使用 DNA 技术进行分型的过程还应包括对 *HLA-A*、*HLA-B*、*HLA-C* 和 *HLA-DRB1* 基因的检测（Jawdat et al., 2012）。8/8 匹配的移植患者中有 55% 在第 5 年表现出耐受性，7/8 匹配的移植患者这一比例则为 40%；其他不匹配的移植患者占 21%～34%。由于巨细胞病毒（CMV）的再次出现和不稳定性，8/8 匹配的移植患者感染的概率较低。此外，许多不匹配的移植患者组中，会出现 T 细胞免疫重组延迟（Arora et al., 2009; Cheuk et al., 2007）。延迟免疫恢复、移植物排斥和移植物抗宿主病——对幸运的无关供体来说，异基因造血干细胞移植比同种 HLA 同胞移植更为严重。高分辨率的 HLA 分型有助于供体的分类；如果供体的分类不正确，则骨髓移植结果的差异是通过低分辨率或高分辨率实现的。报告显示，在过去的 15 年中，急性获得性再生障碍性贫血的非连锁造血干细胞移植治疗后的生存率显著提高（Maury et al., 2007）。一项研究还报道了血浆 HLA-E 水平降低与严重急性移植物抗宿主病的显著相关性（Kordelas et al., 2020）。此外，一些 HLA 区域等位基因似乎易感染因 BK 病毒相关性肾病（Dogan et al., 2017）。根据研究，因 BK 病毒相关性肾病而再次移植的患者与其他原因再次移植的患者相比，在剔除死亡后的移植存活率方面没有差异（Leeaphorn et al., 2019）。

14.5.3 脐带血移植和 HLA

对于患有血液系统恶性肿瘤或遗传异常的个体，脐带血移植（umbilical cord blood transplantation，UCBT）变得越来越常见。国际卫生与健康网络基金会跟踪了超过 124 000 个单位脐带血（umbilical cord blood，UCB）移植，并处理了超过 4 900 个不相关的 UCBT 病例（Liao et al., 2007）。根据一些研究，细胞的数量是移植中最重要的因素，一些 HLA 错配是可以接受的。在一项科学研究中，成年患者中来自无关供体的白血病似乎是相同的。UCB 受体的存活率与 *HLA-DRB1* 基因位点单错配骨髓移植相似（Atsuta et al., 2012）。

14.6 非 HLA 免疫遗传学对造血干细胞移植的影响

NK 细胞和杀伤细胞免疫球蛋白样受体

人 NK 细胞参与先天免疫应答（Trinchieri, 1989）。有研究进展表明，NK 细胞在血液病和造血干细胞移植（Street et al., 2004）患者的过敏反应中具有非常重要的作用（Kiessling et al., 2004）。杀伤细胞抑制性受体是一种重要的 NK 细胞受体。在 NK 细胞中，有两种类型的激活和抑制性受体（Shemeshet al., 2018）。抑制性受体用于防止 NK 细胞攻击表面有 HLA Ⅰ类蛋白的正常细胞。

抑制性受体家族最普遍的成员是杀伤细胞抑制性受体，但只有少数人有这种受体。有研究表明，NK 细胞参与了抗体介导的排斥和移植物衰竭的病理生理过程（Pontrelli et al., 2020）。有研究已经表明，NK 细胞可以杀死肿瘤细胞而不引起不必要的或过度的免疫反应。杀伤细胞抑制性受体是一类区分同种异型 HLA-A、HLA-B 和 HLA-C 的高度多态性分子（Falco et al., 2019; Gao et al., 2020）。据报道，肾移植受者的 KIR2DS4（即杀伤细胞免疫球蛋白样受体家族中的一个成员）多态性不影响 BK 病毒的病毒血症或急性排斥反应（Trotter et al., 2018）。经证实，大多数 BK 病毒相关性肾病在移植后的前 6 个月至 1 年发生（Bischof et al., 2019）。根据研究发现，4.0% 的患者存在 BK 病毒相关性肾病，其中 60.0% 的患者存在 BK 病毒相关性肾病和急性排斥反应（Park et al., 2018）。

杀伤细胞抑制性受体位于人类染色体 19q13.4 上。目前已知 15 种基因，其中 9 种为 NK 细胞抑制剂，6 种为 NK 细胞激活剂，其中 2 种为假基因。一个例外是 KIR2DL4（是一种 NK 细胞表面受体蛋白，属于免疫球蛋白家族）在跨膜区有一个氨基酸，从而使其能够与其他蛋白质进行结合（Kikuchi-Maki et al., 1997）。杀伤细胞抑制性受体单倍型基因（"框架基因"）分为两组：A 和 B。"框架基因"在两组单倍型中都很常见（Kikuchi-Maki et al., 1997）。HLA 和杀伤细胞抑制性受体基因在染色体6p21.3和19q13.4上的高度多态性分别为每个个体提供了罕见KIR-HLA配体组合，因此它使免疫系统能够适应广泛的病毒性疾病（Cooley et al., 2018）。

14.7 MHC Ⅰ类链相关基因与造血干细胞移植

MHC Ⅰ类链相关（MHC class Ⅰ chain-related，*MIC*）基因是在MHC经典Ⅰ类区域发现的一组基因。它们最早发现于1994年（Bahram et al., 1994）。MIC蛋白存在于内皮细胞和成纤维细胞的表面，并且似乎被应激改变（Groh et al., 1996）。NKG2D是*MIC*基因编码的MIC蛋白的受体（Bauer et al., 1998）。该受体存在于NK细胞和一些T细胞上。因此，它们可以同时刺激NK细胞和T细胞，影响分离与移植物抗宿主病相关的特定效应器功能。CD94/NKG2A和CD94/NKG2B是主要的NK细胞抑制性受体，可能在造血干细胞移植结局中发挥功能性作用。在造血干细胞移植后的早期阶段，NK细胞开始活跃，并且这些NK细胞表达NKG2A*受体的水平高于在正常生理状态下或未受移植影响的NK细胞（Björklund et al., 2010）。一项研究报告了NKG2A阴性细胞对同种抗原激活T细胞的脱颗粒增加（Sheng et al., 2020）。*MIC*基因被已发现是多种恶性肿瘤、自身免疫性疾病（包括移植后器官排斥）的靶点。在几项研究中已确定MICA是一种在同种异体移植物排斥中的重要分子，因为它在实体器官移植后会引起抗体产生（Stastny, 2006）。

14.8 次要组织相容性抗原与造血干细胞移植

人类次要组织相容性抗原是一类新的免疫原性肽类，它们参与造血干细胞移植。通过HLA Ⅰ类和HLA Ⅱ类限制性的T细胞可以获得细胞内多态性肽类（Goulmy, 2006）。有证据表明，在HLA匹配的同种异体造血干细胞移植的小鼠中，次要组织相容性抗原会引起T细胞同种异体调节免疫反应，通过对这种反应的研究，观察次要组织相容性抗原是否有助于治疗移植物抗宿主病和移植物抗白血病。有些研究已经证实了一些次要组织相容性抗原已具有遗传和细胞起源。CD8$^+$ T细胞或CD4$^+$ T细胞已鉴定出40多个编码人类次要组织相容性抗原的转移因子基因（Warren et al., 2012）。最广为人知的次要组织相容性抗原（HA-1）在Y

---

* 译者注：NKG2A是一种抑制性受体，它在NK细胞上表达时，可以抑制NK细胞的活性，防止它们过度攻击正常细胞。在移植后的早期，NK细胞可能起着调节免疫反应、控制免疫过度激活或防止移植物抗宿主病的作用。NKG2A的高表达可能表明这些NK细胞具有更强的抑制活性，从而帮助控制移植后早期的免疫反应。

染色体上编码。造血干细胞移植涉及与性别相关的人类次要组织相容性抗原，因为新的免疫反应可能出现在女性体内原本不存在这些抗原的情况下。在女性接受男性供体的移植中，移植物抗宿主病的发生风险更高（Stern et al., 2008）。

14.9 同种异体免疫应答

HLA-B和HLA-DR抗原是移植免疫中学涉及移植物丢失的主要因素（Opelz et al., 1991）。时间相关的HLA错配效应也已被研究人员发现。在移植6个月后可以观察到HLA-DR不匹配的影响。HLA-B错配影响移植物长期存活，并且HLA-A错配发生在前两年（Morris et al., 1999; Opelz et al., 1992; Opelz et al., 1999; Takemoto et al., 2000; Zantvoort et al., 1996）。兰德（Land）和其同事认为，先天性同种异体免疫在移植排斥反应中起关键作用（Land, 1994; Land et al., 1996）。在早期同种异体移植物损伤后，活性氧（如热休克蛋白和透明质酸片段等）会产生损伤相关分子模式，而且也会检测到TLR4和（或）TLR2。在TLR4和TLR2触发的下游信号通路中，需要衔接蛋白来激活3种转录因子（即NF-κB、激活蛋白-1和干扰素调节因子3）。NF-κB似乎在供体和受体来源的树突状细胞的成熟中起作用，树突状细胞在适应性同种免疫应答的生长和移植物排斥之间起关联作用（Land, 2007）。当然，还需要进一步研究来确定这一免疫系统分支在排斥反应和耐受反应中的作用。

在适应性同种异体免疫反应中，供体抗原合成T细胞可能通过3种方式识别（Bharat et al., 2007）：①间接识别，发生于受体抗原呈递细胞将供体来源的HLA呈递给T细胞时。这类机制在慢性排斥中具有主要作用（Game et al., 2002; Kourilsky et al., 1987; Matzinger et al., 1977; Portoles et al., 1988; Sherman et al., 1993）。②直接识别，供体的HLA分子存在于供体呈递细胞上，不需要受体进行抗原分配。因此，受体将外源HLA分子识别为含有外源肽的自身颗粒。在急性排斥反应的情况下，这种方式导致了显著的免疫应答（Bharat et al., 2007）。③由NK细胞上的免疫球蛋白样受体可能参与的识别。NK受体激活会导致NK细胞和细胞毒性T细胞的失活，这种情况是通过该方式发生的。这些受体分化靶细胞中*HLA-C*、*HLA-B*或*HLA-A*基因的多态性序列。如果这些细胞缺乏序列，则可能对细胞裂解敏感（Jiang et al., 2004）。直接识别（交叉反应）对T细胞所有反应的发展可能有助于研究人员开发一种新的同种异体识别模型。意思是当T细胞通过直接识别机制对供体抗原产生反应时，这种反应模式可能会为研究人员提供新的思路。主要组织相容性复合体和同种异体免疫应答见图14.1、图14.2。

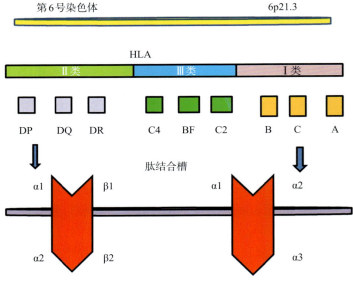

图14.1　主要组织相容性复合体

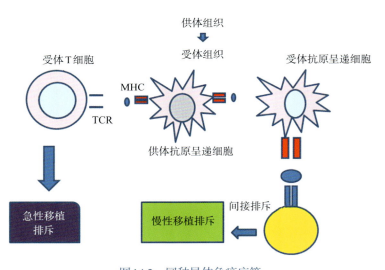

图14.2　同种异体免疫应答

14.10　移植免疫遗传学的临床应用

由于其直接或间接的免疫调节特性，HLA-G被认为是同种异体移植治疗中一个潜在的靶点。有研究得出了两种不同的观点：①使用重组分子，已发现HLA-

可溶性G区可降低同种异体免疫反应的发生率（Lila et al., 2001）。单次HLA-G注射与急性皮肤排斥反应延迟有关，表明HLA-G可用于预防急性排斥反应。②使用羊膜HLA-G分泌细胞，新的组织生长对HLA-G生成细胞参与组织修复的能力造成了影响。从羊膜细胞分化而来的心肌细胞在植入心肌梗死的大鼠体内之前，已经在体外环境中被废弃（Tsuji et al., 2010）。这些细胞改善了心脏功能，减少了心肌纤维化瘢痕的形成。这些细胞仍然保留有HLA-G，在异种（人体至大鼠）条件下植入时不需要免疫抑制即可发挥功能，并且，其会以有限的方式促进调节性T细胞（FOXP3$^+$）的形成。

间充质干细胞参与免疫调节活动，靶向先天免疫系统和适应性免疫系统的细胞，并且不交换HLA-DR或共刺激颗粒，如CD80和CD83（Uccelli et al., 2008）。在参与此类免疫调节的程序中，细胞-细胞接触似乎是可评估的，因为与非接触环境相比，它们显示出强大的抑制作用。人类骨髓间充质干细胞被鉴定为可产生HLA-G1和HLA-G5亚型，研究发现这两种亚型可以抑制T细胞增殖，并抑制靶向细胞的NK细胞裂解。HLA-G及间充质干细胞显示PI-9〔一种颗粒酶B（granzyme-B）的生理拮抗剂〕具有一种功能——在间充质干细胞对NK细胞杀伤活性的内源性抵抗中发挥作用，并与APM改变相关（Morandi et al., 2008）。

根据一项研究，脐带血来源的间充质干细胞有合成HLA-G的能力，即使这些间充质干细胞在体外使用5%血小板裂解液培养基（作为小牛血清的替代品）进行扩增时也是如此。这些生长条件对于间充质干细胞的治疗性合成至关重要，并且这些间充质干细胞通常用于确定对T细胞和NK细胞的免疫抑制作用。除了脐带血来源的间充质干细胞外，大多数可溶性HLA-G在其他来源的间充质干细胞中都有合成HLA-G的能力，这表明这种异构体无论组织来源如何都存在于间充质干细胞中。其他种类的细胞也可以同样的方式观察到。实际上，大多数分泌HLA-G的细胞随着时间的推移表达量均降低，这表明微环境因素可能在支持HLA-G表达方面发挥作用（LeMaoul et al., 2003）。对于能够合成用于临床治疗的间充质干细胞的细胞治疗中心来说，这个研究发现可能会产生重要作用。有证据表明，间充质干细胞可以在不建立移植物耐受性的情况下延迟移植物排斥反应。另外，在促进调节性T细胞的扩增方面，HLA-G似乎是一个有趣的异基因进化标记。HLA-G作为一种重组分子或与免疫抑制剂联合使用，其避免同种异体激活的能力将在未来进行研究。此外，一些治疗将采用产生HLA-G和其他调节分子的干细胞，以防止急性和慢性排斥反应。

14.11　小结

供体和受体的遗传差异是决定移植结果的主要因素。HLA区域基因和非HLA

区域基因已经得到广泛研究。随着对这些基因的更深入了解，更先进的供体选择标准成为可能，进而对移植相关问题的更准确评估也成为可能。

翻译：石艳曦　审校：宁永忠

参考文献

第 15 章

免疫遗传学：一种用于识别免疫疾病新治疗靶点的工具

Illiyas Maqbool[1], Sofi Imtiyaz Ali[2], V.I. Paul[3] and Umar Muzaffer[3, *]

[1]Deparment of Microbiology, Government Medical College Baramullah, Baramullah, India, [2]Biochemistry and Molecular Biology Lab, Division of Veterinary Biochemistry, Faculty of Veterinary Sciences and Animal Husbandry, Sher-e-Kashmir University of Agricultural Sciences and Technology of Kashmir, Srinagar, India, [3]Department of Zoology, Faculty of Science, Annamalai University, Chidambaram, India

*通讯作者。

15.1 概述

在各种脊椎动物中发现的 MHC 类基因家族主要包括 3 个，均分布在第 6 号染色体上。MHC Ⅲ类基因位于 MHC Ⅱ类和 MHC Ⅰ类之间，但 MHC Ⅰ类糖蛋白位于体细胞外部，MHC Ⅱ类糖蛋白主要存在于特定抗原呈递细胞的外部，这些细胞包括巨噬细胞、树突状细胞和 B 细胞。肽结合区是由两类 MHC 的细胞外结构域形成的。MHC Ⅰ类分子调节 CD8+ 细胞毒性 T 细胞抗原的出现，主要来源于细胞内（内源性），而 MHC Ⅱ类分子在向主要来源于细胞外来源（内源性）的 CD4+ 辅助 T 细胞呈递肽方面非常有用。

整个 MHC Ⅰ类分子被细胞毒性 T 细胞外部的 T 细胞受体破坏。它能够区分自身肽和外源肽。当外源肽被 T 细胞受体识别并促进 T 细胞的扩张和分解肽脉冲靶细胞（peptide-pulsed target cells）时，细胞毒性 T 细胞被激活。MHC Ⅰ类分子可进一步干扰 NK 细胞受体，包括杀伤免疫球蛋白样受体（杀伤细胞抑制性受体），调节 NK 细胞损害自我成分的能力（Hanash, 2000）。MHC Ⅰ类分子也可通过 NK 细胞依赖机制触发自我耐受性。考虑到自身和外部多肽都能连接 MHC Ⅰ类分子，研究人员推测如果 MHC Ⅰ类分子完全由自我多肽构建会发生什么，而解决方案在于选择胸腺中的T细胞的方法。如果它的外部T细胞受体对充满外源性肽而不是自身肽的自我MHC Ⅰ类分子有反应，细胞毒性T细胞就可以进入血液。这种效应受细胞毒性T细胞的MHC Ⅰ类分子限制，因为它只发生在自我MHC Ⅰ类分子存在时（National Institute of Aging Working group AB, 1998）。而如果MHC Ⅰ类分子是细胞毒性T细胞的父本，则有两种选择（Gao et al., 2005）。首先，自我MHC Ⅰ类分子相容是外源肽致敏化所必需的，由此细胞毒性T细胞附着于靶细胞并分解靶细胞。在这种情况下，某些MHC基因产物和它们之间的关联有可能起到区分自我和外来物的作用。其次，当自身成分遇到外来抗原时，如果匹配的MHC Ⅰ类分子系统是可接近的，那么它们的化学成分就不可识别。

15.2 人类MHC的遗传结构

MHC可能是人类基因组中基因密度最大的区域，约占基因组的0.1%（Robinson et al., 2002）。到目前为止，已经在人类中确定了24个MHC位点，其中20%～30%（Hueber et al., 2006）在先天性免疫和适应性免疫反应中都有作用（Robinson et al., 2002），其他的则发挥执行发育、成长、繁殖和嗅觉的信使等作用。有研究表明，MHC在不同进化阶段的功能取决于环境。在无脊椎动物染色体中发现许多与适应性免疫系统相关的MHC类基因，就像在哺乳动物基因组中一样。这表明适应性免疫系统已经存在了至少4亿年（Bilan et al., 2017）。

15.3 MHC类基因定位的限制

MHC类基因很难定位，因为它们由大量的序列组成且存在结构变异。不同位点间存在显著的异质性关联，影响免疫遗传数据研究的真实性；MHC位点内不存在加和影响，MHC与其他基因之间存在表观遗传修饰相互作用，影响整体基因组变异（Robinson et al., 2002）。为了绘制MHC和识别可能的拷贝数变异和SNP位点，有研究人员已经设计了许多技术。桑格测序与二代DNA测序工具相结合，可以精确定位SNP，对它们进行分类，并增强单倍型分期的知识。血清学技术和固相免疫分析提供了准确的HLA分型（Anderson et al., 1999）。相反，在近百年的努力中，用于干细胞、脐带血和肾移植供体和受体匹配的HLA及其Ⅰ类和Ⅱ类分型在某些情况下成为生物医学专家面临的难题。为了克服HLA分型的不一致性，相关人员使用了外部能力测试（external proficiency testing，EPT）。美国组织相容性和免疫遗传学学会特设委员会（The American Society for Histocompatibility and Immunogenetics' Ad-Hoc Committee）报告说，不必否定所有相互矛盾的发现（Gaina et al., 2008）。此外，该委员会建议在临床决策过程中存在多个可能的

HLA基因型时，使用EPT标准，该标准与常见和记录良好的HLA类等位基因数据库相关联。每个HLA位点有27%～47%的常见及确认的等位基因，如HLA（HLA-A、HLA-B、HLA-C）、HLA-DRB1、HLA-DQB1、HLA-DRB3、HLA-DRB4、HLA-DRB5、HLA-DQA1和HLA-DPB1。（Anderson et al., 2011）。

15.4　国际免疫遗传学信息系统

近30年来，国际免疫遗传学（international immunogenetics，IMGT）数据库可在 http：//imgt.cines.fr 免费获取。IMGT由免疫遗传信息（如序列、核苷酸、基因及其多态性）和免疫系统蛋白（如免疫球蛋白或抗体、T细胞受体和MHC）组成。它有可能用于各种医学领域的诊断、恢复、工程和科学目的，包括自身免疫性疾病、传染病、获得性免疫缺陷综合征和血液系统恶性肿瘤。根据这种方法，综合管理技术中心实现了协助专家数据库到通用数据库的连续体的运作（Ayoglu et al., 2016; Bass et al., 2017; Demyanenko et al., 2014; Matei et al., 2014; Tanase et al., 2015; Tighe et al., 2015; Wilson et al., 2015）。

15.5　免疫遗传学和多因素疾病的遗传风险

15.5.1　HLA区域基因

基因组学发现了HLA位点与以下疾病之间的联系。

（1）自身免疫性疾病和炎症性疾病：包括急性前葡萄膜炎、通气性脱发（alopecia aerate，即斑秃）、哮喘、特应性皮炎、白塞病、湿疹、类风湿关节炎、乳糜泻、胶原性结肠炎、肉芽肿伴多血管炎（韦氏肉芽肿病）。

（2）感染：感染HIV（设定病毒载量、HIV-1调控）、获得性免疫缺陷综合征（疾病的进展）、慢性乙型肝炎（炎症清除和病毒清除）、乙型肝炎、HBV和HCV相关的肝细胞癌、乙型肝炎相关的肝硬化、慢性丙型肝炎、HPV血清阳性、登革休克综合征、麻风病、结核分枝杆菌感染、疟疾、对肠道感染的耐药性和内脏利什曼病。

（3）最常见的胃肠疾病之一：巴雷特食管。

（4）神经系统疾病：帕金森病、发作性睡病、青少年肌阵挛性癫痫、脊髓小脑共济失调、重症肌无力和多发性硬化。

（5）精神疾病：精神分裂症和孤独症。

（6）最常见的关节疾病之一：膝骨关节炎。

（7）鼻咽癌、宫颈癌、结直肠癌、肺癌、血液系统癌症和骨髓癌（淋巴样癌）。

（8）药物不良反应：卡马西平诱导的史-约综合征/中毒性表皮坏死松解症，氯氮平诱导的粒细胞缺乏症，巯基嘌呤（特比萘芬、非诺贝特、噻氯匹定和帕佐帕尼）诱导的胰腺炎和肝损伤。

（9）乙型肝炎疫苗反应。

（10）梗阻性无精子症导致的男性不育症。

15.5.2 非HLA区域基因

一般来说，非HLA区域基因与广泛的免疫介导的异常刺激相关的遗传倾向有关，其中密切相关的基因有CTLA-4、PTPN22和TNF（TNF-α）。通过匹配的兄弟姐妹供体接受造血干细胞移植的患者会经历急性移植物抗宿主病，这表明非HLA区域基因决定免疫遗传组成方面的作用，因此需要对接受干细胞移植的个体进行不同的考虑（Anderson et al., 2011; He et al., 2009, 2010; O'Neill et al., 2006）。单倍体型、多倍体型HLA识别的免疫遗传学机制见图15.1。

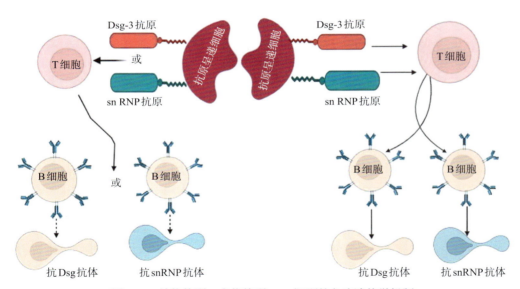

图15.1　单倍体型、多倍体型HLA识别的免疫遗传学机制

15.6 免疫遗传学和免疫疾病谱系

模式识别受体构成了一个庞大的免疫反应家族，如TLR和核苷酸结合寡聚NLR。信号转导分子，如IRAK4为对抗外来抗原的第一道保护线，帮助先天免疫系统构建分子模式识别框架。该系统的不良活动是其对自身成分的反应，这在自

身免疫性疾病中很明显，其异常低的功能使其对外界物质的识别不足，使人容易生病。通过这种方式，如果遗传因素等干扰了免疫系统的正常功能，身体似乎更容易发生自身免疫性疾病或感染性疾病（Chen et al., 2018; Lin et al., 2013; Rizzo et al., 2017）。

　　免疫遗传学旨在解决 HLA 类基因和非 HLA 类基因对上述群体的影响，重点是自身免疫性疾病和传染性，这是免疫连续体（immunological continuum）*的相反极端（Anderson et al., 1999）。

15.7　自身免疫性疾病

15.7.1　银屑病

　　银屑病是一种以异常角化细胞增殖为特征的疾病，在某些情况下，会导致持续性斑块，并出现心脏、精神和关节问题。银屑病是一种与免疫相关的皮肤疾病，其中特异性免疫和非特异性免疫都参与了疾病的发生。Th1 信号通路介导银屑病斑块的形成，其中 Th1 细胞因子和趋化因子在斑块形成中发挥作用。大约有 60 个位点被认为是银屑病的威胁基因，这与银屑病在许多临床方面和 MHC Ⅰ 类基因的风险等位基因相对应，在大多数银屑病病例中均有发现。抗原呈递、Th17/IL-23 轴、T 细胞活性、抗病毒免疫、巨噬细胞活化和 NF-κB 信号通路受与银屑病相关的 HLA 和非 HLA 遗传位点的影响。降低先天免疫刺激的阈值是银屑病病因学中遗传风险基因的一种轻松治疗方法（Ayoglu et al., 2016; Demyanenko et al., 2014; He et al., 2010; Matei et al., 2014; Wilson et al., 2015）。

15.7.2　类风湿关节炎

　　类风湿关节炎是一种慢性炎症性滑膜关节疾病，以滑膜增生、类风湿因子和 ACPA 等抗体的产生、骨畸形和全身症状为特征。事实上，在类风湿关节炎中，巨噬细胞、单核细胞、成纤维细胞和 T 细胞等各种细胞协同产生一系列细胞因子，包括 IL-1、IL-6 和 TNF-α，这些细胞因子对独特的信号转导和慢性炎症性关节炎至关重要（Bellon et al., 2009; Kong et al., 2016; Krochmal et al., 2017; Tanase et al., 2015; Tighe et al., 2015）。

---

* 译者注：免疫连续体，我们理解为免疫能力具有连续性，一个方向（正向）是免疫力很强，不出现自身免疫性疾病和传染病。另一个方向到了极端，就会出现自身免疫性疾病和传染病，故此名之。

15.7.3 自身免疫性甲状腺病

其他 T 细胞介导的自身免疫性疾病，如毒性弥漫性甲状腺肿和桥本甲状腺炎，其特征是甲状腺自身抗抗体的积累和 T 细胞的涌入。因此，免疫系统无法维持持续的防御，甲状腺功能紊乱，导致甲状腺功能亢进或减退。由于自身免疫性甲状腺病与其他自身免疫性疾病并存，在实践中尤其值得关注。自身免疫性甲状腺疾病的风险等位基因与甲状腺功能的异常密切相关。许多自身免疫性甲状腺疾病相关的基因位点与 HLA 区域基因重合，他们共同参与了免疫调节，调控了外周耐受机制、T 细胞活化和抗原呈递。机体通过干扰中枢和外周耐受机制、抗原呈递细胞和随后的 T 细胞刺激，维持对自身免疫性甲状腺疾病的免疫遗传敏感性（Anderson et al., 2011; Ghosh et al., 2014; Grant et al., 2008）。

15.7.4 原发性胆汁性肝硬化

原发性胆汁性肝硬化是一种由肝内小胆管中存在抗线粒体抗体而引起的自身免疫性肝病。在原发性胆汁性肝硬化患者的肝脏中，CD4$^+$ T 细胞和 CD8$^+$ T 细胞在对抗线粒体抗体的侵袭时数量呈指数级上升。而遗传学也已确定，这一变化最终将会导致胆道上皮细胞损伤和 HLA 变异，从而导致原发性胆汁性肝硬化易感性增加。但是，一些 HLA 变异似乎与原发性胆汁性肝硬化相悖。与原发性胆汁性肝硬化相关的非 HLA 位点通常包含 T 细胞相关基因，并分别参与 Th1 细胞的定向、T 细胞受体信号的转导和 T 细胞稳态所必需的 IL-12-JAK-STAT4、CD80/CD86 和 IL7R-/CD127 信号通路。

15.7.5 1 型糖尿病

1 型糖尿病是一种 T 细胞介导的自身免疫性疾病，患者普遍存在针对胰岛细胞的自身抗体。1 型糖尿病发病率的上升，以及可预见的微血管和大血管后果，使人们对更好的预防技术和更先进治疗方法有更迫切的需求。为此，更好地了解 1 型糖尿病的病理生理学是至关重要的。在多因素条件下，HLA Ⅱ类基因是 1 型糖尿病遗传易感性的大部分原因。值得注意的是，这些基因中的一些位点也与 1 型糖尿病的预防有关。一个可变数量的串联小卫星重复序列和 *CTLA-4* 是迄今发现的两个非 HLA 区域基因（Barresi, 2011; Charpin et al., 2013; Matei et al., 2014）。

15.7.6 系统性红斑狼疮

系统性红斑狼疮是所有免疫系统都要面对的宿敌，除非消除对自身成分的免疫敏感性，否则很难治愈。系统性红斑狼疮的致病性受到先天免疫系统和炎症反应、Ⅰ型 IFN 和自身抗体的刺激而引发，免疫复合物清除机制相应受损。此外，已证实中性粒细胞在系统性红斑狼疮中起关键作用，狼疮中性粒细胞启动表观遗传变化，产生大量高浓度的细胞因子，导致T细胞和B细胞功能紊乱（Ghosh et al., 2014; Rasooly et al., 2013; Sun et al., 2010）。

此外，中性粒细胞明显影响中性粒细胞胞外陷阱的发展，促进系统性红斑狼疮，并影响系统性红斑狼疮中的中性粒细胞胞外陷阱。在系统性红斑狼疮患者中，许多HLA区域基因与系统性红斑狼疮易感性和自身抗体谱（抗双链DNA抗体、抗Ro抗体和抗La抗体）有关，这些基因包括*HLA-DRB1*、*HLA-DQB2*、*HLA-DQA2*和*HLA-DR3*。多基因高IFN信号被分配给*IRFs*、*STAT4*、*IFIH1*和骨桥蛋白基因，但已知系统性红斑狼疮中单基因高IFN信号与*TREX1*、*STING*、*SAMHD1*和*TRAP*基因有关。在调控区域发现的系统性红斑狼疮相关基因包括*TNFAIP3*、*TNIP1*、*BLK*、*ETS1*、*PRDM1*和*IKZF1*（如外显子、剪接位点、内含子和基因间位点）。最后，在系统性红斑狼疮连锁基因*PTPN22*和免疫球蛋白样转录物3受体的编码域中发现了许多SNP（Kim et al., 2014; Martinez-Perdiguero et al., 2014; Sajda et al., 2016; van Beers et al., 2010, 2013）。

15.7.7　系统性硬化/硬皮病

系统性硬化是一种复杂的全身疾病，可引起皮肤系统性硬化。在系统性硬化中，各种HLA区域基因对系统性硬化的临床和自身抗体亚群具有敏感性，似乎很少对系统性硬化具有保护作用。与系统性硬化相关的非HLA区域基因与先天免疫反应、干扰素信号和炎症反应、适应性免疫反应、B细胞和T细胞增殖与存活、细胞因子的产生、细胞凋亡、细胞自噬和组织器官纤维化有关（Chen et al., 2018; Matei et al., 2014）。

15.8　神经系统疾病

对于某些神经系统疾病，包括多发性硬化、阿尔茨海默病、帕金森病、视神经脊髓炎、重症肌无力和肌萎缩侧索硬化，有足够的数据支持免疫遗传学的假设。多发性硬化的免疫遗传学作为其他神经退行性疾病的模型，下文对其进行简要讨论（Kishore et al., 2018; Kwok et al., 2021; Mazzone et al., 2019）。

多发性硬化

多发性硬化在破坏正常的髓鞘形成后可导致轴突变性。多发性硬化的病理生理特征是脱髓鞘病变，可根据自身免疫流程是否取代脱髓鞘病变进行广泛分类。多发性硬化通常认为是一种慢性自身免疫性疾病，其特征是CD4$^+$自身反应性T细胞和Th$^+$细胞极化，随后产生抗体、补体因子和CD8$^+$T细胞，这些细胞可损害中枢神经系统结缔组织 （Al-Rashed et al., 2020; Kumrah et al., 2020; Lingeswaran et al., 2020; Refae et al., 2020; Schmidt et al., 2020）。

有研究发现，大约有100个遗传位点与多发性硬化易感性有关，HLA区域基因占这一遗传方差的10%。一般来说，*HLA-DRB1*1501* 等位基因约占多发性硬化病例的50%，IL-7R链的基因约占30%。其他一些涉及多发性硬化的非HLA类基因是 *IL-2RA*。新的证据强调了杀伤细胞抑制性受体基因在多发性硬化免疫遗传学中的主要作用。杀伤细胞抑制性受体可由CD4$^+$T细胞和NK细胞表达。CD4$^+$T细胞表达杀伤细胞抑制性受体，有助于产生抗体，NK细胞表达杀伤细胞抑制性受体，进而抑制抗病毒和抗肿瘤的先天免疫功能。因此，杀伤细胞抑制性受体多态性可以通过影响抗病毒免疫系统和抗体产生来影响个体多发性硬化的风险。因此，免疫遗传学研究将预测多发性硬化药物基因组学的临床结果，虽然直到现在还没有实现，但未来是乐观的 （Abel et al., 2014; Charpin et al., 2013; Kong et al., 2016; Krochmal et al., 2017; Sajda et al., 2016; Tanase et al., 2015; Tighe et al., 2015）。

15.9 感染性疾病

15.9.1 HIV 感染

对HIV的免疫原性程度不同，HLA区域基因协同CD8$^+$细胞毒T细胞和CD4$^+$辅助性T细胞共同启动机体抗HIV适应性免疫，从而使机体对HIV有抵抗力。根据研究结果，HLA区域基因与加速疾病进展、减缓疾病进展、抗感染、降低病毒载量和增强对污染的易感性有关。此外，杀伤细胞抑制性受体基因与HIV对抗有关。此外，HIV感染合并结核病的患者结核病的进展部分取决于个体的免疫基因组成 （Anderson et al., 2011; Kong et al., 2016）。

15.9.2 HBV 和 HCV 感染

HBV或HCV感染涉及肝内基因的改变。病毒特异性T细胞反应的动力学对受感染肝细胞的排出很重要，因此有助于临床恢复监测。大约2%的严重HBV感染病例会在一年内经历波动性的病毒清除，这可以从外周血中HBV特异性T细胞的发展中得到证明。在慢性丙型肝炎的情况下，这种情况根本不会出现。HBV和HCV感染临床表现的个体间差异受遗传因素影响。全基因组关联研究(genome-wide association studies，GEAS)发现，HBV感染、乙型肝炎的疾病进展以及乙型肝炎引起的肝癌与HLA区域基因和非HLA区域基因相关。HLA区域和非HLA区域基因与HCV的自发清除相关。*MICA* 和 *DEPDC5* 是两个与HCV相关肝细胞癌相关的基因 （Ayoglu et al., 2016; Misra et al., 2018; Sajda et al., 2016）。

15.9.3　结核病

TLR、C 型凝集素受体和 NLR 是识别结核分枝杆菌的先天免疫受体。机体识别结核分枝杆菌后，会产生免疫细胞（巨噬细胞和 T 细胞）和细胞因子来促进机体抗分枝杆菌功能。有研究表明，遗传对结核感染、严重原发结核和肺结核控制有影响。HLA 区域和非 HLA 区域基因都可能是结核病发生的遗传原因（Aiello et al., 2019; Calich et al., 2018; Gemenetzi et al., 2020; Misra et al., 2018; Schmidt et al., 2020）。

15.10　免疫遗传学与免疫衰老

免疫衰老是一个术语，描述了免疫系统如何随着年龄的增长而衰退，增加了机体异常的先天性和适应性免疫系统引起的感染和持续的低度炎症的机会。同样，免疫衰老在过去的 40 年里引起了遗传学家的极大兴趣。由于采用了不同的技术，我们无法对所有老年人得出结论。除 HLA 区域基因外，与先天性和适应性免疫相关的非 HLA 区域基因同样也影响人类寿命的免疫遗传学网络（Abedalthagafi et al., 2018; Calich et al., 2018; Gemenetzi et al., 2020; Misra et al., 2018）。

15.11　特应性疾病的免疫遗传学

儿童常见慢性疾病有哮喘、过敏性鼻炎和特应性皮炎。哮喘和过敏性鼻炎都与特应性皮炎密切相关，因此均可归为特应性疾病的一种形式。基因组筛查显示，特应性疾病主要是遗传性的（60%），该遗传基因位于第 6 号染色体的短臂上，毗邻 MHC 类基因。此外，编码先天免疫受体和细胞因子的基因对于变态反应的发展和进展至关重要，这有助于特异免疫遗传学系统（Abedalthagafi et al., 2018; Kumrah et al., 2020; Matei et al., 2014）。

15.12　疫苗组学和反向疫苗组学：机体疫苗反应的免疫遗传学机制

不同机体对疫苗的免疫反应不同。疫苗组学的主要目标是与可能体现这种变异性的重要部分基因作斗争。有研究表明，乙型肝炎表面抗原、麻疹病毒抗体、腮腺炎病毒抗体和风疹病毒抗体的遗传多样性分别为 60%、88%、38% 和 45%。对乙型肝炎、天花、麻疹、流行性腮腺炎、风疹和季节性流感等疫苗的免疫应答受 HLA 区域基因和编码细胞因子、细胞表面受体和 TLR 的非 HLA 区域基因的影响。此外，遗传特征对疫苗的效果有重要影响，相反的事件有助于反向疫苗组学的发展。总体来说，利用免疫遗传学信息、疫苗组学和反向疫苗组学技术可以更容易地评估疫苗接种的安全性和有效性，这有助于开发高效疫苗。免疫遗传学致力于定义基因改变导致免疫系统功能缺陷的情况，以及针对这些情况的安全治疗（Misra et al., 2018; Refae et al., 2020; Simnica et al., 2019）

15.13 免疫遗传性疾病中的免疫分析技术

自身免疫性疾病理的特点是免疫系统无法区分自体和非自体细胞，导致机体对自体组织的攻击。这一过程受到周围环境和个体形成某些特征的遗传倾向的影响。通过蛋白质组学技术，研究者现在能够确定和分离蛋白分子，并将它们作为生物标志物，确定它们的相互关系、它们的参与方式以及诊断和治疗靶点的识别。蛋白生物标志物的发现可能有助于早期诊断和治疗新技术的发展（Hanash, 2000; National Institute of Aging Working group AB, 1998）。从广义上讲，一个最佳的生物标志物应该具有以下要素：①对特定的疾病的识别是精确的；②已经确认和验证为对该病理状态具有特异性；③能够早期发现疾病；④简单、便宜、准确；⑤具有非侵入性（Gao et al., 2005; National Institute of Aging Working group AB, 1998）。尽管在免疫功能研究方面取得了重大进展，但人们对免疫系统破坏和特定自身免疫反应的理解仍处于早期阶段。本章描述了识别和强调涉及免疫原性疾病发展的蛋白质组学生物标志物的方法。血液中氨基酸、脂类、盐和碳水化合物，以及 60 ~ 80 mg/mL 的蛋白，是免疫遗传性疾病的特定生物标志物。患者可受益于使用蛋白质组学免疫分析方法诊断免疫遗传性疾病，因为他们可能能够预测病情的发展或获得量身定制的治疗（Hueber et al., 2006; Kurien et al., 2006）。

这些生物标志物在提供细胞信号网络信息、呈现早期疾病数据、跟踪治疗反应和检测特定疾病或药物的副作用方面特别有价值。除血液外，还可以在机体其他组织中检测到生物标志物的存在（Bilan et al., 2017），包括在尿液、唾液、脑脊液和各种组织（组织活检）中检测。

生物流体中所需的蛋白量越少，可同时检测出的蛋白数量越多，从而使得传统免疫分析方法得以沿用、一些新的生物标志物研究和检测方法的发展成为必要（Sapsford et al., 2009）。免疫组化、酶联免疫吸附试验和蛋白质印迹法是最古老的技术，当涉及蛋白生物标志物研究时，特别是在自身免疫性疾病和其他炎症性疾病中，这些技术一直处于"停滞"状态。免疫测定方法是蛋白质研究中应用最广泛的方法，因为它们利用抗体结合和标记各种蛋白结构域。除了上面列出的技术之外，还有一些更高灵敏度的技术用于验证蛋白质组生物标志物，包括蛋白微阵列、表面等离子体元资源和Luminex多重测试。近年来开发了大量的组合免疫检测方法，可以同时检测同一样品中的多种蛋白（从几十种到几百种），即使这些蛋白的数量非常少。当用于诊断目的时，免疫测定方法可用于验证自身抗体的存在，以及描述各种疾病中特定生物标志物的外观。

15.13.1 免疫组化

免疫组化方法开始于直接免疫组化技术，其将抗原（靶蛋白）和抗体与荧光染料结合。最早报道使用直接免疫组化的可以追溯到1934年（Sun et al., 2010），而关于荧光色素的使用首次描述发表于1941年（Rasooly et al., 2013）。值得称赞的是，中根（Nakane）和皮尔斯（Pierce）团队引入了酶和抗体的组合，并使用光学显微镜检测蛋白。免疫组化直接技术的主要缺陷之一是灵敏度差。因此，开发了一种间接免疫组化法，该方法将抗原与第一抗体、未偶联的第二抗体（抗第一抗体）形成抗原－一抗－二抗复合物，其中未偶联的第二抗体可与荧光素或酶偶联（荧光素可直接显色，酶则可将可溶性底物转化成不溶性有色底物）。（Anderson et al., 1999; Barresi, 2011）和非偶联第二抗体（抗一抗）（Anderson et al., 1999; Barresi, 2011）。基于该技术，视觉信号得以放大。

新的发展源于进一步增强信号放大的需要。这是通过使用具有其他化学物质的二级抗体来完成的，如生物素分子，二级抗体与染料混合后又与链霉亲和素形成复合物，形成的复合物又与一种酶形成另一种组合（如辣根过氧化物酶）（Gaina et al., 2008）。最近开发的另一项更灵敏的技术是将许多二级抗体和酶连接到聚合物链上（如右旋糖酐）（Gaina et al., 2008）。当使用免疫组化方法时，甚至可以在同一组织片上使用来自不同物种的抗体进行类似阵列的反应，该方法针对同一组织片上的多个蛋白（小鼠、兔子、山羊等）。在某些情况下，可能需要通过蛋白质印迹法进一步确认蛋白表达，特别是当目的蛋白水平较低且免疫组化信号中断时。此外，当我们不确定抗体是否选择性地与目的蛋白结合，或者是否存在非特异性抗体标记时，也需要进行这种验证。

15.13.2 酶联免疫吸附试验

1971年，英瓦尔（Engvall）、帕尔曼（Perlmann）、范·威门（Van Weemen）和舒尔斯（Schuurs）开发了一种称为传统酶联免疫吸附试验（enzyme linked immunosorbent assay，ELISA）的方法，用于检测血液样本中的HIV（Anderson et al., 2011），自20世纪70年代以来，ELISA作为一种可靠的可以量化大量蛋白实验室方法，仍然被广泛使用（He et al., 2009）。ELISA和蛋白质印迹等检测方法通常用于单靶点验证，适用于生物标志物验证，但成本高、耗时长且样品限制性强。大多数疾病是由炎症环境中许多分子的相互作用引起的，而不是由单个分子的改变引起的。因此，采取全面的方法来理解疾病是必要的。

一个研究小组试图将ELISA平台小型化，以强化技术，利用更少的样品量，减少响应时间，消除对专门读取设备的需求，并降低费用（Tanase et al., 2015）。有研究人员创建了ELISA芯片实验室系统，该系统在96孔微型板的每孔中仅使用5 L样品，并配有CCD摄像机（Kong et al., 2016）。分析和检测孔板，以及试剂装载流体，都包括在这个系统的功能中。试剂洗脱液也包括在该系统中。拉苏利（Rasooly）等提供了LOM技术（层片叠加技术）的详细解释（Krochmal et al., 2017），利用该技术并使用聚合物片材构建了ELISA芯片实验室系统。除了缩小尺寸外，另一项创新是清洗过程，现在已直接纳入ELISA板本身。根据作者的说法，ELISA测试不需要专业实验室。

15.13.3 蛋白质印迹法

哈里·陶宾（Harry Towbin）和他的同事在1979年发明了蛋白质印迹法（Western blotting）。在含有尿素的聚丙烯酰胺凝胶上分离出细菌或鸡的核糖体蛋白，研究人员利用该技术分离蛋白，这种方法称为电泳印迹技术（Grant et al., 2008）。尼尔·布鲁内特（Neal Burnette）对该技术进行了一些改进，如使用SDS聚丙烯酰胺凝胶电泳（SDS-polyacrylamide gel electrophoresis，SDS-PAGE）分离蛋白（Zeidan et al., 2016）。随后其他研究人员加以采用。据推测，"Western"这个名字的灵感来自两种早期的印迹方法："Southern"以埃德温·索南（Edwin Southern）的名字命名，1975年他发明了这种识别特异性的DNA测序技术（Das et al., 2013）。受该印迹技术名字的影响（1975年发展起来的"Southern"技术），1977年阿尔温（Alwine）等最终确定命名为"Northern"（Picard et al. 2016）。随着时间的推移，这项技术变得更加精细，实现起来也不那么困难，这要归功于几乎所有商业上可获得的组件的广泛可用性，如转移设备、抗体、预制凝胶、数字成像设备等。然而，作为一种方法学，陶宾团队提出的方法在过去38年里基本没有改变（Illa et al., 2018）。新的数字技术提供了一个优秀的和快速的可视化波段，防止低曝光或高曝光，就像在过去的情况下X射线胶片显影。计算机数据库可用于存储和分析图像，然后可以使用分析波段光密度的软件进行分析。

15.13.4 多重蛋白质印迹法

有必要对几种特定的蛋白进行分析以揭示特定疾病相关的蛋白表达，这已经变得越来越普遍。安德森（Anderson）和戴维森（Davison）（Rizzo et al., 2017）优化了第一个多重蛋白质印迹法（multiplex Western blot，MWB），以研究肌肉营养不良症中涉及的各种肌肉蛋白。MWB的使用可为每个患者创建一个生物标志物谱，这为诊断表型与基因型之间的相关性提供了重要的信息。安德森提出的这种方法是利用双相PAGE（不同浓度）系统电泳，根据蛋白质的不同分子量来分离蛋白质。分子量大于200 kDa的蛋白质在凝胶的上部分离，聚丙烯酰胺梯度为

5.5% ～ 4%，而分子量大于或等于150 kDa的蛋白质在凝胶的下部分离。这种方法改变了医学诊断，并为生物医学科学带来了新的研究途径。MWB可以通过同时进行几种蛋白质分析来降低分析所需的成本和时间（Chen et al., 2018; Lin et al., 2013）。

15.13.5　毛细管电泳和毛细管蛋白质印迹

毛细管电泳技术是在充满电解质的毛细管中，根据它们颗粒的大小将蛋白质分离并定位。分离筛基质中包含的聚合物通常不存在于用于凝胶的交联聚合物中，因此该技术的优点是能够自动将基质泵入和泵出。该技术与传统方法有显著的不同，可以连续检测大量的样品，节省了大量的时间（Illa et al., 2018）。SDS-PAGE需要更多的材料，而毛细管电泳（CE）需要更少的样品量，并能提供比SDS-PAGE更高的蛋白质大小分辨率（Carlsson et al., 2011）。奥尼尔（O'Neill）等（Schumacher et al., 2015）已经证明光化学活化的分子可以捕获毛细管壁上纯化的蛋白质并将其运输到细胞质中。免疫复合物可以在毛细管电泳中产生，而之前该技术不可用。当化学发光试剂在毛细管中自由流动时，可使用CCD相机捕捉图像（Schumacher et al., 2015）。

15.13.6　微流体蛋白质印迹法

通过加入微流控通道，该技术将蛋白质印迹法所需的样本量降低了许多数量级，容器的直径从厘米降到微米。何和赫尔（He and Herr）在2009年发表了一项单独优化的微流控测试，用于创建自动免疫印迹技术。当玻璃微流控芯片与PAGE电泳同化并连续进行原位蛋白质印迹时，可以进行快速蛋白质分离，定向电泳将校正后的蛋白质传输到在线印迹膜上，从而提高利用抗体功能化膜对蛋白质的识别和鉴定（Abel et al., 2014; Charpin et al., 2013）。这种技术的另一个优点是只需要少量的蛋白质（0.01 ～ 0.5 g）就能使系统正常工作。

15.13.7　斑点杂交/斑点印迹法

这种技术与蛋白质印迹法有许多相似之处，但除了蛋白质在这种情况下不通过凝胶电泳分离。在微小的点上，标本直接浸泡在膜上，然后通过圆形模板进行标记，并产生图案。抗体在膜干燥后加入膜中。第一抗体的显色方法有很多种，包括蛋白质印迹法、化学发光法和比色法。

15.13.8　Far蛋白质印迹法

Far蛋白质印迹法在体外用于确定蛋白质－蛋白质相互作用的存在。作为使用第一抗体来识别特定蛋白质的替代方法，该技术利用非抗体的核心蛋白来识别目标蛋白质，Far蛋白质印迹法利用蛋白探针受体鉴定样品中是否存在对应的蛋白。

在信号转导（Sajda et al., 2016）、受体－配体相互作用或相互作用蛋白质的筛选文库等生化过程中，该技术对蛋白质相互作用的研究至关重要。

15.13.9 蛋白微阵列/蛋白芯片技术

无论是为了研究目的还是广泛的生物医学应用或特定的应用，蛋白微阵列分析正变得越来越受欢迎，如评价由不同疗法（如光动力疗法）诱导的凋亡标志物，确定处理细胞的表观遗传环境，以及确定处理细胞的转录活性。蛋白质组学技术，即蛋白微阵列，可以为发现新的治疗靶点提供高通量数据（van Beers et al., 2013）。尽管蛋白微阵列的基本概念与ELISA相似，但使用它们有许多优点：缩小规模、多重蛋白筛选、能够在执行ELISA类试验所需的一小部分时间内收集大量数据。由于其极大的灵活性和可重复性，抗体阵列在肿瘤研究领域及生物标志物的识别和定量中受到青睐（van Beers et al., 2010）。另外，由于其特异性，反相阵列格式可能被潜在地用于生物标志物的发现；而其缺点是执行起来比较耗时。

值得注意的是，蛋白微阵列可以在测试分析的数量和种类方面进行调整，从而确定新的研究和治疗机会。因此，尽管基础研究目标在涉及阵列平台时继续占据主导地位，但生物研究、诊断，甚至制药和食品制造等工业用途最近都有所增加。例如，已经开始利用阵列平台了解自身免疫性疾病并寻找新的自身抗体靶点。这些阵列可以同时分析数百个样本及其对抗原数量的敏感性模式（Martinez-Perdiguero et al., 2014），这使得更快地探索不同的自身抗体靶点成为可能。

令人鼓舞的是，根据治疗目标定制一个阵列，来证明这些平台在帮助疾病分子治疗方面的多功能性。为了使用专门为此目的开发的定制平台追踪SARS-CoV的传播，对数百份血清进行了针对严重SARS-CoV特定蛋白质的反应性筛选。作者声称，他们能够使用这种经过改进的阵列，在机体最初被病毒感染的数月内追踪病毒感染情况（Han et al., 2018）。利用这种微阵列技术，研究人员已经开发了一种血清学测试，以用于快速鉴定针对新出现的人类冠状病毒hCoV-EMC和SARS-CoV刺突蛋白S1受体结合成分的IgM和IgG抗体的抗原（Han et al., 2018）。蛋白微阵列是一项不断发展的技术，它为更新现有的蛋白质组学方法提供了多种选择。在这方面，微蛋白质印迹阵列（micro western array）的创建是一个极好的例子，说明了像蛋白质印迹这样的经典技术如何与新技术相连接，从而极大地扩展了研究人员的技术"武器库"（Kwok et al., 2021）。

15.13.10 Luminex xMAP阵列

当Luminex xMAP阵列技术在20世纪90年代末被推出时，它标志着生物分析领域的重大进步。Luminex xMAP阵列技术可以在很小体积的样品中同时检测多个生物标志物，它结合了ELISA和流式细胞术的概念，远远超越了固相反应动力学的限制，提供最大的通量，而且可同时检测同一样品中的许多生物标志物。Luminex xMAP阵列技术将复杂的流体、光学和数字信号处理与独特的微球相结合，已成为当今市场上增长最快的多路复用技术之一。由于其开放式架构设计，Luminex xMAP阵列技术允许快速、经济和准确地设置不同的分析，使其适用于临床和研究实验室（Kumrah et al., 2020）。

　　Luminex xMAP阵列技术中使用的独特彩色编码聚苯乙烯微球（珠）是用两种或三种光谱不同的荧光染料的精确浓度进行内部染色的，它们是该技术的关键组成部分。由于在制作过程中使用的特定染料的确切数量，500个独特的微球组中的每一个都有独特的光谱特征。高速数字信号处理器根据样品中每个微球产生的荧光报告信号检测和量化每个生物测定的结果。向单个样品中添加多种纯化柱有可能从单个样品中获得多个结果（Al-Rashed et al., 2020），这比其他方法更具优势。

15.14　小结

　　免疫分析技术虽然有一些优势，但也有明显的缺点。它们在诊断或定制治疗中识别各种生物标志物的意义是毋庸置疑的。因此，就需要应对所有困难而言，它们确实增加了选择的多样化。此外，这些技术和技术学经过了高度专业化的改进，使其能够在最短的时间内以尽可能高的精度识别出少量分子。基于抗原抗体反应，它们具有高度的敏感性。更精密设备的发展，导致这些技术的自动化和效率进一步提高。

翻译：冯艳艳　审校：宁永忠

参考文献

第 16 章

免疫遗传分子在炎性肠病中的治疗

Haamid Bashir[1,*], Mohammad Hayat Bhat[2], Shafat Ali[3], Naieem Ahmad Pir[1], Faizan- i-
Asrar Nazki[1] and Sabhiya Majid[1]

[1]*Department of Biochemistry, Government Medical College Srinagar, Research Centre University of
Kashmir, Srinagar, India, [2]Department of Endocrinology, Super-Speciality Hospital Srinagar Associated
Hospital GMC Srinagar, Srinagar, India, [3]Cytogenetics and Molecular Biology Laboratory, Centre of
Research for Development, University of Kashmir, Srinagar, Jammu and Kashmir, India*

*通讯作者。

16.1 概述

炎性肠病是一种主要影响人类消化道的慢性炎症性疾病。炎性肠病是由肠黏膜层中的免疫学失衡引起的，这种失衡主要是由适应性免疫系统细胞对自身抗原反应引发，从而导致慢性炎症。克罗恩病和溃疡性结肠炎是炎性肠病的两种类型。两者都是免疫介导的胃肠道炎性疾病，可导致胃痛、直肠出血、腹泻和其他症状（Magro et al., 2017）。尽管这些疾病已知已有数十年，但炎性肠病背后的病理生理学机制仍无法解释（Agrawal et al., 2006; Geremia et al., 2014; Cosnes et al., 2011; Baumgart et al., 2008; Bernstein, 2015）。克罗恩病和溃疡性结肠炎折磨着全世界所有种族的人，欧洲和北美分别有320万和200万人被诊断出患有炎性肠病。生活方式和饮食习惯的西方化改变，以及压力和情绪的影响，增加了年轻人炎性肠病的发生率（Ashwin et al., 2020）。生物制剂上市后，炎性肠病的治疗目标有所改善。

使用免疫药物可以更快地治愈和治疗黏膜炎症。黏膜愈合、并发症较少预示着良好的预后（Baert et al., 2010）。炎性肠病的病因尚不确定。目前，有学者认为，免疫遗传学是易感性、发病机制和预后的重要因素。肠道环境和肠道细菌也起着重要作用。遗传、微生物和环境变量的这种复杂协作导致黏膜免疫反应和非免疫反应的长期刺激，而这种刺激加重了环境的破坏。

肠的黏膜层和上皮屏障中的免疫环境导致活跃的肠上皮屏障和黏膜免疫系统组织损伤和炎症（Colombel et al., 2010）。在正常胃部，促炎分子（TNF-α、IFN-γ）、抗炎细胞因子（IL-4、IL-10、IL-11）和白细胞介素（IL-1、IL-6和IL-12）之间存在着微妙的平衡。（Sandborn et al., 2012）。细胞因子是细胞因子抑制剂在炎性肠病治疗中的天然靶点，因此，细胞因子在调节炎性肠病炎症中起着至关重要的作用。炎性肠病的特征是免疫系统失调和肠道一氧化氮生成增加。靶向 TNF 与 NF-κB、Th1 细胞的极化、T细胞的活化、白细胞与不同治疗剂的黏附，以及许多其他正在研究的方法，都是潜在治疗炎性肠病的方法（Bosani et al., 2009）。

本章主要关注当前和新引入的现代治疗方法，主要是基于精准治疗生物分子的新药。随着各种抗肿瘤坏死分子治疗方法的发展，炎性肠病治疗靶点也发生了变化。这些生物分子药物之前已包含在治疗计划中，并且以临床标准和症状控制为依据。虽然使用几种药物如皮质类固醇、美沙拉嗪和免疫调节剂可以实现黏膜愈合（Bossuy et al., 2016），但各种研究表明，这些药物与新的生物分子相比，仍存在发生较大不良反应的风险。

16.2 炎性肠病中靶向促炎介质途径的药物治疗

IL-12 和 IL-23 介导的炎性肠病的药物治疗

细胞因子如 IL-12 和 IL-23 在结构上是异二聚体，由两条共价连接的链组成。IL-23 是属于 IL-12 家族的蛋白质（Oppmann et al., 2000）。在肠道炎症和炎性肠病的动物模型中，已证明促炎性细胞因子 IL-12 和 IL-23 是有害的。IL-12 是由 p35 和 p40 两种蛋白组成的异二聚体。这两种炎症细胞因子都针对细胞系统中的 p40 蛋白部分，p40 蛋白是两种炎症细胞因子所共有的。

治疗药物对炎性反应的作用机制：IL-12 和 IL-23 通过异二聚体受体分子传导信号，其中 IL-Rβ1 代表 p40 亚单位，IL-12Rβ2 代表 IL-12 的 p35 亚单位，IL-23R 和 ILRβ1 代表 IL-23 的 p19 和 p40 亚单位（Abraham et al., 2017）。编码 IL-23 受体的推定基因中的 SNP 与溃疡性结肠炎和克罗恩病风险的升高和降低有关（Jefremow et al., 2020）。JAK-STAT 蛋白通过分别增加 Th1 和 Th17 细胞的 IFN-γ 和 IL-17 表达来增强 IL-12 和 IL-23 信号转导。

16.3 分子生物学药物治疗

下面分别讨论生物药物在炎性肠病中的管理和疗效。

16.3.1　苏金单抗（secukinumab）和柏达鲁单抗（brodalumab）

鉴于克罗恩病中IL-23-IL-17轴的相关性及IL-17的过度表达，抑制IL-17可能是有益的（Greving et al., 2019）。抗IL-17A单克隆抗体苏金单抗和抗IL-17受体抗体柏达鲁单抗在克罗恩病患者中均无效（Jefremow et al., 2020）。这与一项大鼠研究一致，该研究发现T细胞产生的IL-17对维持和保护肠上皮屏障至关重要。即使炎性肠病会导致组织损伤，IL-23在感染管理中起着至关重要的作用。在IL-23受体和IL-17受体A基因敲除小鼠实验中，肺炎克雷伯菌感染会增加小鼠克罗恩病的易感性和死亡率，而啮齿动物柠檬酸杆菌肠道感染会增加小鼠克罗恩病的死亡率（Uchiyama et al., 2021）。在IL-23R缺失的小鼠肠上皮细胞中，IL-22诱导作用也降低，这增加了促炎性鞭毛细菌易感性和更高的葡聚糖硫酸钠结肠炎死亡率（Uchiyama et al., 2021）。此外，肠上皮产生的IL-23通过IL-22参与黏膜愈合。值得注意的是，IL-23R在各种结肠炎模型中发挥相反的作用。

16.3.2　乌司奴单抗（ustekinumab）和布雷奴单抗（briakinumab）

乌司奴单抗是一种抗p40 IgG1抗体，可减少炎性疾病中IL-12和IL-23的产生。这种药是静脉注射使用，并在抗TNF治疗失败后的克罗恩病患者中用于诱导和维持治疗有效。卡那单抗（canakinumab）是一种针对p40亚单位的抗体，也已在克罗恩病中进行了试验，具有较差的治疗效果。但支持临床反应结果的事实的总体质量被评为较低（Sandborn et al., 2012）。由于布雷奴单抗临床治疗效果不佳，已暂停其药理学疗效研究。尽管对乌司奴单抗和布雷奴单抗的心血管安全性存在担忧，但科克伦分析表明两种药物都是安全的。在抗TNF治疗失败的克罗恩病患者中，IL-23特异性p19亚单位抑制剂已经与治疗结果联系起来。

16.3.3　利生奇珠单抗（risankizumab）和米吉珠单抗（mirikizumab）

利生奇珠单抗（一种靶向p19亚单位的药物）在克罗恩病的治疗中显示出一些前景。米吉珠单抗是一种靶向p19亚单位的药物，目前正在试验中。细胞因子IL-6由一系列免疫细胞产生，具有多效性作用，调节先天性和适应性免疫应答。事实上，基于以下情况，IL-6表现出炎性及抗炎性（Bashir et al., 2020）。在许多感染中，IL-6通过暂时协助宿主防御和组织修复而发挥保护作用。IL-6还刺激C反应蛋白和其他急性期蛋白的产生。然而，细胞因子如IL-6的过度产生，可能参与慢性炎症性疾病如类风湿关节炎、炎性肠病和糖尿病的发生和发展（Bashir et al., 2020）。IL-6抑制TGF-β诱导的调节性T细胞形成，使幼稚的CD4$^+$细胞选择性分化为Th17细胞。炎性肠病中的Th17/调节性T细胞平衡失调（Colombel et al., 2011）。IL-6可通过跨膜受体（IL-6R）和可溶性形式的IL-6受体（sIL-6R）发挥作用。阻断IL-6信号可改善小鼠结肠炎。IL-6和sIL-6R在炎性肠病患者的结肠黏膜中均有显著表达。

16.3.4 托珠单抗（tocilizumab）

托珠单抗是一种人源化抗IL-6R抗体，可静脉注射（Feagan et al., 2016）。它抑制了黏膜的修复功能，所以IL-6抑制剂很难在医学领域推广。JAK抑制剂在自身免疫性疾病中使用微小的口服分子抑制JAK信号通路，如类风湿关节炎、骨髓纤维化和炎性肠病（Danese et al., 2014）。IL-2、IL-6、IL-12、IL-21、IL-23等多种细胞因子以及干扰素使用JAK抑制剂来靶向信号通路，导致与炎性肠病相关的肠性炎症增加。JAK是在多种免疫细胞中发现的非受体酪氨酸激酶。JAK有4种类型：JAK1、JAK2、JAK3和酪氨酸激酶2。JAK蛋白与细胞内细胞因子结构域和激素受体的结合加速了信号传递。当细胞因子与其受体结合时，JAK被激活，自身磷酸化，STAT被激活。因此，STAT产生同二聚体或异二聚体两种结构，并易位到细胞核中以调节转录。

16.3.5 拉喹莫德（laquinimod）

拉喹莫德是一种新型口服接种药物，具有抗炎作用，可降低Th1和Th17反应，从而限制TNF-α、IL-17和IL-12的产生，以及引起Th2移位和增强TGF-β、IL-10和IL-4的产生。它还能够促进调节性T细胞活性，同时抑制白细胞迁移。有学者发现，它可抑制肠道中的免疫反应，并参与多种抗炎途径。此外，有研究表明，用特异性反义寡核苷酸靶向SMAD7可恢复TGF-β1信号，同时减少促炎性细胞因子的产生。因此，SMAD7抑制可能是炎性肠病治疗的一个有希望的新候选药物。反义寡核苷酸孟格森（mongersen）通过靶向SMAD7 mRNA降解SMAD7，从而恢复TGF-β1的抗炎特性。孟格森被包裹在一个依赖pH的释放片剂中，因此非常适合用于回结肠克罗恩病的治疗。根据药代动力学研究，孟格森具有局部效应，不能在全身血浆中获得。在确定孟格森安全性和耐受性的Ⅰ期临床试验安全后，166名中重度克罗恩病患者被纳入Ⅱ期临床试验。在为期2周的试验中，受试者口服3种孟格森剂量（10 mg/d、40 mg/d或160 mg/d）或安慰剂。令人惊讶的是，治疗后C反应蛋白水平恢复正常的受试者人数不具有统计学意义的显著变化，这引出了其是否对黏膜炎症有影响的问题。

16.3.6 依曲利组单抗（etrolizumab）

依曲利组单抗是一种靶向a4b7和aEb7整联蛋白b7亚单位的新型化学品。它通过抑制a4b7-MAdCAM1（类似于维多利单抗）和上皮aEb7-E-钙黏蛋白的结合，抑制T细胞向黏膜的募集和上皮内淋巴细胞在上皮中的滞留。鞘氨醇-1-磷酸

（S1P）信号通路通过在次级淋巴器官中分离细胞来减少循环中的淋巴细胞，这是减少肠道炎症的一种有吸引力的策略。最近，一个调节S1P受体的新型小口服药物家族已在炎性肠病治疗研究中显示出前景。鞘氨醇是由内源性细胞鞘脂分解产生的，鞘脂是鞘氨醇的重要成分生物膜。S1P指已被磷酸化一次的鞘氨醇。S1P能够激活具有5个成员（S1P1 ～ S1P5受体）的受体家族，每个成员在免疫系统中具有不同的功能。S1P受体（S1PR*）是一种促进淋巴细胞从淋巴样组织流出至血流的蛋白。一类新型口服接种的S1P受体激动剂诱导S1PR*内化和崩解。结果，来自次级淋巴器官的淋巴细胞不能迁移，减少了血液循环中的淋巴细胞数量，从而减少了肠黏膜中的淋巴细胞数量。

16.3.7 奥扎莫德（ozanimod）

这种新型药物是一种口服小选择性分子，对S1P1具有激动性，对S1P5也具有较小程度的激动性，通过将其隔离在继发性淋巴样器官中来减少血流中的淋巴细胞群，并已在多发性硬化患者中显示出有效性。最近，一项Ⅱ期双盲安慰剂对照研究评估了与安慰剂相比，口服0.5 mg/d和1 mg/d奥扎莫德治疗活动期溃疡性结肠炎患者的疗效和安全性特征。

16.4 小结

炎性肠病是一种慢性、消耗性炎性疾病，对年轻人的影响日益严重。尽管炎性肠病的发病机制仍未明确，但更好地了解炎性肠病发病机制相关的免疫途径对于开发新的治疗方案至关重要。目前的药物治疗，如硫嘌呤或抗TNF等药物治疗，在临床实践中是有效的。然而，其中一些治疗方法会产生严重的副作用，如发生感染或患几种恶性肿瘤的风险较高。在某些时候，这些疗法的有效性可能会消退。事实上，近三分之一的患者对这些治疗反应不满意。因此，我们需要有替代免疫途径的创新治疗技术，这种需要变得越来越强烈。可以靶向其他促炎途径的新药即将问世，如IL12-IL-23轴、IL-6信号或JAK抑制因子。另外，一些新开发的靶向典型免疫调节通路（如TGF-β信号通路）的口服药物已显示出治疗效果。预防白细胞黏附和迁移到炎症性肠黏膜中也受到了高度重视。针对替代黏附或迁移机制的其他方法的临床试验处于后期阶段。调节性T细胞或间充质干细胞的产生，为炎性肠病提供了一种基于细胞治疗的潜在选择，但在大型临床试验中其有效性和安全性仍有待评估。总而言之，各种新颖的炎性肠病治疗方案正在酝酿之中，无疑将在不久的将来扩展我们的治疗"武器库"。另外，炎性肠病是一

---

* 译者注：原版英文为S1P1R。

种非常多样的疾病，患者具有广泛的临床特征及遗传和环境背景。炎性肠病的治疗仍主要依赖于内镜和临床发现，患者对各种药物的反应可能出乎意料。这使得临床医生很难根据风险因素和患者的临床病程选择最佳药物。更好地了解炎性肠病的免疫发病机制是必要的，其可以协助临床医生选择最合适的治疗方法，从而提高成本效益，同时最大限度地降低与免疫调节相关的风险和不良反应。

此外，将这些新药物与目前使用的药物相结合，对于改善炎性肠病治疗结果来说，是有前途的一种治疗方法。为了调整我们的治疗选择，以适应炎性肠病中真正的个性化药物治疗，我们将对药物治疗前后的免疫反应进行研究，以及将这些数据与其他遗传、黏膜和血清学因素结合起来，将是至关重要的。在炎性肠病治疗中，免疫疗法将会开辟一个新的时代，其为一种有前途的治疗方法。不同炎性肠病的模式特点见表16.1。

表16.1 不同炎性肠病的模式特点

模 式	溃疡性结肠炎	克罗恩病
流行病学	1. 在男性和女性中同样存在 2. 在发达国家，溃疡性结肠炎比克罗恩病更早出现	1. 女性比男性更为普遍 2. 在美国和欧洲的发达国家，克罗恩病比溃疡性结肠炎更具优势
炎症模式	1. 炎症类型以结肠炎和回肠炎为主 2. 感染区域持续发炎	1. 影响从口腔到肛门的整个消化道 2. 可能出现斑片状、散发性炎症
组织病理学研究	1. 局限于肠道黏膜层和黏膜下层的炎症 2. 组织学定义了不准确的隐窝结构，伴有浅表裂隙和溃疡	1. 透壁炎症发生在整个肠壁表面 2. 结肠壁增厚伴肉芽肿 3. 内腔出现深裂纹和鹅卵石外观
生物标记	抗中性粒细胞胞质抗体水平升高	抗酿酒酵母菌抗体水平增加
并发症	1. 黏液或脓液过多 2. 毒性巨结肠结构伴暴发性结肠炎	1. 瘘管腹部肿块 2. 小肠梗阻、口腔炎

翻译：薛玉超　　审校：宁永忠

参考文献

索 引